AF901062

CONCOURS

AS/AP

Le tout-en-un
Épreuves écrites

Chez le même éditeur

Dans la collection « Méga guide »

Le Méga guide Concours AS/AP, par J. Gassier, M.-H. Bru, P. Lecocq, G. Moussy-Binet, C. Siebert. 2012, 704 pages.

Dans la collection « Le Tout-en-un »

Concours d'entrée AP Les tests d'aptitudes, par G. Broyer, A. Cousina, J. Gassier. 2012, 192 pages.

Dans la collection « Entraînement »

Entraînement Concours AS/AP Épreuve orale, par J. Gassier. 2010, 224 pages.

Entraînement Concours AS/AP Épreuve écrite Culture générale, par J. Gassier. 2007, 144 pages.

Entraînement Concours AS/AP Épreuves écrites Biologie Mathématiques Tests d'aptitude, par J. Gassier. 2007, 288 pages.

Dans la collection « Annales corrigées »

Annales corrigées Concours AS, par M.-H. Bru, J. Gassier, F. Magère, A. Magère. 2012, 176 pages.

Annales corrigées Concours AP, par J. Gassier, M.-H. Bru, F. Magère, N. Muller. 2010, 224 pages.

Dans la collection « Mémo-fiches »

Mémo-fiches Concours AS/AP Épreuves écrites, par J. Gassier. 2008, 320 pages.

Mémo-fiches Concours AS/AP Thèmes sanitaires et sociaux, par J. Gassier. 2008, 240 pages.

Dans la collection « 1200 QCM »

Concours AS/AP 1200 QCM Culture générale, par O. Perche, C. Lemaître, M.-N. Van Trimponte. 2011, 288 pages.

CONCOURS AS/AP

Le tout-en-un
Épreuves écrites

J. Gassier
Professeur de sciences et techniques médico-sociales

M.-H. Bru
Professeur certifié de Lettres classiques

A. Magère
Professeur de sciences de la Vie de la terre

F. Magère
Professeur de mathématiques

M. Vasseur
Enseignante en classe préparatoire aux concours paramédicaux

ELSEVIER
MASSON

ISBN : 978-2-294-73127-3

Elsevier Masson SAS, 62, rue Camille-Desmoulins, 92442 Issy-les-Moulineaux cedex
www.elsevier-masson.fr

SOMMAIRE

PARTIE 2 Biologie humaine

PARTIE 4 Tests d'aptitude

PARTIE 5 Annales

Introduction

Cet ouvrage a pour objectif d'aider le candidat à réussir les épreuves écrites d'admissibilité des concours d'entrée en instituts de formation des aides-soignants et des auxiliaires de puériculture (IFAS/IFAP).

CONDITIONS D'ADMISSION EN (IFAS/IFAP)

Les conditions d'accès à la formation conduisant au diplôme professionnel d'aide-soignant ou d'auxiliaire de puériculture sont fixées par les arrêtés du **22 octobre 2005** pour le concours d'aide-soignant et du **16 janvier 2006** pour le concours d'auxiliaire de puériculture.

L'organisation du concours (art. 2)

Les épreuves de sélection sont organisées par les IFAS et IFAP, qui peuvent se regrouper au niveau départemental ou régional pour organiser le concours.

Les conditions d'âge (art. 4)

Pour être admis à suivre la formation, les candidats doivent être âgés de 17 ans au moins.

Les conditions de diplôme et dispenses (art. 6 et 7)

Aucune condition de diplôme n'est requise pour se présenter à la (aux) épreuve(s) écrite(s) d'admissibilité.

Sont *dispensés de l'épreuve écrite d'admissibilité* :

- les candidats titulaires d'un titre ou diplôme homologué au minimum au niveau IV,
- les candidats titulaires d'un titre ou diplôme du secteur sanitaire ou social homologué au minimum au niveau V,
- les candidats titulaires d'un titre ou diplôme étranger leur permettant d'accéder directement à des études universitaires dans le pays où il a été obtenu,
- les étudiants ayant suivi une première année d'étude conduisant au diplôme d'État d'infirmier et n'ayant pas été admis en deuxième année.

L'épreuve écrite d'admissibilité (art. 6 et 7)

Les concours aide-soignant et auxiliaire de puériculture ont **une épreuve écrite d'admissibilité** d'une durée de *deux heures*, notée sur *20 points*. Cette épreuve se décompose en deux parties :

- **a. À partir d'un texte de culture générale**, en lien avec le domaine sanitaire et social, le candidat doit :
  - dégager les idées principales du texte ;
  - commenter les aspects essentiels du sujet sur la base de 2 questions au maximum.

Cette partie est notée sur *12 points* et a pour objet d'évaluer les capacités de compréhension et d'expression écrite du candidat.

- **b. Une série de dix questions à réponse courte** :
  - 5 questions portant sur des notions élémentaires de biologie humaine ;
  - 3 questions portant sur les 4 opérations numériques de base ;
  - 2 questions d'exercices mathématiques de conversion.

Cette partie a pour objet de tester les connaissances du candidat dans le domaine de la biologie humaine ainsi que ses aptitudes numériques. Elle est notée sur *8 points*.

- **Pour le concours d'auxiliaire de puériculture il y a une épreuve supplémentaire** : un test ayant pour objet d'évaluer les aptitudes suivantes :
  - l'attention ;
  - le raisonnement logique ;
  - l'organisation.

Cette épreuve, d'une durée d'*une heure trente*, est notée sur *20 points* ; aucun candidat n'en est dispensé.

L'épreuve orale d'admission (art. 8 et 9)

Peuvent se présenter à l'épreuve d'admission les candidats ayant obtenu une note égale ou supérieure à 10/20 à l'(les) épreuve(s) écrite(s).

Elle consiste en un entretien avec le jury de *20 minutes*, précédé de 10 minutes de préparation. Elle est notée sur *20 points* et se divise en *deux parties* :

- **présentation d'un exposé à** partir d'un thème relevant du domaine sanitaire et social et réponse à des questions (notée sur *15 points*) ;
- **discussion avec le jury** sur la connaissance et l'intérêt du candidat pour le métier (notée sur *5 points*).

PRÉSENTATION DE L'OUVRAGE

L'ouvrage est axé sur l'(les) épreuve(s) écrite(s) d'admissibilité[1] et traite toutes les disciplines de ce programme.

- **La partie 1** porte sur l'épreuve de **culture générale** axée sur l'actualité sanitaire et sociale ; elle comprend :
  - une méthodologie détaillée pour apprendre à construire ses réponses en fonction des questions posées ;
  - de l'entraînement à partir de nombreux textes d'actualité sanitaire et sociale, accompagnés de questions-réponses.

1 L'épreuve orale d'admission est traitée dans l'ouvrage *Concours d'entrée AS/AP. Épreuve orale*, de J. Gassier, Masson.

- La **partie 2** est basée sur la **biologie humaine ;** elle comprend :
  - un cours détaillé avec les mots-clés, les connaissances de base et de nombreux schémas anatomiques, suivi d'exercices permettant de tester ses connaissances ;
  - un entraînement regroupant 5 questions à réponses courtes suivies de leurs corrigés pour se mettre en conditions réelles d'examen.
- La **partie 3** porte sur les **mathématiques ;** elle comprend :
  - 5 chapitres de rappels de cours suivis d'exercices pour s'entraîner ;
  - un chapitre d'entraînement regroupant 5 questions à réponses courtes pour aider le candidat à préparer le concours en conditions réelles.
- La **partie 4** est axée sur les **tests d'aptitude** et propose une méthodologie détaillée et des exercices corrigés pour développer les trois aptitudes évaluées :
  - l'attention ;
  - le raisonnement logique ;
  - l'organisation.
- La **partie 5** propose des **annales corrigées** afin de se mettre en situation.

Grâce à ses apports scientifiques et à ses chapitres pédagogiques et bien structurés, ce guide propose aux candidats tous les outils pour réussir le concours d'entrée en instituts de formation des aides-soignants et d'auxiliaires de puériculture.

PARTIE

1

Culture générale

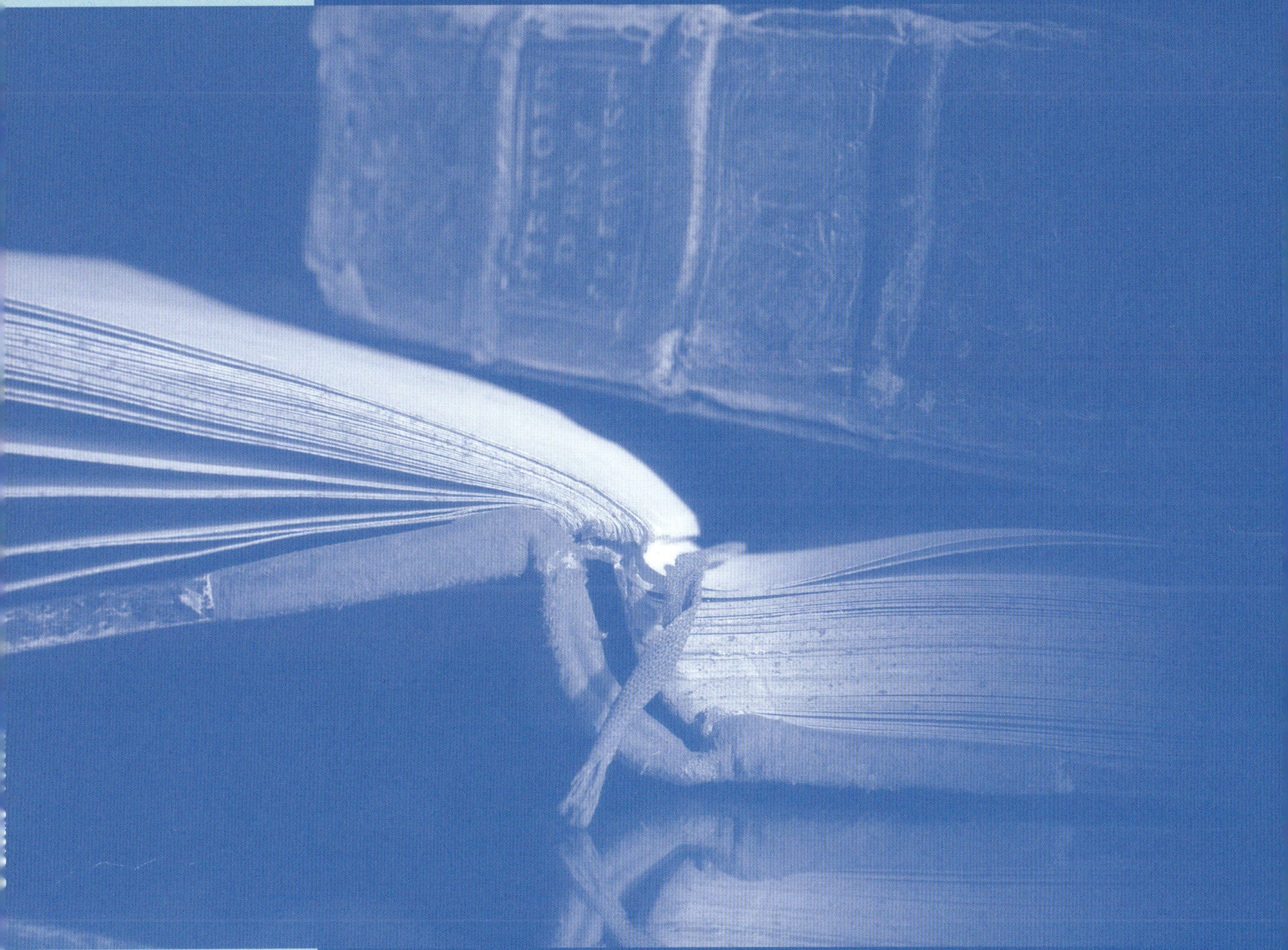

CHAPITRE 1

Méthodologie de l'épreuve de culture générale

LES MODALITÉS DE L'ÉPREUVE DE CULTURE GÉNÉRALE

C'est l'une des parties de l'épreuve écrite d'admissibilité ; elle est notée 12/20.
Rappelons que l'épreuve écrite comprend également une série de 10 questions à réponse courte (en biologie humaine et mathématiques), notée 8/20.
La durée totale de l'épreuve écrite est de 2 heures.

En quoi consiste cette épreuve ?

Elle consiste en un travail à partir d'un texte de culture générale.
Il s'agit d'**un texte d'une page maximum,** portant sur un sujet d'**actualité sanitaire et sociale,** à partir duquel **deux ou trois questions** sont posées :
– il y a une question vous demandant de dégager les idées principales du texte ;
– puis une ou deux autres questions portent sur l'analyse d'un paragraphe ou d'une idée présente dans le texte ;
– on peut aussi vous demander de faire part de vos connaissances sur un point d'actualité lié au texte.

Quels sont les objectifs de l'épreuve de culture générale ?

Cette épreuve a pour but d'évaluer certaines compétences :
- **la compréhension de texte,** puisqu'une des questions consistera à exposer les idées principales ;
- **vos connaissances** sur l'actualité sanitaire et sociale ou plus générales ;
- **vos capacités d'analyse** d'un point développé dans le texte ;
- **l'expression écrite,** puisque vous devrez rédiger vos réponses et que l'évaluation portera aussi sur votre capacité d'expression.

Comment vous organiser ?

La gestion du temps et du travail à effectuer sont deux facteurs de réussite.

Gestion du temps

En raison du fort coefficient de cette épreuve, il faut trouver une organisation cohérente et savoir gérer son temps. Sans négliger les 10 questions de biologie et de mathématiques, plus

courtes, donc qui vous demanderont moins de temps pour y répondre, il faut garder suffisamment de temps pour faire un travail cohérent en français.
Au fur et à mesure de vos entraînements, vous serez à même de déterminer où sont vos points forts.
Il vous sera notamment possible de percevoir si vous êtes plus à l'aise avec la série de questions courtes ou avec l'épreuve de français.

- Si vous vous sentez plus à l'aise ou que vous éprouvez moins de difficultés avec l'une des deux épreuves, commencez par celle-ci :
  - ainsi, vous êtes sûr de vous garantir des points ;
  - de plus, vous ne resterez pas bloqué et vous disposerez sûrement d'un temps suffisant pour l'épreuve suivante.
- Si vous redoutez tout autant les deux épreuves, alors suivez les indications de temps qui vous seront sûrement données. Elles sont purement indicatives, mais justes ; elles vous sont précisées dans le but de vous aider à réaliser l'épreuve.

Si aucune indication de temps n'est donnée, il est important que vous puissiez évaluer, en vous entraînant, le temps dont vous avez besoin pour chacune des deux épreuves.
Quoi qu'il en soit, réservez-vous un peu plus d'une heure pour l'épreuve de français car le nombre de points en jeu est important et peut, à lui seul vous garantir la moyenne.

Détails pratiques
- N'oubliez pas votre **montre** le jour de l'examen, il est important que vous gardiez la notion du temps qui passe.
- Ne comptez pas sur votre portable pour vous fournir l'heure : **les portables sont interdits dans la grande majorité des concours**.

Gestion du travail à effectuer

Ne perdez pas de temps à vous demander ce que vous devez faire ou par quoi commencer.
Selon vos facilités ou difficultés avec cette épreuve, vous aurez recours au brouillon, pour vous aider à mettre en forme (c'est-à-dire en phrases) vos idées et à structurer un plan.
Repérez impérativement, dès que vous découvrez le contenu de votre épreuve, **comment sont répartis les points sur cette épreuve.**
Il faut en effet répartir vos efforts par rapport à l'importance de chaque question.

Répartissez vos efforts

- Dans le cas où 3 questions sont posées (dégagez les idées principales + 2 questions sur ou à propos du texte), vous aurez probablement une répartition uniforme des points : 4 points pour chacune des 3 questions. Cette répartition est intéressante car elle vous permet de vous rattraper si vous n'avez pas bien saisi ou effectué une des tâches demandées.
- Il est possible que plus d'importance (donc de points) soit donnée à une des 2 questions. Vous devrez donc travailler en priorité cette question, en y faisant particulièrement attention. Ne négligez pas pour autant la question qui offre moins de points !
- S'il n'y a qu'une question posée en plus des idées principales, cela implique que 6 points seront probablement attribués à chaque partie. C'est très important et cela doit vous inciter à être très performant et attentif dans votre travail sur chacune de ces questions.
- Dans certains concours, une partie des 12 points sera sûrement réservée à l'évaluation de l'expression et à la sanction des fautes. Ce genre de répartition privilégie grandement les candidats qui maîtrisent correctement l'expression écrite. Ne négligez pas cet aspect.

Soyez efficace

Pour être efficace, vous devez pouvoir vous retrouver facilement dans votre brouillon :
- numérotez vos pages de brouillon si vous en utilisez plusieurs ;
- si vous notez des éléments relatifs à la compréhension du texte, prenez soin de l'indiquer ;
- et faites de même en reportant bien les numéros des questions auxquelles vous répondez.

Comment aborder cette épreuve ?

Trois types de compétences sont attendus chez le candidat. Le jury vérifiera que :
- **vous avez compris le texte ;**
- vous êtes capable d'en restituer les aspects essentiels ;
- **vous pouvez répondre à des questions** en montrant **vos connaissances et/ou démontrer votre capacité à analyser certains aspects** d'un sujet, d'un thème ou du texte.

Vous allez maintenant voir en détail ces aspects et vous trouverez pour chacun des indications de méthode, d'approche, de démarches pour vous aider à comprendre ce que l'on attend de vous et à réussir au mieux ces différents exercices.

LES COMPÉTENCES ATTENDUES

Elles sont de trois ordres :

Comprendre le texte

Qu'il soit long ou court, qu'il vous semble simple ou compliqué, la compréhension du texte passe par une bonne lecture.
- Lisez le texte une première fois, avec attention mais sans vous attarder, et découvrez les questions posées. Cela permet à votre esprit de se focaliser d'ores et déjà sur les aspects que l'on attend que vous développiez.
- Puis relisez plus attentivement le texte en prêtant attention aux idées développées.

Même un texte difficile ne doit pas rester inaccessible. Voici quelques astuces pour mieux comprendre et cerner ce qui est dit dans le texte.

Allez à la pêche aux indices !

- Il y aura parfois un **titre** au texte ; cet élément est important car il vous donne une première indication sur l'ensemble du thème.
- Il y a même parfois des **sous-titres**, qui indiquent le ou les élément(s) important(s) développé(s) dans le paragraphe qu'ils désignent.
- Faites attention aux **mots de transition**, ils indiquent les nuances du texte.

Voici un aperçu des principaux **mots de transition** avec une description des nuances qu'ils expriment. Il est important que vous maîtrisiez bien ces nuances, non seulement pour saisir correctement les éléments du texte, mais aussi pour rédiger vos réponses.

MAIS	Introduit une correction, une addition, une explication ou un contraste avec ce qui précède.
POURTANT	Marque la contradiction apparente entre deux faits qui sont liés.
CEPENDANT	Nuance ce qui a été avancé (voir *néanmoins* ou *toutefois*).
EN EFFET	Important par ce qu'il exprime – donc pour comprendre le texte –, mais aussi pour ce qu'il permet d'exprimer quand vous rédigez votre réponse ; veillez à bien le maîtriser. Indique ce qui résulte d'une cause, qui doit avoir été exprimée dans la phrase précédente. Pour résumer, *en effet* illustre ce qui a été dit précédemment.
CAR	Sert à apporter la raison, la justification d'une affirmation qui vient d'être formulée.
NÉANMOINS	Contraste, établit une nuance par rapport à ce qui vient d'être dit, = *malgré ce qui vient d'être dit.*
OR	Extrêmement important ; sert à introduire un propos, à y intégrer un fait nouveau, ou à marquer une opposition.
EN REVANCHE PAR CONTRE	À l'opposé ; marque le paradoxe, l'opposition, éventuellement le contraste. Idem pour *par contre*, sachant que cette expression est tolérée à l'oral, non à l'écrit.
DONC	Exprime la conséquence ou la conclusion de ce qui a été exprimé précédemment.
AINSI	*De cette manière* ou *de même manière* ; *par conséquent*, *de sorte que*... Exprime une comparaison ou bien renforce le caractère conclusif d'une idée.
AUSSI	En outre, de plus, d'ailleurs, autant, également. Délicat à placer en début de phrase, on le trouve plutôt après le verbe. Notez que *aussi* peut servir à ajouter une idée, un fait... Il prend alors le sens d'*également*.

Focalisez-vous sur les aspects essentiels du texte !

- C'est une des compétences qui est évaluée.
- Pour cela, repérez les éléments du texte significatifs.

Les nuances de mots et d'expressions

Voici quelques exemples de mots importants et d'expressions qui doivent attirer votre attention car ils soulignent l'importance de ce qui suit dans le texte :

- le problème majeur est le suivant...
- l'important est de savoir...
- les principaux avantages/obstacles sont...
- ce fait est de première importance ;
- le plus grave, ce qui est plus grave, est le fait de...
- le plus important, ce qu'il y a de plus important, est...
- l'essentiel, l'aspect essentiel de la situation, est...
- l'enjeu, ce qui est en jeu, c'est...
- un des plus grands problèmes est...
- *le défi majeur est...*

Les nuances de temps

La plupart des temps utilisés dans les articles de presse ne posent pas de problèmes particuliers. Mais il est bon que vous soyez sensible aux différentes nuances exprimées, en particulier par le **conditionnel**, qui implique une suggestion, des mesures à prendre alors qu'elles ne sont pas prises ou n'ont pas été pensées, ce qui peut sous-entendre une critique :

EXEMPLE

Il **faudrait** plus de mesures éducatives ; L'état **devrait** prendre certaines mesures...

alors que le **futur** indique un projet probable, à venir, déjà décidé :

EXEMPLE

Cette mesure **fera** certainement avancer les choses ; Les parents **devront** prendre leurs responsabilités...

Les nuances dans le choix des verbes

Les verbes utilisés n'ont pas tous le même poids ou la même certitude.
Ainsi, certains verbes impliquent une information dont l'auteur est sûr :

EXEMPLE

Dire, affirmer, soutenir, déclarer...

Mais il peut être plus réservé ; dans ce cas, l'information donnée est plus nuancée :

EXEMPLE

Penser, croire, estimer, juger...

Ou il peut carrément exprimer le doute :

EXEMPLE

Douter, se demander si...

La ponctuation

Soyez attentif à certains signes, comme le **point d'exclamation**, qui indique selon le contexte :

- l'**indignation** ;
- un **aspect extraordinaire** ;
- l'**ironie** d'une situation.

Repérez également le **déroulement** et les **objectifs du texte** ou d'un paragraphe.
Voici quelques indices pour comprendre ce qui est développé :

Les causes ou les explications

Elles peuvent être exprimées par :

- des expressions :

EXEMPLE

Parce que, puisque, pour la raison que...

- des locutions :

EXEMPLE

À cause de, grâce à, faute de, étant donné, en raison de, par suite de...

- la ponctuation :

EXEMPLE

Deux points peuvent faire suivre l'explication de ce qui a été dit précédemment,

- la coordination :

EXEMPLE

Car, que l'on trouve en cours de phrase,

- des tournures formulant l'explication plus directement :

EXEMPLE

Une des causes, ce phénomène peut être dû à/s'expliquer par, les raisons de cette attitude sont...

Les conséquences

Elles peuvent être exprimées par :

- certaines tournures :

EXEMPLE

Cela amène, cela entraîne, cela produit, il en résulte, cela crée...

- certains verbes :

EXEMPLE
Entraîner, produire, amener...

- des mots de transitions, de coordination, de liaison :

EXEMPLE
Aussi, ainsi, d'où, de là, par conséquent, en conséquence, donc, de par ce fait, à la suite de, de telle sorte que...

- la ponctuation, notamment par les deux points :

EXEMPLE
Violences urbaines : de nombreuses voitures incendiées. *Cette phrase revient à dire :* suite aux violences urbaines ou/du fait des violences urbaines, de nombreuses voitures ont été incendiées...

- des noms exprimant plus directement les conséquences :

EXEMPLE
Les conséquences, les répercussions, l'effet, le résultat, l'impact, le retentissement...

Les objectifs

Ils peuvent être exprimés par :

- certaines tournures :

EXEMPLE
Dans le but de, dans l'intention de, avec l'intention de...

- des mots de transition :

EXEMPLE
Afin de, pour...

- certains verbes ou locutions :

EXEMPLE
Viser, viser à, tenter de...

- des noms exprimant l'objectif plus directement :

EXEMPLE
L'intention, l'enjeu, le but, l'objectif...

Ne paniquez pas parce qu'il y a des mots difficiles !

Cela risque de vous faire perdre tous vos moyens ; il est difficile de réussir une épreuve lorsque l'on a l'impression qu'on n'y arrivera pas et qu'on se crée des barrières !

Un mot difficile ne détermine pas l'ensemble du texte. Même s'il y en a plusieurs que vous ne maîtrisez pas, il y a dans le texte suffisamment de mots simples pour que vous en compreniez l'essentiel.

Sans maîtriser totalement le mot, vous pouvez vous appuyer sur le reste de la phrase et sur ce qui est dit *avant* et *après*, pour comprendre le sens de ce mot. Et c'est bien là ce qu'il y a de plus important : que vous ayez saisi l'*idée générale*.

Conseil
N'hésitez pas à les encadrer ou à les surligner pour faire ressortir tous ces indices qui vous permettent de bien comprendre les nuances d'un texte.

Dégager les idées principales du texte

Dégager l'essentiel

Ne confondez pas le fait de devoir dégager les idées principales avec le résumé.
Ces deux épreuves, même si elles se ressemblent, ne sont pas tout à fait identiques.
Dans les deux cas, il faut raccourcir le texte ; il faut donc faire **un travail de synthèse**.
Mais quand il vous est demandé l'idée ou les idées principale(s), il s'agit de faire ressortir les (très) grandes lignes d'un texte, alors que le résumé est plus long, car il implique de synthétiser l'ensemble du texte.
Ne vous occupez pas des nuances du texte ou de ses différents cheminements, trouver l'essentiel c'est trouver le sujet ou thème principal.

Trouver le thème

Trouver le thème, c'est indiquer l'essentiel de ce que le texte dit sur ce thème.
Attention ! Ne faites pas du coloriage avec tout le texte ; seuls quelques éléments vous seront utiles pour faire ressortir les idées essentielles ; n'oubliez pas que ce n'est pas un résumé, ni une répétition de **toutes** les idées contenues dans le texte, **mais seulement des idées principales.**

Trouver le titre

Le titre est en général une synthèse extrêmement concentrée (puisqu'il n'y a qu'un mot ou une petite phrase) du texte.
S'il y en a un, cela vous donnera déjà un aperçu très sûr du thème du texte.
- **Le titre peut être très descriptif** et vous indiquer très clairement de quoi il est question.

Pour donner les idées principales, le travail de compréhension du texte que vous aurez réalisé précédemment sera déterminant.

EXEMPLE

Le stress des étudiants, l'enfance maltraitée, le nombre de conducteurs sans permis en forte hausse.
- Ou bien il peut être plus **ironique** ou **subtil**. Dans ce cas, il vous faudra bien saisir ce qui est exprimé et avoir le sens des jeux de mots :

EXEMPLE

ZEP, peut mieux faire ? , Pas gênés, les génériques !
- Voici un exemple de ce qui constitue les éléments essentiels d'un titre et d'un texte :

Le titre
Le titre comprend souvent 2 parties : un surtitre et un soustitre.
Le titre vous donne de précieux renseignements :
- le mot « **douleur** » est en soi précis ;
- « **sous morphine** » indique qu'il sera question de la prise en charge, du traitement de la douleur à l'hôpital ;
- comme le précise le surtitre « hôpitaux ».

Le texte
Vous avez facilement repéré que le texte parle de progrès avec « **ces avancées** » qui se rapportent « **au traitement de la douleur** ». C'est le thème du texte, et une précision supplémentaire par rapport au titre.

Le mot « **Mais** » en début de phrase doit attirer votre attention, cela signifie que tout n'est pas encore parfait, et le reste de la phrase vous le confirme ; la formulation : « **pourraient encore être évitées** » en parlant des souffrances, implique que certaines d'entre elles ne sont pas bien prises en compte alors que des solutions existent.

Ici, vous apprenez que ces cas concernent en particulier **les personnes âgées.**

Enfin, vous avez une indication de l'importance du phénomène (il s'agit toujours des cas non traités) à savoir : 1/3 non traités, 2/5 non dépistés.

Hôpitaux

La douleur sous morphine

Longtemps à la traîne dans l'utilisation de la morphine, la France a rattrapé son retard, passant entre 1987 et 2004, de la 39e à la 6e place mondiale. C'est dire le chemin parcouru dans **le traitement de la douleur.** Alain Serrie, neurologue à l'hôpital Lariboisière, à Paris, et président des Assises nationales organisées sur ce thème, le 14 juin, témoigne de **ces avancées** : « *Il y a vingt ans, on opérait les enfants sans utiliser de médicaments antidouleur parce qu'on pensait que leur système nerveux n'était pas assez mature.* »

Mais, souligne-t-il, « *de* ***nombreuses souffrances pourraient encore être évitées,*** *lors des pansements d'escarres ou des ponctions lombaires, par exemple.* »

14 % des problèmes sont imputables au personnel soignant. Le corps médical doit donc s'interroger sur sa responsabilité. Une étude (...) apporte un éclairage utile sur les pratiques de terrain. Les situations sont très variables d'un service à l'autre. Manque de protocoles, formations encore lacunaires, le traitement de la douleur reste une affaire de pionniers.

« *Même si la prise en charge chez l'adulte et chez le jeune enfant s'est considérablement améliorée,* ***les personnes âgées sont souvent délaissées.*** *Il m'arrive de voir des patients recroquevillés, muets de douleur, laissés sans traitement parce qu'ils ne peuvent communiquer* ».

L'enquête le montre : seules 3 % des unités de court séjour utilisent systématiquement des échelles d'évaluation de la douleur chez ces patients ayant des difficultés de communication. Sous forme de réglettes munies de curseurs ou de questionnaires standardisés remplis par l'équipe soignante, ces méthodes permettent de se passer des mots pour « *objectiver* » l'état du patient. Parmi ceux qui ne peuvent exprimer leur souffrance, les personnes âgées, donc, mais aussi des malades victimes d'accidents vasculaires cérébraux ou tout simplement les étrangers.

« ***Un tiers des patients ayant une douleur modérée ou forte ne sont pas traités*** », **précise l'enquête. Et deux patients douloureux sur cinq ne sont pas dépistés.** La souffrance est pourtant banalisée : 78 % des Français y ont été confrontés ces deux dernières années, personnellement ou dans leur entourage. « *Jusqu'à maintenant, la douleur n'était qu'un épiphénomène. Les médecins se préoccupaient surtout de sauver des vies* », conclut Alain Serrie. Les Assises nationales devraient aider à une nouvelle prise de conscience.

Laurent Simon

L'Express – 13 juin 2005

Conseils pratiques

Pensez à prendre un ou plusieurs surligneurs pour cette épreuve. La lettre que vous recevrez pour votre convocation aux épreuves vous précisera s'ils sont autorisés ou non. S'ils n'étaient pas autorisés, prenez alors des stylos de couleurs différentes qui vous permettront aussi de faire ressortir les mots importants.

Mais n'oubliez pas qu'il ne faut pas tout colorier, car l'essentiel ne ressortirait pas, et vous seriez tenté de trop développer, de tout indiquer.

Pour éviter cette tendance, ne surlignez pas dès la première lecture du texte, mais à la deuxième, quand vous irez à la pêche aux indices ; et prenez l'habitude de ne souligner que les expressions « clés » et non des phrases entières.

Rédiger les idées principales du texte

Une fois les idées principales trouvées, il faut les exprimer en termes simples et intelligibles. Ce travail exige toute votre attention. La note que vous allez recevoir dépendra aussi bien de votre **compréhension**, c'est-à-dire de la justesse de vos propos, que de la **mise en forme**, c'est-à-dire de la manière dont vous l'écrirez. **Ce sont ces deux capacités qui sont évaluées.**
Voici tout d'abord quelques conseils et rappels sur la syntaxe et la rédaction qui vous permettront d'être en accord avec ce que l'on attend de vous.

Construisez la phrase

Votre phrase doit être correctement construite, c'est-à-dire répondre aux règles de grammaire et de syntaxe de base. Ne croyez pas que c'est un exercice difficile sous prétexte que vous avez des difficultés. Vous progresserez vite si vous commencez par appliquer les considérations de base suivantes.

- Une phrase est un ensemble de mots exprimant un sens complet. Pour permettre de donner du sens, la phrase doit suivre une construction indispensable : elle comporte **obligatoirement** un **sujet** et un **verbe** ; cela permet de comprendre qui fait l'action (le sujet) et quelle est l'action (le verbe) :
- Cette base étant acquise, il est possible de rajouter d'autres informations pour préciser l'action : **quand**, **comment**, **de quelle manière**, etc.

EXEMPLE

Le suicide est fréquent.
Sujet verbe

- Un nom s'accompagne obligatoirement d'un article, on ne peut le supprimer.

EXEMPLE

Le suicide des adolescents est de plus en plus fréquent de nos jours.
Sujet précision du sujet insistance précision sur l'époque

Cette phrase n'est pas correcte : Ils ont problèmes avec parents.
Il faut écrire : Ils ont **des** problèmes avec **leurs** parents.

- N'oubliez pas d'accorder les mots entre eux : l'article et le nom et l'adjectif qui s'y rapporte ; le sujet avec le verbe. Au besoin, révisez les règles d'accord qui vous posent problème.

- Le style « télégraphique » n'est pas envisageable dans cette épreuve. Vous devez donc **faire des phrases complètes**, et qui s'enchaînent d'elles-mêmes.
- La réponse sous forme de tirets n'est pas possible. Vous devrez donc utiliser des mots de transition pour faire progresser vos idées. Ces mots vous ont été présentés p. 6 sur la compréhension de texte. Entraînez-vous à les utiliser.

EXEMPLE

Si vous répondez aux raisons du suicide des adolescents par exemple, ne dites pas :
– adolescents en mal-être ;
– incompris.
Vous devez écrire : « Les adolescents éprouvent un mal-être certain. Ils se sentent incompris. »
Cette transposition n'est pas très difficile à faire, c'est une question de pratique : entraînez-vous ! (relisez-vous en pensant que vous parlez à quelqu'un.)

- Que vous soyez à l'aise ou non avec l'expression écrite, faites toujours **des phrases simples et courtes.** Ainsi, vous êtes facilement compris, et vous évitez de commettre des fautes de construction ou des lourdeurs qui vous feraient perdre des points.

Ce ne sont que quelques rappels élémentaires de construction. L'entraînement est capital pour progresser. On ne devient pas un sportif accompli sans pratiquer régulièrement. Vos compétences scolaires se développent de la même manière.

Mettez en forme votre réponse !

Cette mise en forme s'élabore en 3 temps :

Introduisez votre réponse

Faites attention aux consignes qui vous sont données pour rédiger votre réponse.
En l'absence de précisions, vous pouvez, au choix :

- Indiquer sur votre feuille « **idées principales :** » et rédiger votre réponse ;
- Faire une petite phrase très simple qui indique que vous traitez les idées principales.

EXEMPLE

Le texte traite de l'enfance maltraitée ou *Les idées principales de ce texte sont...*

Reformulez les éléments du texte

Vous ne devez pas recopier le texte ou des phrases entières du texte.
Il faut que vous trouviez l'idée, que vous la compreniez et que vous la reformuliez à votre manière.
Certains mots ne sont pas remplaçables : il s'agit des grands concepts, comme l'intégration, la justice ou des organisations. Difficile de ne pas employer l'expression « Sécurité sociale » ! Mais le reste des idées est à formuler par vous-même.

Interprétez les éléments qui sont dans le texte

S'il s'agit d'expression, de métaphore, vous devez être très concret, c'est-à-dire exprimer l'idée suggérée ou sous-entendue.
Dans le texte suivant, la plupart des idées essentielles seront faciles à reformuler. Voici un exemple de passage à interpréter :

Dans ce texte, un premier titre insiste sur le contexte (la crise des banlieues) dans lequel la mesure est prise (égalité des chances).

Cette expression ne semble pas facile à reformuler, mais vous pouvez toujours dire : que chacun ait vraiment la possibilité de réussir.

Vous avez ici quelques exemples relatifs aux mesures envisagées. Cela vous permet de comprendre plus concrètement de quoi il est question.

Ce passage est important, puisqu'il donne des indications précieuses sur la mesure. Vous devez reformuler l'image, la métaphore utilisée ici : carotte et bâton sont à remplacer par incitation/récompense et sanction, par exemple. Il ne faut pas utiliser la même expression qui appartient au style de l'auteur.

Vous apprenez ici que les récompenses sont plus nombreuses.

Deux mois après la crise des banlieues

L'égalité des chances sera la loi

Si la loi est capable de résoudre les grandes difficultés d'un pays, alors la France devrait bientôt être un paradis. Car les gouvernements successifs gravent dans notre arsenal législatif des dispositifs censés combler toutes nos carences.

Le dernier en date, adopté hier en conseil des ministres, a l'ambition **d'instaurer l'égalité des chances.** Cela pour répondre à la crise des banlieues de novembre dernier et faire en sorte qu'elle ne puisse se reproduire. Le ministre de la Cohésion sociale a concédé pour sa part que cela ne serait « pas facile », car « on ne fait pas des mutations comme ça en quelques mois ou en quelques semaines. »

Ledit projet de loi, qui contient 28 articles, égrène tous les ingrédients qui ont pu générer il y a deux mois cette explosion de violence dans les quartiers :

Logement, emploi, formation, défaillance des parents… Tout a été passé au crible gouvernemental (…)

Force est de reconnaître que, par-delà ce souci d'exhaustivité, **les mesures avancées tentent de conjuguer harmonieusement la carotte et le bâton.** Ceux qui oseraient encore se laisser aller à une attitude discriminatoire, dans la vie quotidienne comme dans les entreprises ou l'audiovisuel, seront passibles de sanctions. De même, le contrat de responsabilité parentale permettra de sanctionner, par le biais des allocations familiales, les familles qui n'assument pas leurs devoirs, le premier étant bien évidemment d'envoyer ses enfants à l'école.

La palette est beaucoup plus large côté carotte. Des zones franches multipliées pour permettre aux employeurs vertueux en ces lieux de bénéficier d'exonérations de charges, des conditions privilégiées d'accès aux contrats jeunes en entreprises pour ceux des banlieues, une « agence de cohésion sociale », des préfets à « l'égalité des chances » chargés de veiller au bon fonctionnement de toutes ces mesures.

Bref, rien n'a été laissé au hasard pour témoigner de la volonté des Pouvoirs publics. Ce qui ne garantit pas, peu s'en faut, le succès à venir… Plusieurs associations ont déjà fait connaître leurs réticences à l'égard du texte (…) parlant de « vaste fourre-tout ».

« *Tout est maintenant affaire d'exécution* », a commenté Jacques Chirac en conseil des ministres. Sauf qu'une grande partie du problème vient aussi des mentalités. Que la loi ne saurait faire changer en quelques traits de plume. Ce qui ne doit pas, il est vrai, décourager le volontarisme politique…

Hélène Pilichowski

Le Dauphiné Libéré – jeudi 12 janvier 2006

N'oubliez pas qu'il s'agit d'une synthèse très réduite ! **Donc** évitez les tartines, vous ne pouvez ni ne devez tout répéter.
Cela signifie que votre réponse ne sera pas très longue, mais se résumera à quelques lignes dans lesquelles vous exprimez très clairement les idées essentielles du texte.

SOIGNEZ LA PRÉSENTATION DE VOTRE RÉPONSE

Trois éléments seront appréciés par les correcteurs.

La lisibilité de l'écriture

Pensez au correcteur : rien n'est plus fatiguant, et de fait, énervant, que de s'abîmer les yeux à déchiffrer une écriture illisible !
Même si vous avez hérité d'une écriture style « patte de mouche », appliquez-vous au moment de rédiger. Allez moins vite, cela vous permettra de mieux dessiner vos lettres.

La ponctuation

Elle permet de bien dégager les idées et facilite la lecture. N'hésitez pas à observer l'utilité et la signification de ces petits signes et ne les oubliez pas lors de la rédaction de votre réponse.

La propreté

Ratures et blanc correcteur en excès, ou mal étalé, sont du plus mauvais effet. Votre réponse ne doit pas ressembler à un brouillon.
Que pensez-vous de la présentation des réponses suivantes ?
S'appliquer c'est respecter celui qui vous lit, c'est donc mettre le jury dans de bonnes dispositions avant même de vous avoir lu. À vous d'apprécier la différence :

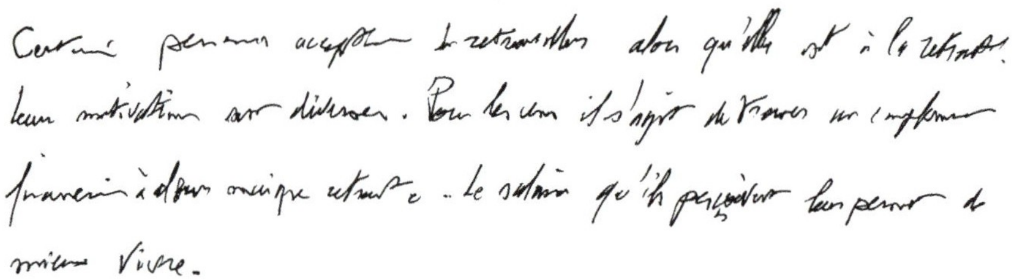

Ces trois textes ont été écrits par la même personne. Preuve qu'en s'appliquant, on peut arriver à un résultat plutôt cohérent. Le texte 1 est franchement illisible et énervera vite le correcteur.

Certains personnes acceptent de retravailler alors qu'elles sont à la retraite. Leurs motivations sont diverses. Certains Pour les uns il s'agit de trouver un complément financier à leur maigre retraite. Le salaire qu'ils perçoivent leur permet de mieux vivre.

Le texte 2 est particulièrement mal présenté : ratures et blanc correcteur mal utilisé.

Certaines personnes acceptent de retravailler alors qu'elles sont à la retraite. Leurs motivations sont diverses. Pour les uns, il s'agit de trouver un complément financier à leur maigre retraite. Le salaire qu'ils perçoivent leur permet de mieux vivre.

Le texte 3 est clairement déchiffrable et propre.

RÉPONDRE AUX QUESTIONS POSÉES À PARTIR DU TEXTE

Dans cette section, nous allons voir plus particulièrement comment répondre aux questions posées à partir du texte.
N'oubliez pas, avant de commencer, de bien regarder la valeur de chaque question. Vous devez vous efforcer de répondre à tout, mais vous devez être particulièrement vigilant et performant sur les questions qui rapportent le plus de points.

Les différents types de question

Différentes questions peuvent vous être posées.

Trouver un titre

On peut vous demander de donner un titre au texte.
Dans ce cas, le titre original aura probablement été enlevé.
Votre réponse sera très courte. Vous rédigerez en indiquant **Titre de l'article**, et en donnant votre réponse ou en écrivant : **Le titre de cet article pourrait être...** ou encore **Cet article pourrait s'intituler...**
La réponse à cette question est très courte, mais le travail que vous devez faire pour y arriver est important. Pour que votre titre soit juste il faut qu'il concentre – car en très peu de mots – l'essentiel du texte.
Cherchez-le après avoir dégagé les idées principales, le titre doit être en rapport avec ce contenu, et être extrêmement bref.

Argumenter

La question peut porter sur un des aspects du texte.
Il peut s'agir d'une mesure évoquée dans le texte ou d'une analyse à étoffer. Dans ce cas, le texte vous fournit déjà de précieux renseignements, à vous de bien les cerner et de progresser à partir de ce qu'ils indiquent. Mais vous devez toujours reformuler ce qui est dit, et ne jamais recopier des passages du texte. Ce travail prouve que vous avez saisi quels sont les arguments appropriés à l'aspect évoqué par la question, et que vous savez les réutiliser par vous-même.

Définir

La question peut vous demander de définir un concept, un terme ou une mesure, etc.
Cela devient donc une question de connaissance. Il vous faut exprimer clairement et aussi précisément que possible ce que vous savez de cette mesure.
Même si vous maîtrisez mal la question, elle peut être présentée, même brièvement, dans le texte (*cf.* le texte sur l'auxiliaire de vie scolaire. Une des questions vous demande de dire en quoi consiste cette activité ; même si vous ne le savez pas précisément, le texte vous donne suffisamment d'éléments pour développer une réponse permettant de montrer que vous avez saisi ce qu'est une auxiliaire de vie scolaire).

Exposer ses connaissances

Il peut aussi être demandé de dire ce que vous savez des nouvelles dispositions par rapport à un aspect développé dans le texte.
Il s'agit alors de montrer vos connaissances, et notamment votre suivi de l'actualité.

Donner un avis

Enfin, la question peut porter sur votre opinion personnelle. Ce genre de question sera formulé ainsi : que pensez-vous de... ? À votre avis pourquoi... ? Qu'en pensez-vous... ? Cela vous incite à analyser par vous-même et à réagir sur un thème bien précis.

- Inutile cependant de rédiger votre réponse en utilisant les tournures du style : **personnellement..., je pense que..., quant à moi..., en ce qui me concerne...**

Cette formulation alourdit votre réponse.

- Vous pouvez parfaitement répondre sans passer par ces constructions, le correcteur sait bien que c'est vous qui vous exprimez.
- Quand vous voulez marquer une différence entre ce que **vous** pensez et ce que pensent **d'autres personnes**, indiquez-le en écrivant par exemple : ***Certains pensent que...*** ou ***d'autres personnes affirment que...***

Comprendre les questions

Trop souvent, les candidats font des hors sujet car ils ne sont pas assez attentifs à la question qui a été posée. Attention ! Pour éviter cela, **prenez le temps** de **lire correctement** la question. **Reformulez-la !** Demandez-vous ce que l'on attend de vous.

- Une question commençant par **pourquoi** vous demande de trouver des raisons, des explications ; il en est de même pour celles commençant par **quelles sont les causes...** Dans ce cas, concentrez-vous sur l'explication, les raisons ; ne développez pas les conséquences, par exemple, votre réponse serait hors sujet.

- Si la question est formulée ainsi : **Quels sont les effets..., Quel est l'impact..., Qu'est-ce que cela amène...** alors ce sont bien les conséquences dont il est question.
- Si la question vous demande de justifier votre réponse, c'est tout simplement pour que vous ne vous contentiez pas de répondre oui ou non à la question, ou c'est bien, c'est mal. Il vous faudra argumenter, justifier, c'est-à-dire expliquer en quoi tel aspect ou telle mesure est cohérent(e) ou inacceptable.

Trouver les éléments de réponse

Le texte sera souvent un bon support pour votre réponse. Souvent, certains éléments présents dans le texte vous aideront à répondre.

Il vous faut trouver ces éléments et les reformuler à votre façon, sans oublier de creuser un peu l'analyse pour être vraiment conforme à la question posée.

Quand votre avis personnel est demandé, c'est souvent par rapport à des aspects forts du texte. Alors réagissez par rapport à votre sensibilité, votre bon sens tout en justifiant bien sûr votre réponse.

Évitez les extrêmes ! Ces prises de position sont toujours dangereuses car peu nuancées et donc difficiles à justifier.

En ce qui concerne les questions de connaissance, celles qui vous demandent de définir telle ou telle mesure, elles impliquent que vous maîtrisiez certaines notions avant de passer le concours. Voici quelques indications sur la manière d'**obtenir des connaissances** :

- Suivez l'*actualité sanitaire et sociale* ; en tant que futurs soignants, il est normal que vous vous intéressiez prioritairement à cette actualité.
- Intéressez-vous aux nombreuses *émissions télévisées ou radiophoniques* traitant des thèmes sanitaires et sociaux. Cela vous permet d'acquérir sans trop d'efforts des notions qui vous seront utiles pour le concours.
- Ne négligez pas la *presse*, les *magazines*, qui eux aussi abordent ces thèmes. Le fait de lire les articles vous donne des connaissances, tout en vous familiarisant avec l'expression écrite.
- Préparez-vous conjointement à l'oral. De nombreux thèmes sont abordés dans le manuel[1] portant sur cette épreuve, et cela vous permet de connaître un grand nombre de sujets d'actualité qui pourraient être abordés lors de l'épreuve écrite.

S'organiser : gérer brouillon et rédaction

Selon votre manière de fonctionner, vous aurez sûrement travaillé au brouillon avant de rédiger vos réponses. **Mais** il faut que vous soyez capable de gérer votre temps correctement. Le fait de rédiger ou de noter vos idées au brouillon ne doit pas vous prendre tout votre temps. Au cours de votre entraînement, repérez la manière dont vous travaillez le mieux et le plus efficacement. Vérifiez que vous utilisez convenablement votre temps. Vous devez pouvoir :

- trouver les arguments de réponse et les noter sur votre brouillon ;
- les rédiger si l'expression écrite vous pose problème, de manière à trouver la formulation adéquate pour éviter les ratures sur votre copie ;
- relire la question avant de recopier ce que vous avez noté au brouillon, pour être sûr que vous répondez bien à ce qui vous est demandé, et pour éviter ainsi de faire un hors sujet ;

1 *Concours d'entrée AS/AP. Épreuve orale*, de J. Gassier. Masson, 2006.

- rédiger votre réponse sur votre copie (ou votre livret), celle que vous rendrez à la fin de l'épreuve ;
- relire ce que vous avez écrit sur votre copie pour corriger les fautes.

Introduire la réponse

Pour introduire votre réponse, sous-entendez dans la première phrase la question posée, en essayant de reformuler, donc sans reprendre mot à mot.

EXEMPLE *La question est :* Pour quelles raisons la douleur de l'enfant est-elle ignorée ?

Votre introduction peut être :

- *De nombreuses raisons expliquent pourquoi la douleur de l'enfant est si peu prise en charge.*

Dans cet exemple, il n'est pas possible de tout reformuler, mais « ignorée » a pu être remplacé par « si peu prise en charge ».

- *La douleur de l'enfant est toujours peu considérée. De nombreuses raisons expliquent cette attitude.*

Cette fois-ci, la formulation de la question se fait en deux phrases. Là encore, certains termes ont été remplacés.

Rédiger correctement et proprement la réponse

Votre expression doit être correcte. Reportez-vous au chapitre précédent pour les conseils sur la construction des phrases.
Faites de même en ce qui concerne la présentation de votre réponse et la lisibilité de votre écriture. Il ne s'agit pas de détails, mais de recommandations importantes. Ne négligez pas ces aspects.

Conseil **Partez gagnant !**

N'oubliez pas que le jury veut s'assurer que vous maîtrisez un certain nombre de compétences de base et que ce n'est pas hors de votre portée. Donc :

- ne partez pas battu d'avance en découvrant les épreuves du concours. Ce genre de réaction vous prépare à vous consoler à l'échec, mais pas à mobiliser vos capacités sur l'épreuve ;
- au contraire, prenez un peu plus de temps pour bien comprendre le texte et les questions et ayez confiance en vous. Mobilisez votre attention, appliquez-vous et répondez de votre mieux.

Entraînez-vous, et prenez confiance. La pratique permet de s'améliorer.
Bon courage et bonne réussite !

CHAPITRE 2

Les pathologies dominantes

CE QU'IL FAUT SAVOIR

Les pathologies dominantes (ou MIS - maladies à incidences sociales) recouvrent un ensemble de maladies qui mettent en alerte les autorités de santé publique par l'importance et la multiplicité des facteurs de risques qui y sont attachés : risques médicaux, sociaux et économiques. Quatre critères servent à définir une pathologie comme « maladie à incidence sociale » :

- mortalité importante ;
- morbidité à forte prévalence ;
- coût élevé des soins, du suivi et de la prévention ;
- graves conséquences sociales.

Le catalogue actuel des MIS : maladies cardio-vasculaires, cancers, troubles mentaux, infections sexuellement transmissibles (IST), sida, tuberculose, toxicomanies illicites, toxicomanies licites (alcoolisme, tabagisme).

S'ENTRAÎNER

Exercice

Cancer : la « double peine » d'une maladie « paupérisante »

Perte d'emploi, invalidité, frais non remboursés : le cancer, qui touche 365 000 personnes par an en France, est une maladie « paupérisante » qui rend difficile le retour à l'emploi, ce qui équivaut à une « double peine » pour le malade.

« Chaque jour en France, l'annonce du cancer vient bouleverser la vie d'un millier de personnes et de leurs proches », et le choc de l'annonce marque souvent un « avant » et un « après », en particulier pour la vie sociale du malade, souligne la Ligue contre le cancer dans un rapport.

Pour évaluer l'impact personnel et social de la maladie et donner la parole aux malades, la Ligue contre le cancer a mis sur pied un Observatoire sociétal des cancers, conformément d'ailleurs à l'un des engagements du Plan cancer 2009-2013.

Pour élaborer son premier rapport, l'Observatoire s'est appuyé sur un vaste travail (baptisé « Dopas ») de recueil de données et d'observations auprès de 1 700 malades du cancer. Cette enquête confirme que « le cancer est une maladie paupérisante, avec des effets aggravés pour les plus vulnérables : arrêt maladie, perte de revenus, perte d'emploi, invalidité, rupture sociale, fracture psychologique ».

« Dans la quasi-totalité des situations analysées, la maladie a une incidence financière, parfois très forte », que les personnes soient déjà ou non en situation difficile, souligne le rapport. Malgré une couverture sociale « relativement complète », les soins engendrent des frais « incompressibles » et la notion de prise en charge à 100 % par la Sécurité sociale (taux de remboursement appliqué aux cancers) est « trompeuse ». Cette couverture ne fonctionne pas pour des frais comme les dépassements d'honoraires et une enquête de la Ligue a évalué en 2007 à 817 euros en moyenne les frais non remboursés pour chaque patient.

Discriminations

La maladie engendre en outre des frais supplémentaires au quotidien. « Du fait de ma maladie, j'ai pris une aide à domicile et je vais chez le psychologue. Ce sont des frais à ma charge qui se cumulent avec la baisse de mon salaire », témoigne anonymement un malade dans le rapport. Selon l'enquête, « près d'une personne sur deux a modifié son mode de vie pour des raisons économiques liées à la maladie » et « les baisses de revenus peuvent être très importantes » et « très rapides » pour les emplois les plus précaires. Ces pertes de revenus exacerbent « les sentiments de diminution et de dévalorisation déjà très présents pendant la maladie », souligne l'Observatoire.

L'accès aux emprunts et les « discriminations » pratiquées par les assureurs constituent un autre point noir. « Trouver une assurance emprunteur dans le cadre d'un prêt immobilier ou d'un crédit à la consommation » est une « difficulté persistante », et une personne ayant eu un cancer jeune sera pénalisée « tout au long de sa vie ».

Côté travail, seule une infime minorité parvient à maintenir une activité professionnelle sans interruption au cours de sa maladie (3 % selon l'enquête Dopas). Pour une grande majorité, « les arrêts se succèdent et la reprise du travail n'est pas simple à envisager, même avec aménagement de poste et d'horaires ». D'autant que les représentations du cancer et les effets de la maladie « génèrent encore de nombreuses discriminations » dans le monde du travail. « Refus d'augmentation ou de promotion, écart de rémunération, suppression de primes, perte de responsabilité, voire licenciement », énumère la Ligue.

63,4 % des femmes et 36,6 % des hommes se déclarent victimes de discriminations dans leur vie professionnelle ou sociale à cause de la maladie, selon l'enquête *La Vie deux ans après le diagnostic de cancer*, réalisée en 2005 sous l'égide du ministère de la Santé.

Olivier Thibault, AFP, 30 mars 2012

QUESTION 1

Relevez les idées principales du texte.

QUESTION 2

Proposez un autre titre à cet article.

QUESTION 3

Quelles mesures pourraient corriger la situation décrite dans ces lignes ?

CORRIGÉ

Exercice

QUESTION 1

Introduction

MÉTHODE Objectif du texte et idées développées pour y atteindre.

Ce texte s'attache à démontrer, à partir des données d'un rapport récent, les risques de paupérisation liés au cancer. Cette incidence sociale de la maladie est analysée sous deux angles : l'angle financier et l'angle professionnel.

L'angle financier

Le texte décrit, pour nombre de malades du cancer, une situation financière dégradée par des dépenses imposées par les effets collatéraux de la maladie et de ses traitements : « la prise en charge à 100 % par la Sécurité sociale est trompeuse ». De plus, les dépassements obligés s'ajoutent aux discriminations des banquiers et des assureurs.

L'angle professionnel

Le texte relève aussi les nombreux aspects de la précarité qu'introduit le cancer dans la vie professionnelle des malades. Seul un très faible pourcentage de malades échappe à l'interruption d'activité. Par ailleurs, la reprise professionnelle est pour beaucoup accompagnée de pénalités et de discriminations, le licenciement n'étant pas à exclure.

Conclusion

MÉTHODE Évaluation des idées développées par rapport à la finalité du texte.

Ces différentes données mettent en évidence que le cancer est bien à définir comme une « double peine », ce qu'indique aussi son classement dans les MIS.

QUESTION 2

- Le binôme cancer-précarité
- La pesanteur socio-économique du cancer
- Le cancer fauteur de pauvreté

QUESTION 3

Introduction

MÉTHODE Rapport du texte avec le sujet proposé et annonce du plan.

L'enquête (Dopas) évoquée dans cet article est significative du double souci de connaître et de corriger une situation regrettable, à savoir les effets « paupérisants » du cancer. On a là un diagnostic qui invite à envisager des mesures politiques et culturelles pour y remédier.

A. Une politique de santé publique soucieuse de personnaliser la prise en charge des patients

MÉTHODE Référence aux connaissances acquises.

Il suffit de regarder certains axes d'action du Plan cancer 2009-2013 pour découvrir une stratégie de santé publique propre à corriger certains effets de paupérisation liés au cancer. Ce plan donne en effet priorité :

- à un programme personnalisé de soins, avec le rôle renforcé du médecin traitant pour faciliter la communication des malades avec les grands centres de thérapie anticancéreuse ;
- au développement d'une prise en charge sociale personnalisée pour accompagner l'après-cancer avec surveillance médicale, soutien psychologique et social (PPAC, Programme personnalisé de l'après-cancer) ;
- à l'amélioration de la convention AERAS (S'Assurer et emprunter avec un risque aggravé de santé), réaménagée en 2011.

B. Des stratégies culturelles et médiatiques pour « normaliser » le statut de malade cancéreux

MÉTHODE Référence aux apports d'information délivrés par les grands médias.

L'INCa (Institut national du cancer) a lancé, fin 2007, une campagne médiatique destinée à modifier l'image sociétale du cancéreux, image générant à la fois pathétique et exclusion. La télévision a mis en scène une campagne titrée « Nous sommes deux millions de "héros ordinaires" », avec quarante témoignages de cancéreux sur leur maladie et la mauvaise perception qu'en a le grand public. Ainsi a été révélée et valorisée une bonne stratégie de communication pour faire obstacle aux discriminations porteuses de précarité et pour revendiquer :

- un regard « nature » sur les malades cancéreux ;
- une inscription réaliste du cancer dans le champ de la vie.

En 2011, une campagne d'affichage nationale a mis en scène (abribus, gares, métro) des portraits de personnes touchées par le cancer et lançant comme un slogan : « Je suis une personne, pas un cancer. » Cette campagne est venue renforcer cet essentiel refus de l'enfermement dans une perception porteuse d'exclusion et de discrimination.

Conclusion

MÉTHODE Résumer le développement et le clore avec une phrase d'ouverture.

Pour remédier aux précarités attenantes au cancer, il faut certes beaucoup attendre des pouvoirs publics et des politiques de santé, mais aussi faire confiance à l'efficacité des ressources médiatiques dont disposent ces pouvoirs.
L'extension extraordinaire de la communication sur le Net (Twitter, Facebook...) garantit une force opératoire croissante pour toutes les modalités de personnalisation de l'accompagnement des malades atteints du cancer.

CHAPITRE 3

Les pathologies alimentaires

CE QU'IL FAUT SAVOIR

Les termes « pathologies alimentaires » désignent les troubles du comportement alimentaire que sont **l'anorexie mentale** et **la boulimie nerveuse**.
On qualifie une conduite alimentaire de pathologique à partir de trois critères :

- la singularité qualitative et quantitative de la prise alimentaire ;
- les conséquences néfastes sur la santé physique (obésité, carences, dénutrition) et psychologique (mal-être, marginalité, dépression) ;
- un dysfonctionnement de la prise alimentaire d'origine mentale ou biologique.

Dans l'étiologie des pathologies alimentaires, on distingue plusieurs **facteurs de prédisposition** :

- facteurs biologiques (dispositions génétiques) ;
- facteurs psychologiques (fragilités, tensions, pressions) ;
- facteurs socioculturels et familiaux (traditions alimentaires ou conflits générationnels).

Définitions

L'anorexie mentale est un refus de s'alimenter qui s'observe soit dans des restrictions drastiques de la prise alimentaire, soit dans des crises de boulimie réprimées par les vomissements provoqués, les purgatifs à haute dose ou les diurétiques.
La boulimie est une pulsion vers la nourriture incoercible ; elle peut représenter un trouble inscrit dans le syndrome d'anorexie ou rester une addiction à la prise alimentaire.

Épidémiologies

On observe une prédominance féminine dans les troubles alimentaires.
Les risques majeurs sont constatés pendant l'adolescence ou autour des 18–20 ans.

Traitements

Pour l'anorexie

Le traitement consiste généralement en une psychothérapie, mais il peut exiger dans les cas graves une hospitalisation, nécessaire surtout pour opérer une coupure avec le quotidien familial, souvent oppressant. Une institution comme la Maison de Solenn à Paris a fourni le concept hospitalier le plus élaboré pour traiter l'anorexie mentale. Il faut en effet soigner simultanément le psychique et le somatique et quelquefois recommander aux parents eux-mêmes de se soumettre à une thérapie familiale.
L'obstacle majeur auquel se heurte le traitement est la négation par les anorexiques de leur pathologie qui les conduit à refuser, parfois jusqu'au bout, entretiens et soins.

Pour la boulimie

Le traitement est fondé sur une thérapie cognitive et comportementale : on aide les patients à surmonter leur désir compulsif de manger.
Il est important de développer et de valoriser pour les boulimiques des savoirs diététiques qui les aident, pour commencer, à réduire les effets néfastes de leurs pulsions alimentaires. On leur apprend à remplacer judicieusement sucres et matières grasses.

S'ENTRAÎNER

Exercice

Isabelle Caro, la victime oubliée de l'anorexie

Vous ne connaissez pas son nom mais sans doute vous rappelez-vous sa silhouette, nue, exposée en 2007 par le photographe Oliviero Toscani. Seulement âgée de 28 ans, la jeune femme est décédée en novembre dernier.
C'est la version suisse de *20 Minutes* qui a annoncé publiquement sa mort sur son site Internet. Comédienne française âgée de 28 ans qui vivait à Marseille, Isabelle Caro est décédée le 17 novembre dernier à Tokyo, au Japon, après avoir été hospitalisée une première fois pour une pneumonie. Victime d'anorexie dès l'âge de 12 ans après une enfance qu'elle qualifiait elle-même de troublée, la jeune femme était devenue depuis 2007 une icône des troubles alimentaires depuis qu'elle avait posé nue devant l'objectif du célèbre photographe italien Oliviero Toscani, dans le cadre d'une campagne italienne de la marque No-l-ita contre l'anorexie. Isabelle Caro, qui pesait alors 31 kilos pour 1,64 m, avait provoqué la polémique, l'Observatoire de la publicité en Italie interdisant la campagne publicitaire, au grand dam du scandaleux photographe – on lui doit de nombreuses campagnes jugées choquantes pour la marque Benetton – pour qui il s'agissait là d'une censure évidente, en pleine Fashion Week de Milan.

« Un petit flocon de neige »

Isabelle Caro, elle, approuvait le choix d'Oliviero Toscani, « une thérapie » contre le mal qui la rongeait depuis de trop longues années. « Cette photo, c'est l'horreur. J'ai accepté de participer à cette campagne pour alerter les jeunes filles en leur montrant les dangers des régimes, des diktats de la mode et des ravages de l'anorexie. Le but, c'est de choquer pour sensibiliser, avait-elle alors déclaré. Cette photo sans fards et sans maquillage ne me met pas en valeur. Le message est fort : j'ai du psoriasis, la poitrine qui tombe, un corps de personne âgée. » Tombée dans le coma en 2006 – elle pesait alors moins de 25 kilos –, Isabelle Caro était une survivante qui cherchait dans le contact avec autrui le courage d'affronter la vie. Devenue star malgré elle, considérée comme une « Freak », terme monstrueux qui renvoie aux parades d'êtres humains au XIXe siècle, par la télévision américaine, elle avait participé à l'émission « The Price of Beauty », aux côtés de la bimbo blonde, Jessica Simpson.
En 2008, Isabelle Caro avait écrit un livre publié aux éditions Flammarion, *La petite fille qui ne voulait pas grossir*, dans lequel elle témoignait de son combat contre l'anorexie. Elle y racontait notamment son enfance auprès de sa mère dépressive, le déclenchement de son anorexie à 12 ans et sa lutte contre la mort. Sur son blog personnel, la jeune victime des folies de notre temps se présentait comme « un petit flocon de neige invisible, invisible en pleine canicule, qui se bat, se bat pour vivre enfin, malgré des années de souffrances, et crier au monde entier que l'anorexie est un enfer et qu'il faut s'en réchapper pendant qu'il en est encore temps ! ».

Actu-Match, 29 décembre 2010.

QUESTION 1

Relevez les idées principales du texte.

QUESTION 2

Quelles caractéristiques pathologiques de l'anorexie mentale cet article met-il en lumière ?

QUESTION 3

Expliquez et commentez la citation du livre d'Isabelle Caro, « l'anorexie est un enfer ».

CORRIGÉ

Exercice

QUESTION 1

Introduction

MÉTHODE

Être attentif aux indices de lieu et de temps qui, en grand nombre ici, soulignent la dominante narrative et biographique du texte, sans toutefois oublier la force du mot du titre « victime », qui annonce le ton des jugements de valeur inscrits dans l'article.

En prenant appui sur un événement, la mort d'une comédienne-mannequin anorexique, cet article développe une narration porteuse d'une sorte de dossier à charge des « folies de notre temps » dans l'installation de l'anorexie : complicité de la mode, camouflages de la censure, mauvaise prise en charge de la santé mentale des adolescents.

A. Complicité de la mode

Cet article rapporte le témoignage d'Isabelle Caro impliquant « les diktats de la mode » dans « les ravages de l'anorexie ». Il révèle aussi un événement significatif de la médiatisation de la minceur extrême : la starisation d'Isabelle Caro dans l'émission américaine « The Price of Beauty ».

B. Camouflages de la censure

Associés à un événement majeur de la mode à Milan, la Fashion Week, les interdits frappant en Italie l'affichage du corps dénudé et pitoyable d'Isabelle Caro sont signalés comme les marques d'une censure apportant sa caution à tout le « business » de la minceur.

C. Mauvaise prise en charge de la santé mentale des adolescents

Le retour qu'opère l'article sur les confidences faites par Isabelle Caro dans son livre sur le déclenchement de son anorexie à 12 ans, aux côtés d'une mère dépressive, invite à mettre en cause le manque de vigilance des adultes alors chargés de son éducation et de sa santé. Quand les parents sont défaillants, c'est normalement la santé scolaire qui se substitue à eux pour initier les thérapies qui s'imposent.

Conclusion

MÉTHODE

Rechercher un trait général permettant de rassembler les idées relevées et de les associer au ton dominant du texte.

Les idées générales de cet article sont centrées sur l'implication de certaines responsabilités collectives dans l'installation de troubles alimentaires comme l'anorexie. Portées par un contenu biographique émouvant, elles associent compréhension et compassion.

QUESTION 2

Cet article permet de récapituler les principales caractéristiques pathologiques de l'anorexie mentale : les facteurs de déclenchement et les plus graves signes cliniques.

Facteurs de déclenchement

L'article permet de retrouver un certain nombre de paramètres qui définissent quelques-unes des prédispositions à l'anorexie :

- l'âge : 12 ans, ou début de l'adolescence ;
- le sexe : une jeune fille, neuf anorexiques sur dix sont des filles ;
- le contexte : une enfance passée auprès d'une mère dépressive.

Signes cliniques

L'article donne la taille de la jeune fille et deux indications de poids qui situent le cas d'Isabelle Caro à un niveau très alarmant de maigreur. Si l'on calcule l'IMC correspondant à chacune de ces mesures de poids, le diagnostic d'anorexie grave s'impose.

Les détails de son physique, un corps vieilli en pleine jeunesse, sont aussi symptomatiques d'un cas de dénutrition extrême.

Quant à la pathologie pulmonaire qui l'a emportée, c'est celle qui est fatale à beaucoup de grands vieillards affaiblis par de nombreuses carences et l'usure du système respiratoire.

Ce que l'article transcrit du contenu du livre d'Isabelle Caro met aussi en évidence la chronicité d'un état dépressif typique de l'anorexie : l'hyperactivité. Elle accepte, alors qu'elle est tout juste en état de survie, un militantisme médiatique pour alerter sur les dangers de l'anorexie.

QUESTION 3

Introduction

MÉTHODE

S'attacher à la notion d'enfer et sélectionner le sens le plus universel, le plus commun, en dehors de toute théologie.

L'analogie entre l'anorexie mentale et la notion d'enfer est facile à admettre si l'on se réfère à la vision la plus communément admise de l'enfer, la vision punitive. C'est en effet un trouble où l'on ne cesse de s'autopunir et de provoquer toutes sortes de punitions externes.

A. L'autopunition

MÉTHODE

Réfléchir sur le principe de la perte de poids volontaire et le situer en se référant à ce que notre culture nous donne comme exemples d'« enfer » choisi.

L'addiction à la perte de poids et à la sous-alimentation qu'exprime l'anorexique est une démarche masochiste. On retrouve dans ce comportement des similitudes avec l'ascèse des ermites ou celle des yogis, une ascèse glorieuse qui brigue le dépassement de la normalité humaine. L'anorexique, comme les moines pénitents du Moyen Âge, dispose de toute une panoplie répressive pour forcer sa nature et réparer violemment la moindre faiblesse : jeûne permanent, sport intense, laxatifs, diurétiques, vomitifs. La forme extrême que peut prendre cette autopunition s'observe dans les tendances suicidaires que l'on constate chez de nombreuses jeunes personnes anorexiques. La fondation de la Maison de Solenn à Paris a été inspirée par un tragique décès où se trouvaient associés adolescence, anorexie et suicide. Avec des motivations très diverses l'anorexique s'engage en fait dans une démarche d'autodestruction.

B. Les punitions infligées

MÉTHODE Réfléchir sur la notion d'« enfer » subi.

Celles du monde : l'anorexie apporte aussi de larges dérèglements dans les relations familiales et sociales. C'est un trouble très dérangeant pour la conscience collective qui réagit encore très largement dans un sens répressif et discriminatoire. L'anorexie met à distance l'empathie que suscite généralement la maladie. La table familiale peut devenir très vite un espace conflictuel pour l'anorexique. Le monde scolaire ou professionnel peut aussi se transformer facilement en monde hostile où souvent l'anorexique est d'abord regardé comme une figure insolite de maigreur qui dérange et inquiète, presque un « freak », nous dit l'article.
Celles de l'organisme : quand la perte de poids devient extrême, atteignant jusqu'à 50 % du poids normal, l'organisme se détériore gravement et l'on peut dresser une longue liste des dégradations physiques, mentales et biologiques qui interviennent pour transformer la vie en enfer : fatigue permanente, insomnies, chute des cheveux, pertes de mémoire, décalcification, aménorrhée, chutes de tension... Et c'est à terme la possibilité d'être emporté en pleine jeunesse, comme Isabelle Caro.

Conclusion

MÉTHODE Reprendre la notion d'enfer et résumer la manière dont le développement la précise.

Il n'y a pas de diabolisme dans l'anorexie. L'enfer du malade, c'est sa volonté déviante qui peut importuner beaucoup avant d'émouvoir, et ne trouver de dernier mot que dans la mort.

CHAPITRE 4

Les toxicomanies et les dépendances

CE QU'IL FAUT SAVOIR

Les toxicomanies

On distingue les toxicomanies en fonction du produit qui les détermine : alcool, tabac, psychotropes licites (pharmacopée des sédatifs et amphétamines), psychotropes illicites (cocaïne, héroïne, cannabis, crack, LSD, ecstasy...).

Le degré de la toxicomanie s'évalue à trois niveaux :

- la consommation récréative ;
- l'abus ;
- la dépendance.

La thérapie du sevrage se fait par des soins psychiatriques et par le recours à des produits de substitution comme la méthadone.

Les dépendances

On définit la dépendance comme une addiction qui suscite et impose l'envie répétée et irrépressible d'une consommation particulière sans laquelle on est soumis à la sensation de manque ou syndrome de sevrage. C'est une aliénation à tel ou tel produit psychoactif.

Les dépendances sont évaluées en fonction de leur dangerosité en matière de santé physique et mentale et en fonction des risques sociaux et juridiques qui s'y rattachent.

On peut se reporter au tableau suivant (publié par le CAAT) pour évaluer le risque somatique, psychique, social, fœtal engagé dans les principales addictions et dépendances.

	Somatique	Psychique	Social	Maternel
Alcool (si abus)	***	***	***	***
Tabac	***		*	**
Cannabis	***	**	**	**
Cocaïne	***	***	***	***
Héroïne	***	***	***	**
Produits dopants	***	***	***	?
Ecstasy	***	***	***	?
Hallucinogènes	?	***	**	***

***= risques majeurs ;
** = risques moyens ;
* = risques faibles ;
? = données non vérifiées

S'ENTRAÎNER

Exercice

La cocaïne, une drogue tout sauf « glamour »

La cocaïne, souvent associée à la fête et à la réussite sociale, est une drogue dangereuse à laquelle on peut devenir « accro » et qui peut tuer, avertit l'Observatoire français des drogues et des toxicomanies (OFDT) dans un rapport qui bat en brèche les idées reçues.

Signe encourageant, selon l'OFDT : « La cocaïne bénéficie d'une représentation plutôt positive mais certains signes laissent penser que celle-ci pourrait évoluer. » Près de neuf Français sur dix jugent désormais la cocaïne dangereuse dès son expérimentation, un chiffre en progression, selon le rapport *Cocaïne, données essentielles*.

Q : la cocaïne, drogue des classes aisées ?

R : pas seulement. La consommation de cocaïne, deuxième produit illicite le plus consommé en France après le cannabis, touche dix fois moins de personnes que le cannabis, mais expérimentation et usage sont en « augmentation significative », selon l'OFDT.

En 2010, 3,8 % des 18-64 ans avaient expérimenté la cocaïne, contre 0,8 % en 1992. Entre 2000 et 2010, le nombre d'usagers dans l'année a triplé (0,9 %), soit 400 000 personnes.

Alors que l'Europe est devenue une cible privilégiée pour les producteurs et les trafiquants, le prix du produit a baissé (60 euros le gramme contre 80 euros en 2000), permettant sa diffusion bien au-delà des couches sociales plutôt aisées qui le consommaient jusque-là.

Outre les usagers « socialement insérés, dont la consommation régulière est souvent liée à la fréquentation de l'espace festif », la cocaïne compte parmi ses usagers des « désinsérés, des précaires » : jeunes en errance, nouveaux migrants, toxicomanes précarisés et enfin « crackers », qui consomment le produit sous forme de « free base » ou crack à fumer. Ces derniers seraient environ 15 000 en France métropolitaine.

Q : la cocaïne, une drogue inoffensive sur le plan de la santé ?

R : faux. « La consommation de cocaïne et de crack, qu'elle soit ponctuelle ou chronique, peut avoir un impact sur la santé physique et psychique des usagers », bien qu'il soit difficile de mesurer leur fréquence, dit l'OFDT.

Les conséquences au plan physique peuvent être essentiellement d'ordre cardiaque (élévation de la pression artérielle, vasoconstriction des artères coronaires), neurologique (accident vasculaire cérébral, convulsions), pulmonaire, ORL (lésions de la cloison nasale) ou infectieux (risques liés au partage des pailles).

Par ailleurs, les pathologies mentales (dépression, tentatives de suicide, troubles anxieux) sont plus fréquentes chez les usagers de cocaïne que dans le reste de la population.

La cocaïne peut aussi entraîner la mort. On dénombre au minimum 30 décès chaque année par surdose impliquant la cocaïne (seule ou avec d'autres substances psychoactives).

Q : cocaïne et travail font-ils bon ménage ?

R : douce illusion, rétorque l'OFDT. « Selon les représentations communes, la cocaïne serait la drogue de la performance dans tous les domaines, notamment celui du travail », écrit l'Observatoire. Or, « deux études qualitatives conduites auprès d'usagers ayant un emploi permettent de démystifier ce qui s'apparente à une légende ».

En réalité, la cocaïne « ne fait que cacher temporairement la fatigue, sans en gommer les conséquences, et lorsque l'effet est passé, le travail réalisé n'atteint pas toujours le niveau de qualité perçu sous cocaïne ».

Daphné Benoit (AFP), 29 mars 2012.

QUESTION 1

Relevez les idées principales du texte.

QUESTION 2

Proposez un autre titre pour le texte.

QUESTION 3

Analysez l'importance de la question : « Cocaïne et travail font-ils bon ménage ? »

CORRIGÉ

Exercice

QUESTION 1

Introduction

MÉTHODE Être attentif à la modalité dialoguée du texte, avec Q = question et R = réponse ; observer que les questions portent l'idée reçue et que les réponses en sont la contestation.

Cet article, dans le cadre d'un dialogue, s'emploie à renverser trois idées reçues sur la cocaïne et ainsi éclairer et compléter le titre avec trois arguments.
Première idée reçue : la cocaïne, drogue des classes aisées.
Argument contre : diverses évolutions élargissent le champ social de la consommation de cocaïne ; les trafiquants, par le jeu des prix en baisse et par l'intensification du trafic sur l'Europe, ciblent une population de consommateurs très élargie ; les enquêtes sociales les plus récentes mettent en évidence la progression de la cocaïnomanie dans des milieux sociaux fragilisés, en particulier à travers la consommation de crack, drogue à base de cocaïne.
Deuxième idée reçue : la cocaïne, une drogue inoffensive sur le plan de la santé.
Argument contre : on peut dresser une longue liste des risques somatiques et psychiques que la cocaïne fait courir à ses usagers ; de graves atteintes sont à craindre sur le plan cardiaque, neurologique, pulmonaire et ORL ; le risque vital n'est pas non plus à exclure.
Troisième idée reçue : la cocaïne, drogue de la performance pour le travail.
Argument contre : en cachant la fatigue, la cocaïne donne l'illusion de la performance mais en réalité, sa toxicité dégrade les capacités réelles de ses usagers ; leur vrai niveau est abaissé.

Conclusion

MÉTHODE Faire référence à la notion de « glamour » apportée par le titre en l'inscrivant dans un contexte culturel que l'histoire, la littérature et la presse nous fournissent.

De façon très méthodique, ce dialogue s'emploie à déconstruire une représentation valorisante et valorisée de la cocaïne que les grands de ce monde, artistes, créateurs, intellectuels, ont durablement installée : le glamour de la cocaïne.

QUESTION 2

- La cocaïne revisitée
- Mise en transparence de la cocaïne
- Une charge contre la cocaïne

QUESTION 3

Introduction

MÉTHODE Référence à la médiatisation peu fiable de la cocaïne et nécessitant des approfondissements.

Bien des rumeurs largement médiatisées ont invité depuis longtemps à établir des liens entre des parcours professionnels plus que gagnants et le soutien de la cocaïne. C'est quand se produit l'accident de santé ou la sanction policière de quelque illustre personne que les commentaires de presse invitent tout particulièrement à se poser la question du « bon ménage » cocaïne et travail. C'est une question importante pour délégitimer et mettre en transparence les nuisances d'une drogue redoutable.

A. Délégitimer une fausse réputation

MÉTHODE Présenter les traits de la fausse notoriété de la cocaïne qui justifient qu'on se demande si travail et cocaïne font bon ménage.

La starisation de la cocaïne comme élixir du talent artistique et de la performance intellectuelle a masqué ses nuisances et l'a légitimée comme un luxe indispensable à la notoriété et à la compétence de haut niveau dans le monde des affaires, des médias et des arts. Les dealers ont « ouvert boutique » dans les lieux de passage ou de plaisir des « gens importants ».
Pour délégitimer cette drogue, il faut donc la dégrader dans son statut jusqu'alors largement admis d'aide à la performance sociale, professionnelle ou intellectuelle.

B. Mettre en transparence

MÉTHODE Se préoccuper du caractère pédagogique de la question à évaluer.

Le devoir de transparence qui s'attache à la question « Cocaïne et travail font-ils bon ménage ? » conduit à présenter les principaux traits de la dangerosité de la cocaïne.

- Elle est aussi addictive que le tabac.
- Ses effets ne durent pas plus d'une demi-heure et la période de descente crée le cycle infernal d'une nouvelle dose ou d'un recours à un autre psychoactif, en particulier l'alcool à haute dose.
- Elle entretient l'usager dans le cycle infernal d'euphorie-dépression et peut de la sorte le laisser s'abandonner à des conduites à risques : en Suisse, des psychologues se sont spécialisés dans le sevrage de traders et banquiers cocaïnomanes ayant « déliré » dans certaines opérations boursières. Le comportement du cocaïnomane dépendant s'apparente en effet à la paranoïa, avec une certitude absolue de la justesse de son raisonnement et de ses actions.
- Les graves risques physiques qui se rattachent à cette toxicomanie et que précise l'article de l'AFP sont d'autant plus difficiles à soigner qu'il n'existe pas de substitution à la cocaïne comme la méthadone pour l'héroïne. Les soins doivent alors s'associer à un problématique sevrage.

Conclusion

MÉTHODE Insister sur la force opératoire des bonnes questions en matière de prévention antidrogue.

Ce qui fait aujourd'hui la vraie dangerosité de la cocaïne, c'est moins son prix en baisse que son image de marque encore très « tendance », tout particulièrement dans le monde des grandes performances professionnelles. De là le devoir des médias, pour soutenir la prévention anti-drogue, de ne pas se contenter des malheurs et des sevrages de quelques stars cocaïnomanes, mais de développer de vrais savoirs sur ce produit fossoyeur de santé et de réputation et donc de répondre à toutes les questions essentielles comme celle de la cocaïne adjuvant de l'intellect.

CHAPITRE 5

La santé et la protection sociale

CE QU'IL FAUT SAVOIR

La santé

La situation de santé d'une population s'évalue à partir de ses évolutions démographiques (espérance de vie, taux de mortalité) et de l'offre de soins dont elle dispose.
La politique de santé publique est, en France, initiée par le gouvernement et le ministère de la Santé, et mise en œuvre par la Direction générale de la santé. Tous les cinq ans, la loi définit les objectifs de la politique de santé ainsi que les principaux plans d'action.
Le système hospitalier français est constitué d'établissements de santé publics (exemple : les hôpitaux publics) et d'établissements de santé privés à but lucratif ou non lucratif.
Il existe deux types d'établissement publics, financés de manière identique par des fonds publics, mais avec des missions différentes :

Hôpitaux locaux (HL)	Centres hospitaliers
Mission à la fois sanitaire et médico-sociale : premiers soins, vieillesse, convalescence, réadaptation	CH = centres hospitaliers généraux CHR = centres hospitaliers régionaux CHU = centres hospitaliers universitaires CHS = centres hospitaliers spécialisés (exemple : santé mentale)

Les professionnels de la santé sont :

- les professions médicales (médecins, chirurgiens-dentistes et sages-femmes) ;
- les auxiliaires médicaux (pharmaciens, infirmiers et infirmières) ;
- les différents acteurs de santé suivants : aides-soignants, auxiliaires de puériculture et les professions paramédicales réglementées (exemples : masseurs-kinésithérapeutes, orthoptistes, manipulateurs ERM, ambulanciers...).

On constate le développement de nouvelles formes de prise en charge des malades dans les établissements hospitaliers, grâce aux structures hospitalières :

- à temps partiel, pour des examens et traitements médicaux séquentiels, ou pour l'hébergement nocturne de malades psychotiques ;
- ambulatoires, avec un suivi postopératoire à domicile ;
- à domicile (HAD), sous la conduite d'un médecin coordonnateur pour des soins médicaux et paramédicaux.

La protection sociale

La protection sociale est un ensemble de mécanismes de prévoyance collective qui permettent aux individus de faire face aux risques sociaux : maladie, maternité, handicap, décès, accident du travail, chômage, vieillesse, dépendance, pauvreté, exclusion.
La couverture des risques sociaux est assurée :

- par le financement des cotisations sociales (salariales et patronales) ;
- par des impôts et taxes affectés (exemple : CSG) ;
- par des contributions publiques de l'État et des participations du secteur privé (associations, comités d'entreprise...).

L'affiliation à la Sécurité sociale est obligatoire pour toute personne qui travaille et réside en France.

Branches d'intervention	Différents régimes	Couvertures complémentaires
– Maladie, Famille, Vieillesse, – Recouvrement	– Régime général – Régimes spéciaux (exemples : SNCF, RATP, fonctionnaires) – Mutualité sociale agricole – Régime social des indépendants (exemples : artisans, commerçants)	– Santé – Retraite

Les principaux risques couverts

Santé 4 domaines de protection	Vieillesse : 3 domaines de protection	Maternité, famille : 5 domaines de protection	Emploi : 3 domaines de protection	Logement : 3 types d'allocations	Pauvreté, exclusion : 3 domaines de protection
– Maladie – Invalidité – Accidents du travail – Maladies professionnelles	– Cessation d'activité – Retraite – Préretraite	– Naissance, adoption – Enfants – Logement – Scolarité – Vie quotidienne	– Chômage – Recherche d'emploi – Fin de droits	– Allocation de logement à caractère familial (ALF) – Allocation de logement à caractère social (ALS) – Aide au logement personnalisée (APL)	– Revenu : RSA – Sécurité sociale : CMU et CMUC – Logement : ALS

S'ENTRAÎNER

Exercice

Le nouvel âge de la protection sociale

La crise actuelle touche, à des degrés divers, l'ensemble des pays développés. Elle se concentre sur la zone euro en raison des déficiences dans la gouvernance de cette union monétaire mais, au fond, la très grande majorité des pays développés souffre d'une situation de surendettement public, c'est-à-dire d'une inadéquation structurelle entre les dépenses des États et leur capacité à générer des recettes. Si l'on ne répond pas à cette question, les attaques de nos créanciers reviendront de façon lancinante, par vagues de plus en plus fortes. Or, si l'on veut bien analyser le fond des choses, force est de constater que ce sont nos États providence de l'après-guerre

(retraite, santé, famille, emploi) qui sont devenus insolvables, en raison d'une double contrainte : le ralentissement de la masse salariale et donc des cotisations individuelles et la faiblesse du taux d'emploi liée au vieillissement de la population et au chômage de masse. Certes, on peut (et on doit) mener des politiques de rehaussement de la croissance économique potentielle, de fluidité du marché du travail, d'augmentation de l'âge de départ en retraite. Tout ceci permettrait de réduire nos déficits sociaux, mais c'est l'équilibre voire l'excédent qu'il faut viser, dans la mesure où l'endettement public doit être réservé au financement des investissements, pas des dépenses sociales. On ne peut donc faire l'économie de réformes du système de protection sociale.
Entendons-nous bien : il ne s'agit pas de faire une croix sur des systèmes sociaux qui ont largement donné satisfaction, en mutualisant des risques, en apaisant les relations sociales et politiques, en contribuant à la progression de l'espérance de vie... Mais le contexte d'aujourd'hui n'est plus celui de l'après-guerre, période de développement des États providence : les prélèvements obligatoires étaient légers, ils sont désormais lourds; la population était jeune, elle vieillit rapidement; la croissance potentielle était forte, elle l'est moins; l'inflation soulageait les débiteurs, ce n'est plus le cas; les banques centrales monétisaient les dettes, la Banque centrale européenne d'aujourd'hui le fait à dose homéopathique; la compétition internationale était modérée, elle est intense, et avec des pays sans protection sociale...
Un compartiment de notre État providence mérite qu'on s'y arrête particulièrement car il ne fait pas suffisamment l'objet d'une réflexion économique (contrairement aux retraites ou au chômage) : c'est celui de la santé. L'assurance-maladie fait face aujourd'hui à une équation en apparence insoluble. Premièrement, les ressources publiques se tarissent. Deuxièmement, les dépenses de santé augmentent pour tous les âges, en raison du renchérissement du coût des traitements et de l'augmentation de leur diffusion. Troisièmement, la population vieillit, ce qui tire spontanément vers le haut la demande de soins. On pourrait ajouter un fait sociologique majeur : les populations des pays riches placent leur santé au premier rang de leurs préoccupations. Il faut le dire clairement : si l'on souhaite conserver un système de santé à la fois performant et le plus égalitaire possible, il faut le transformer très rapidement en profondeur. À ce titre, trois propositions doivent être mises dès maintenant sur la table.

- Sanctuariser le financement des affections de longue durée (60 % des dépenses de l'assurance-maladie) en considérant qu'elles entrent dans le cadre de la solidarité, et donc du financement par l'impôt (la CSG est certainement un bon outil pour cela). En revanche, certaines pathologies (la traumatologie liée à la pratique d'un sport par exemple) doivent être sorties du champ de la solidarité, pour entrer dans celui de l'assurance, et bien sûr en y appliquant le principe économique fondamental de l'assurance : plus je prends de risques, plus je cotise.
- Mettre en place une politique de prévention digne de ce nom, qui passerait notamment par l'instauration d'une taxe nutritionnelle sur les ingrédients néfastes. Certains industriels de l'agroalimentaire montent en valeur ajoutée en délestant leurs aliments de graisses, de colorants... Il faut les y encourager, et pénaliser les autres. Comprenons bien deux choses : certaines maladies comme l'obésité, qui tiennent en partie à l'alimentation, constituent une véritable bombe à retardement pour nos finances sociales. Il faut se donner tous les moyens de la lutte contre ce genre de fléaux qui peuvent accentuer considérablement nos déséquilibres sociaux. Au passage, notre industrie agroalimentaire, déjà très performante, en tirerait certainement des bénéfices.
- Aller plus loin dans l'évolution des modes de rémunération des acteurs de santé, en privilégiant l'efficience des dépenses à la quantité.

Finalement, la feuille de route est claire : les financements publics doivent se concentrer sur les pathologies les plus lourdes. Simultanément, il faut sortir de ce système inflationniste où, j'exagère à peine, l'hôpital accueille des enfants grippés, où les généralistes soignent des rhumes, où les pharmaciens sont des vendeurs de paracétamol, où les biologistes dosent des vitamines D à la chaîne... La santé est un domaine dans lequel l'optimisation des coûts va de pair avec l'amélioration de la qualité et l'intérêt collectif. Mais agissons vite avant que ce pan de notre système de protection sociale ne mette la clé sous la porte faute d'avoir su conserver la confiance de ses créanciers.

Le Monde-Idées, Nicolas Bouzou, Fondapol, 14 décembre 2011.

QUESTION 1

Résumez ce texte en 200 mots (+ ou – 10 %).

QUESTION 2

Expliquez et commentez : « il faut sortir de ce système inflationniste où, j'exagère à peine, l'hôpital accueille des enfants grippés... ».

CORRIGÉ

Exercice

QUESTION 1

La plupart des pays développés, soumis à la crise, lourdement endettés, sont précarisés dans leur statut d'États providence : cotisations salariales insuffisantes suite au chômage et au vieillissement de la population. Il y a des recettes pour réduire les déficits sociaux, mais pas de recours à l'endettement. Il faut réformer notre mode de protection sociale, sans bien sûr rompre avec la solidarité installée dans l'après-guerre, malgré l'inversion actuelle des données économiques, financières et démographiques qui ont facilité le progrès social de ce temps.
Première urgence : les dépenses de santé sont en hausse avec des caisses vides. Vieillissement, confort de vie font monter la demande.
Trois voies sont à explorer pour garantir performance et égalité dans notre système de santé publique :

- préserver la prise en charge financière des maladies graves, mais déléguer à la protection des assureurs des pathologies plus anodines ;
- développer la taxation des produits alimentaires néfastes pour une alimentation équilibrée ;
- rémunérer plus l'efficience des soins que le nombre des actes.

La dépense publique est au service des grands malades et le service hospitalier ne doit pas se confondre avec une infirmerie. C'est une bonne comptabilité qui peut préserver l'assurance-maladie de la faillite.

QUESTION 2

MÉTHODE Évaluer l'actualité des propos à examiner par rapport à un corpus de grande information sur la consommation hospitalière et médicale.

Introduction

De nombreuses enquêtes sur les hôpitaux mettent en lumière ce qu'ici pourfend Nicolas Bouzou : l'inflation de la requête hospitalière. Mais si l'on cherche à expliquer ce comportement collectif dominant, on trouve aussi dans l'actualité une réalité inverse, celle d'une double déflation, la désertification médicale et le recul des niveaux de vie. On a donc là une critique certes fondée, mais insuffisante dans ses explications.

A. Une critique fondée

MÉTHODE Recherche des vérités qui confirment la thèse de l'auteur.

Tout un lot de maximes et de principes a construit dans l'esprit public une représentation de l'hôpital comme universel recours, vingt-quatre heures sur vingt-quatre, pour toutes les souffrances, accidents, troubles et angoisses de troubles. Les nouveaux droits du malade (loi de 2002), l'encouragement médiatique aux conduites de prévention des risques ont à eux seuls largement développé l'idée de l'appel au Samu et du recours aux services des Urgences. Notre population est plus douillette qu'il y a cinquante ans et pour beaucoup, il y a des rages de dents nocturnes qui n'ont pas à attendre un rendez-vous le lendemain chez un dentiste de ville. Les reportages télévisés sur les encombrements aux Urgences sont légion et donnent une illustration concrète du « système inflationniste » déploré dans l'article de Nicolas Bouzou.

B. Une critique insuffisante

MÉTHODE Recherche des vérités qui affaiblissent la démonstration de l'auteur.

Si fondée qu'elle soit, cette critique reste cependant insuffisante. Ce système inflationniste n'a pas pour seule origine des changements de comportement collectif. Il faut en effet se reporter à un système de déflation, tout aussi médiatisé que celui de l'inflation hospitalière : la désertification médicale. L'Ordre des médecins vient sur ce sujet de relayer les pouvoirs publics, envisageant de rompre avec le principe jusqu'alors intouchable de la liberté d'installation des jeunes médecins. Trop de zones en France, tant urbaines que rurales, n'ont comme recours sanitaire que l'hôpital.

Une autre déflation est aussi à prendre en compte, celle du niveau de vie de nombreux foyers précarisés par le chômage, le coût des loyers, la stagnation des petits salaires. L'hôpital est un accès aux soins et aux médicaments largement couvert par la Sécurité sociale et les mutuelles. L'Ordre des médecins a également réfléchi sur ce sujet récemment, proposant un contrôle strict pour limiter les dépassements d'honoraires.

Conclusion

MÉTHODE Synthèse et appréciation.

Dans un temps où les finances publiques ont à veiller aux dépenses excessives, voire inutiles, il paraît utile et juste de pointer tous les abus, même en matière de soins et de santé publique. Mais les bonnes formules sur ces abus, comme celle de Nicolas Bouzou, n'ont pas un champ d'analyse suffisant pour être porteuses de solutions.

CHAPITRE 6

La prévention des risques

CE QU'IL FAUT SAVOIR

La prévention se définit comme la suppression ou l'évitement des risques ; elle inspire des lois, des règlements, des structures, des comportements individuels et des conduites médicales.

La prévention collective

La prévention collective regroupe :

- les actions et programmes du ministère de la Santé et de nombreux autres ministères, comme le ministère de l'Intérieur pour les risques routiers ;
- les contrôles municipaux d'hygiène et de sécurité des espaces publics ;
- les actions de prévention des accidents du travail conduites par la Sécurité sociale.

La prévention collective dispose de l'outil des lois de prévention des risques qui interviennent sur les principaux domaines à risques : santé, travail, nature, route, alimentation, domicile.

Les principaux services de la médecine préventive collective sont :

- la médecine du travail ;
- la médecine scolaire ;
- la protection maternelle et infantile (PMI).

D'autres services de médecine préventive existent, dont certains sont à la charge de l'État (lutte contre les épidémies, l'alcoolisme, la toxicomanie, le sida, les infections nosocomiales), et d'autres à la charge des collectivités locales (les vaccinations, le planning familial, les actions de prévention contre la tuberculose, les maladies vénériennes et le cancer).

La prévention individuelle

La prévention individuelle primaire vise à éviter l'apparition ou l'extension des maladies. La vaccination en est l'exemple type. Il faut y ajouter les actions de la PMI, du Planning familial, de la médecine scolaire et de la médecine du travail, avec en plus des enseignements bien médiatisés pour l'hygiène de vie, une alimentation saine et équilibrée, la mise à distance des risques sexuels, domestiques, toxiques et solaires.

La prévention individuelle secondaire tend à repérer les maladies avant leur développement. Le dépistage en est la pratique par excellence. Il concerne principalement les tumeurs, les infections sexuellement transmissibles, la tuberculose, le sida et les hépatites. Les examens de santé et les bilans bucco-dentaires font également partie de la prévention secondaire.

La prévention individuelle ternaire tend à retarder et à éviter la survenue des complications et récidives d'une maladie chronique (exemples : coronaropathies, asthme, diabète, insuffisance rénale, cancer…) et de permettre à la personne atteinte de se réadapter et de se réinsérer sur le plan professionnel et sur le plan social.

S'ENTRAÎNER

EXERCICE

Stop au bronzage artificiel !

Le *Bulletin épidémiologique hebdomadaire* consacre cette semaine un numéro spécial au « soleil en cabine » qui constitue, selon les travaux des spécialistes cités, « une menace bien réelle, mais évitable, pour la santé ». Dès le titre, le ton est donné. Et dans leur éditorial, les professeurs Jean Civatte et Jacques Bazex, tous deux membres de l'Académie nationale de médecine, regrettent que « toutes les campagnes d'information et de prévention semblent malheureusement vouées à l'échec ».

Et pourtant, les statistiques sont éloquentes : le nombre de cancers de la peau double pratiquement tous les dix ans. Parmi eux figurent les mélanomes, qui restent toujours les tumeurs cutanées les plus graves et les plus inaccessibles aux possibilités thérapeutiques actuelles, contre lesquels luttent les campagnes de dépistage systématique et l'exérèse préventive des lésions à potentiel cancéreux avant qu'elles ne deviennent hautement malignes.

Dangers réels

Ces cancers de la peau ont deux causes principales : l'insouciance des vacanciers qui oublient de porter des vêtements protecteurs et de remettre régulièrement de la crème solaire, et surtout l'inconscience de ceux qui s'exposent aux rayons ultraviolets artificiels de lampes dites « solaires » ou de cabines à bronzer. Et les dernières publicités de maillot de bain, porté par un mannequin « chocolat » (d'origine brésilienne, a précisé l'agence après coup pour répondre aux critiques), n'arrangent rien. Enfin, les autres victimes de cancer de la peau, non citées ici, sont les personnes qui travaillent dehors et ne pensent pas assez à se protéger du soleil.

« L'une des nombreuses raisons de cet échec est que l'information sur les dangers réels n'atteint pas son but et qu'elle n'est pas porteuse d'un message suffisamment dissuasif », écrivent les spécialistes. Car malgré le fait que la presse multiplie depuis des années les articles concernant les dangers du soleil, notamment « en boîte », le message concernant les effets cancérogènes des rayons ultraviolets B (UVB) et ceux des rayons ultraviolets A (UVA) a du mal à passer. Ces derniers sont encore trop souvent considérés comme inoffensifs par la population.

Dépistage

Du côté des spécialistes, en revanche, il ne subsiste plus le moindre doute : les effets cancérogènes des rayons UVA et UVB sont parfaitement admis. Et l'International Agency for Research on Cancer, qui se base sur une analyse de nombreuses études réalisées en 2009, considère que les rayons ultraviolets artificiels, particulièrement ceux qui sont émis en cabine de bronzage, sont classés dans la catégorie la plus élevée parmi les agents cancérogènes. Un travail plus récent, publié en 2010 dans une revue de cancérologie mondialement reconnue, a comparé 1 176 sujets atteints de mélanome cutané et 1 101 patients contrôles. Résultat : la population atteinte de ce cancer cutané se caractérisait par une utilisation plus fréquente, plus intense et plus prolongée d'UV artificiels. Les auteurs signalent enfin la possibilité d'une dépendance au bronzage artificiel.

Toutes ces raisons les poussent à plaider pour une politique d'interdiction progressive des cabines de bronzage comme l'ont décidé le Brésil et l'État de Nouvelle-Galles du Sud en Australie.

Anne Jeanblanc, Le Point.fr, 23 mai 2012.

QUESTION 1

Relevez les idées principales du texte.

QUESTION 2

Expliquez la phrase : « Les auteurs signalent enfin la possibilité d'une dépendance au bronzage artificiel. »

QUESTION 3

Comment peut-on expliquer la faiblesse dissuasive des campagnes contre le danger des UV solaires ou artificiels ?

CORRIGÉ

Exercice

QUESTION 1

Introduction

MÉTHODE

Exploiter le cadre offert par les sous-titres de l'article et les renommer en fonction du contenu médical et scientifique des paragraphes.

Cet article informe de l'écoute que tente de susciter une prévention de l'InVS (Institut national de veille sanitaire) par rapport à un risque très menaçant mais très mal évalué par le grand public : le risque solaire. Le contenu de l'article est un argumentaire à deux entrées en faveur de cette prévention ; on découvre en effet une approche étiologique puis épidémiologique des cancers provoqués par les UV solaires.

A. L'approche étiologique

Après avoir centré son propos sur la pathologie des mélanomes, les cancers de la peau les plus graves, l'article en relève dans un premier temps deux causes : l'insouciance des vacanciers et l'inconscience de la clientèle des lampes à bronzer. Cette première donnée étiologique est ensuite complétée par le conditionnement des figures de mode et par les contraintes des gros travaux en plein air. La dernière cause évoquée développe l'idée d'une prévention qui reste inopérante et sans audience.

B. L'approche épidémiologique

Le second volet de l'article se développe selon les principes d'une enquête descriptive comme en exigent les études épidémiologiques. Les détails qui sont apportés sur les malades atteints de cancers de la peau confirment qu'ils sont majoritairement des adeptes du bronzage en cabine et donc que les UV artificiels qui y sont fournis sont dangereux et sûrement à proscrire, comme de grands pays l'ont déjà fait.

Conclusion

MÉTHODE

Apprécier la qualité de l'information donnée mais aussi les limites de sa portée.

Cet article aborde très méthodiquement la question du bronzage, une mode et une menace. Mais il conforte aussi son lecteur dans une opinion bien simple et inquiétante souvent pointée dans l'article : quoi qu'en disent les sources médicales les plus éclairées et les chiffres les plus alarmants, le soleil ne fait pas peur et le bronzage plaît.

QUESTION 2

Cette phrase indique que selon les auteurs du *Bulletin* dont l'article rapporte les conclusions, il faut, en matière de bronzage, aller au-delà d'un simple phénomène de mode et envisager sur ce sujet des conduites addictives au soleil ou aux cabines de bronzage. C'est ainsi reconnaître les difficultés d'une prévention qui ne peut se contenter des incitations à la raison.

QUESTION 3

Introduction

MÉTHODE Présenter la publicité inopérante de la prévention solaire.

Nul aujourd'hui n'est censé ignorer les dangers du soleil, après les campagnes qui depuis bien des années informent le grand public sur la terrible équation suivante : bronzage = risques graves de mélanomes. Les crèmes solaires ont aussi évolué en tenant compte de cette alerte médicale avec des gradations de protection à deux chiffres et leur fameux « écran total ». Et pourtant, ce grand public reste un grand demandeur de bronzage, fût-il artificiel, gagné en plein hiver sur des lits à lampes UV. Cette faible écoute de la prévention peut toutefois s'expliquer à travers trois des obstacles qu'elle force à dépasser : celui du confort, celui de la mode, celui de l'Éden.

A. L'obstacle du confort

MÉTHODE Mettre en parallèle les consignes de la prévention solaire et la décontraction du farniente.

Les recommandations que déploient les milieux médicaux pour prévenir les effets néfastes du soleil tiennent du plan de campagne mobilisateur et peu confortable : il faut avoir les bonnes lunettes, s'enduire de la bonne crème, renouveler l'opération après chaque bain, disposer d'un chapeau, ne pas s'exposer aux heures de grand ensoleillement. Quant au bronzage artificiel, il est à proscrire. Ces messages semblent donc exclure tous les conforts du farniente : des allers et retours de l'eau au soleil, le corps bien dénudé pour un bronzage le plus possible sans marques et sans application envahissante de crème protectrice.

B. L'obstacle de la mode

MÉTHODE Souligner les contradictions apportées à la prévention solaire par le conformisme « tendance » du bronzage.

Depuis presque un siècle, la mode valorise les bonnes mines d'été que donne le soleil. La presse féminine et le « look » de la réussite de leaders médiatisés qui semblent toujours revenir de vacances ont renforcé cette valorisation et instauré l'obligation d'être bronzé pour qui veut plaire et réussir. Le développement du bronzage artificiel tient à cette pression du « socialement positif ». La prévention des dermatologues se heurte à une image de marque de séduction largement approuvée et mobilisatrice.

C. L'obstacle de l'Éden

MÉTHODE

Insister sur l'inversion imposée par la prévention solaire à la géographie des lieux de vacances les plus prisés.

Mettre en cause le soleil sur un point médical majeur, c'est imposer une conduite contre-nature aux immenses masses d'estivants qui se ruent chaque année vers tous les sites les plus ensoleillés, Éden de la plupart des vacanciers. Le paradis de vacances sans risques solaires ce ne sont pas les plages de la Méditerranée, des Antilles ou de Floride, ce sont les lieux où l'on ne bronze tout au plus qu'en coureur cycliste, loin des plages solariums.

Conclusion

MÉTHODE

Résumer les obstacles analysés dans la notion d'entrave au plaisir.

La prévention solaire importune ; de là sa faible écoute. Elle est une dissuasion contraignante qui impose des ruptures difficiles avec des centres d'intérêt qui restent majeurs.

CHAPITRE 7

La protection de l'environnement

CE QU'IL FAUT SAVOIR

La Charte de l'environnement, promulguée le 28 février 2005 par le Parlement français, stipule dans son article premier que « chacun a le droit de vivre dans un environnement équilibré et respectueux de la santé ». Ce droit crée des impératifs en matière de développement durable, mais aussi en matière de sécurité et de confort pour le cadre de vie au quotidien. La gestion des déchets et les pollutions sont les deux paramètres majeurs des stratégies environnementales.

La gestion des déchets

Les contraintes induites par les déchets sont : la collecte, le transport, le stockage, l'élimination ou le recyclage. Les pays les plus producteurs de déchets sont les pays les plus avancés, les sociétés de consommation les plus riches. On distingue deux grands groupes de déchets : les déchets ménagers et les déchets industriels.

Plusieurs solutions peuvent être utilisées pour traiter les déchets :

- le stockage dans des centres d'enfouissement technique (CET), solution la plus simple mais exigeant beaucoup d'espace ;
- le compostage qui permet une valorisation des déchets organiques ;
- l'incinération qui permet la production d'électricité et de chaleur, mais qui est handicapée par sa mauvaise image polluante ; de plus, chaque incinérateur a un coût de construction non négligeable ;
- le recyclage, favori du grand public, car il permet de réutiliser les déchets sous une nouvelle forme.

Avec 127 usines dispersées sur son territoire, la France rassemble un tiers du parc européen d'incinérateurs.

L'élimination des déchets par incinération freine la réduction des déchets à la source que prônent les mouvements écologistes.

Les pollutions

En matière de pollution on distingue :

- les pollutions locales, par exemple celles qui, dans les villes, sont liées au trafic routier et donc au monoxyde de carbone ;
- les pollutions régionales, celles qui sévissent dans un rayon de 100 à 1 000 kilomètres ; la retombée, à cet échelon, de différents polluants sur les écosystèmes provoque l'acidification des milieux aquatiques et accentue les phénomènes de dépérissement forestier ;
- les pollutions planétaires qui se manifestent sur des temps très longs, comme l'effet de serre, le trou dans la couche d'ozone, le nuage brun d'Asie.

L'accord de Kyoto (10 décembre 1997) fixe les premiers objectifs quantitatifs de réduction d'émission de gaz à effet de serre.

Les principaux moteurs de la pollution sont la production et l'utilisation d'énergie.

S'ENTRAÎNER

Exercice

Rio ferme la plus grande décharge d'Amérique latine

D'habitude, Gramacho est une fourmilière : des centaines de personnes vont et viennent, d'énormes sacs sur le dos ou dans une carriole, dans le sillage des camions charriant 9 000 tonnes d'ordures, tous les jours, en provenance de Rio de Janeiro et de sa banlieue. Tout autour, des cochons gambadent en famille, cohabitant tranquillement avec des chiens perdus. Mais, aujourd'hui, le silence règne. 10 jours avant le sommet de l'ONU sur le développement durable, où sont attendus 105 chefs d'État et 50000 participants du monde entier, Gramacho, la plus grande décharge d'Amérique latine, vient de fermer.

Regardant au loin la montagne d'ordures, presque avec tendresse, Roberta Carlos est incapable de retenir ses larmes. « C'est vraiment fini. Une page de notre vie se tourne », dit-elle avec appréhension. Elle avait 13 ans quand elle a commencé à travailler sur la décharge, à récupérer tout ce qui a de la valeur pour le vendre à des coopératives : fer, carton, plastique, aluminium. « Une nuit sur la décharge me rapporte 80 euros. Je fais tout à la lanterne. La journée, il fait trop chaud », raconte-t-elle.

Dans un pays où le salaire minimum mensuel est de 245 euros, c'est une belle somme. On en oublierait presque les risques du métier : doigts coupés par les bennes d'ordures, blessures de toutes sortes, infections et mycoses. « Le corps s'habitue », assure-t-elle. Roberta avait monté un atelier de transformation, faisant de bouteilles de soda en plastique finement dépecées des balais. « Pour chacun, il me faut 26 bouteilles, mais, quand on a pris le coup, on le finit en 10 minutes », annonce-t-elle en exhibant son œuvre.

Éviter une explosion sociale

Au fil de ses 32 années d'existence, Gramacho a attiré 18 000 personnes dans un bidonville installé dans ses alentours. « Les premiers à se soucier du recyclage dans le Brésil entier, ce sont eux! » insiste Isaias Bezerra, chargé d'organiser leur accompagnement social après la fermeture du site, qui sera cédé, pendant 15 ans, à une compagnie chargée d'en récupérer le gaz.

Ce sont les seuls responsables des 250 tonnes d'ordures recyclées quotidiennement dans la décharge. Même si ce travail s'est fait de manière informelle, la mairie a tenu à prendre en compte leur rôle, mais aussi à éviter une explosion sociale, en offrant à 1 700 d'entre eux une indemnité de départ de 5 600 euros ainsi que des formations pour se convertir dans la construction civile, en manque de main-d'œuvre.

20 ans après avoir accueilli le sommet Planète Terre, qui avait marqué les esprits comme le réveil de la société civile sur les nécessités de conditionner la croissance économique à la préservation de l'environnement et à l'amélioration du niveau de vie social, Rio de Janeiro a fait de la fermeture de Gramacho un symbole. « Nous mettons fin à un crime environnemental », déclare le maire Eduardo Paes.

Il s'agissait surtout d'une urgence. Installée de façon sauvage sur un marécage, haute de 60 mètres et étalée sur 130 hectares, la décharge menaçait de basculer dans la baie de Guanabara, une des plus polluées au monde.

Lamia Oualalou, *Le Figaro*, 3 juin 2012.

QUESTION 1

Relevez les idées principales du texte.

QUESTION 2

Expliquez et commentez la formule du maire de Rio de Janeiro à propos de la fermeture de la décharge de Gramacho : « Nous mettons fin à un crime environnemental. »

CORRIGÉ

Exercice

Question 1

Introduction

MÉTHODE

Interpréter le triple message des faits.

Dans la relation d'un événement majeur pour la vie quotidienne de la capitale du Brésil, trois idées fortes apparaissent qui soulignent un passé révolu, un présent constructif et un futur prometteur.

A. Un passé révolu

Cette immense décharge de Gramacho est évoquée à travers des détails de vie qui la font témoigner d'un passé environnemental et social inacceptable de nos jours pour des pays en pleine progression économique et sur la voie de la modernisation. Les décharges titanesques ne sont plus concevables pour la qualité et la sécurité de l'environnement humain. Elles ne sont également pas acceptables en tant qu'espace de travail pour des chiffonniers-récupérateurs, dont on sait qu'ils représentent les couches sociales les plus déshéritées des grandes cités pourvoyeuses de tonnes de déchets. Le texte insiste justement sur les misères physiques attachées à un tel travail et souligne que l'habitat de ces récupérateurs d'un autre âge n'est qu'un bidonville à proximité de la décharge.

B. Un présent constructif

Cet article, toutefois, force moins son lecteur à s'apitoyer qu'à admirer la capacité des récupérateurs à dépasser la rudesse de leur travail pour se comporter en travailleurs modernes, très inventifs dans le travail de recyclage et experts pour bien évaluer les produits qui comptent aujourd'hui : fer, carton, plastique, aluminium. Présentés comme « les seuls responsables des 250 tonnes d'ordures recyclées quotidiennement », ils apparaissent comme une élite ouvrière, qui tout en versant des larmes sur la décharge condamnée, sera capable de s'élever dans le monde du travail par la formation et des soutiens financiers.

C. Un futur prometteur

Dans ces lignes, on voit apparaître un programme d'avenir bien pensé en termes d'efficacité, d'humanité et de réputation mondiale.

La fermeture de la décharge n'est pas seulement une prévention environnementale ; Gramacho doit être « recyclée » en puits de gaz. La promotion sociale des travailleurs récupérateurs reçoit la garantie d'efforts financiers et de plans de formation aux débouchés certains dans des domaines où pour l'instant la main-d'œuvre manque. Enfin, ce projet se déploie largement, inspiré par le souci pour le Brésil d'être en harmonie avec les ambitions de l'ONU sur le développement durable.

Conclusion

MÉTHODE

Exploiter la portée du témoignage de Roberta Carlos et de celui du maire de Rio, Eduardo Paes.

Les conditions dans lesquelles se fait la fermeture de la plus grande décharge d'Amérique latine nous sont rapportées de façon à nous faire comprendre qu'un grand pays émergent, c'est un pays d'une très grande vitalité, tant au niveau de ses décideurs qu'à celui de ses travailleurs.

QUESTION 2

Introduction

MÉTHODE «Prendre au mot» le maire de Rio, sans édulcorer sa formule.

Associer une très grave atteinte à l'environnement d'une capitale au terme le plus fort des condamnations judiciaires et morales impose un effet de surprise et force à cette réflexion simple : est-ce une exagération, une hyperbole pour effet oratoire ou une avancée dans le respect dû à l'environnement ? L'ensemble de l'article nous invite en fait à entendre cette formule du maire de Rio de Janeiro comme une qualification aggravante des grandes pollutions ; et celle-ci peut développer sa force opératoire sur le plan judiciaire pour une plus efficace protection de l'environnement.

A. Une qualification aggravante des grandes pollutions

MÉTHODE Illustrer la force contestataire et protestataire du mot «crime».

Le terme « crime » fait sortir les grandes pollutions, comme celle de Gramacho, de la sphère du droit pénal, celle de la responsabilité civile, celle des infractions avec sanctions. Cette sphère judiciaire peut fixer de très lourdes pénalités financières, mais les sanctions d'emprisonnement sont faibles. La formule du maire de Rio force ainsi à dépasser le principe mondial du pollueur/payeur. En effet, le mot « crime » s'associe à la sévérité du droit criminel, celui qui prévaut dans les cours d'assises. Sa force protestataire est dans le propos du maire de Rio de Janeiro une revendication de sévérité plus grande envers les pollueurs.

B. Une amplification opératoire pour la protection de l'environnement

MÉTHODE Analyser la réforme judiciaire que porte le mot «crime».

La dénonciation du « crime environnemental » peut inspirer tout un travail législatif, définissant certains cas de pollution non plus comme une infraction à des règlements, mais comme un acte prohibé relevant d'une intention coupable, frauduleuse et délibérée. La loi peut ainsi permettre d'incriminer des pollueurs plus gravement que cela n'a été fait jusqu'alors.

Des livres et des films ont révélé au grand public les liens étroits que l'on pouvait établir entre les milieux du crime mafieux et les grandes atteintes à l'environnement. On sait en particulier que la mafia napolitaine, la Camorra, s'intéresse aux déchets et orchestre en particulier le projet de faire de la Roumanie la plus grande décharge d'Europe, le vide juridique du droit roumain permettant ce trafic.

La notion de « crime environnemental » n'est pas une enflure de style pour un effet d'éloquence. Elle peut devenir une incrimination légale contre le crime organisé, un fauteur notoire en matière de « crime environnemental ».

Conclusion

MÉTHODE Qualification valorisante de la formule étudiée.

La formule que M. Eduardo Paes a prononcée à la clôture de la décharge de Gramacho est un mot de la fin qui peut être très efficace et qui nous confirme le vieil adage : « à quelque chose malheur est bon ».

CHAPITRE 8
Le travail

CE QU'IL FAUT SAVOIR

Droit du travail

La durée légale du temps de travail hebdomadaire est établie à 35 heures. Cette durée a été fixée par la loi Aubry (13 juin 1998)

Les 35 heures s'appliquent à toutes les entreprises ; tous les travailleurs sont donc concernés, quel que soit leur effectif. Mais il ne s'agit ni d'une durée minimale (le travail à temps partiel existe), ni d'une durée maximale (des heures supplémentaires peuvent être accomplies).

Dans certains secteurs (l'hôtellerie, la restauration, le monde audiovisuel), on peut travailler au-delà de 35 heures, avec autorisation de l'inspecteur du travail.

Le sigle RTT (réduction du temps de travail) désigne les journées de repos compensatoires (RC) attribuées grâce à la réduction du temps de travail à 35 heures.

Travail et santé

On distingue la pénibilité physique et la pénibilité psychique.

La pénibilité physique : les conditions de travail affectent l'espérance de vie ; exemples : port de charges lourdes (maçons), travail de nuit, travail dans un environnement pollué ou de température extrême...

La pénibilité psychique : les conditions de travail touchent le psychisme (travail stressant) ; exemples : tâches répétitives (caissières des grandes surfaces), travail dans l'urgence (hôpitaux), travail avec de fortes responsabilités (banques), travail avec un public peu discipliné (enseignement)...

Quatre types de risques de santé sont associés au travail :

- les accidents du travail ;
- les risques de toxicité ;
- les risques invalidants ;
- les risques psychosociaux.

Le médecin du travail conseille le chef d'entreprise dans ses actions en matière de prévention des risques professionnels et notamment en ce qui concerne :

- l'amélioration des conditions de travail ;
- l'adaptation des postes et des techniques à la physiologie humaine ;
- La protection des salariés contre les risques existants dans l'entreprise.

La reconnaissance d'une maladie professionnelle ouvre droit pour la victime à différentes prestations qui indemnisent son incapacité temporaire ou permanente de travail.

S'ENTRAÎNER

Exercice

Ces entreprises qui chouchoutent leurs salariés

Dans le hall, une 2 CV rouge trône sur une moquette bleue. Derrière, un espace cuisine à l'ambiance familiale. Bien loin d'un impersonnel « open space », Google France a joué la carte du bien-être en dévoilant, début décembre, le nouveau cadre de travail de ses 350 salariés. Au total, pas moins de 100 millions d'euros ont été déboursés par le géant de l'Internet pour aménager les 10 000 mètres carrés d'un hôtel particulier de la capitale.

Comme Google, les entreprises qui investissent pour le confort au travail de leurs salariés sont de plus en plus nombreuses. « Depuis le scandale des suicides chez France Télécom et la médiatisation des risques psychosociaux, elles se montrent plus attentives aux conditions de travail », observe Alain Reynaud, directeur du cabinet de conseil en management IDRH. Certaines entreprises rivalisent d'originalité pour offrir à leurs employés un cadre attrayant, et séduire ainsi de *potentielles recrues*.

Une piscine chez Total

Dans le cadre de son projet « Moving forward » (« Allons de l'avant »), la succursale française d'Accenture a par exemple installé des cocons design pour les conciliabules de ses employés, et un « happenspace » où se déroulent spectacles, concerts ou projections. Chez Microsoft France, les salariés bénéficient de salles de sport. Pricewaterhouse Coopers, encore, a installé depuis 2009 un espace appelé non sans humour « PricewaterCool ». Ses consultants s'y relaxent dans des fauteuils de massage ou font la sieste dans des coussins. Total offre même à ses salariés deux piscines, une médiathèque et un laboratoire photo.

Mesures d'affichage ? Pas seulement. Offrir un cadre de travail agréable est un levier de motivation non négligeable et un atout pour l'image de marque d'un employeur. « L'amélioration du cadre de vie de nos salariés est un investissement », justifie Marc Thiollier, patron de la succursale française d'Accenture. Chez Microsoft aussi, la « convivialité » de l'environnement de travail constitue, aux dires des dirigeants de l'entreprise, « une priorité ». « Ces investissements ne sont pas des *gadgets*. Ils permettent à l'employeur de promouvoir des valeurs plébiscitées par le salarié. Cela renforce son implication. Or, c'est là que se joue la performance d'une entreprise », analyse Hervé Baculard, président de Syntec, conseil en management.

« Le salarié n'est pas dupe »

Dans ces grosses entreprises qui peuvent se permettre de tels investissements, ces avantages font aussi partie des attentes du salarié. « C'est clairement une partie intégrante du contrat. Chez Pricewaterhouse Coopers par exemple, *le salarié n'est pas dupe*. Il sait qu'en échange d'une salle de relaxation et d'un service de conciergerie, il devra se montrer très disponible. Mais c'est du gagnant-gagnant si les termes du contrat sont connus dès le départ. L'essentiel est d'être cohérent avec ce que l'on a promis. Sans quoi, on démotive le salarié », constate de son côté Alain Reynaud. Les investissements des entreprises pour le bien-être de leurs salariés ne se limitent pas, par ailleurs, à ces *initiatives iconoclastes*. Crèches d'entreprise, cafétéria, attention portée à la décoration, à l'ergonomie des bureaux... « Il n'y a pas de modèle unique, mais des solutions apportées au cas par cas pour résoudre un problème donné. France Télécom, par exemple, a repeint ses bureaux d'Arcueil de couleurs vives pour les rendre plus chaleureux. Beaucoup d'entreprises, qui n'ont pas les moyens de Google ou de Microsoft ne font certes pas dans le spectaculaire, mais améliorent au quotidien les conditions de travail de leurs salariés. Il ne faut pas l'oublier », souligne Alain Reynaud.

Marie Bartnik, Pierre Manière, *Le Figaro*, 21 décembre 2011.

QUESTION 1

Relevez les idées principales du texte.

QUESTION 2

Précisez le sens des mots en italique dans le texte.

QUESTION 3

Expliquez et commentez : « L'amélioration du cadre de vie de nos salariés est un investissement. »

CORRIGÉ

Exercice

QUESTION 1

Introduction

MÉTHODE — Tirer parti de la synthèse du titre.

Cet article a un titre qui resserre avec humour les idées qu'il va développer dans le verbe familier « chouchouter ». Ce verbe tend en effet à décrire et commenter une relation personnelle. L'article l'utilise pleinement dans ce double objectif, avec un inventaire détaillé de cadres de travail privilégiés et une analyse des divers éléments qui inspirent leur installation.

A. L'inventaire

Le texte nous fait pour ainsi dire visiter les lieux de travail de grandes sociétés internationales qui introduisent dans leur décoration et leurs services des thèmes extérieurs au travail et à ses strictes nécessités. On découvre un « chouchoutage » du lieu de travail, et donc de l'entreprise, sur les thèmes de l'intimité, du divertissement, du sport, de la relaxation, de la convivialité, de l'intendance facile, dans l'énumération des services et des espaces qui en garantissent la réalité et la pratique.

L'article nous laisse ainsi aisément visualiser des lieux de travail en quelque sorte édéniques.

B. L'analyse

Tous ces détails « de rêve » sont présentés sans naïveté. Le « chouchoutage » des entreprises est abordé avec un profond souci de clairvoyance. On a sur ce plan trois types de témoignages :

- les patrons parlent d'investissement pour mieux impliquer les salariés dans l'entreprise ;
- les employés ne sont pas dupes et savent qu'il leur faut « renvoyer l'ascenseur » en se montrant très disponibles ;
- un spécialiste du management note que « depuis le scandale des suicides chez France Télécom et la médiatisation des risques psychosociaux », les entreprises « se montrent plus attentives aux conditions de travail ». Le luxe du lieu de travail sert à résoudre des problèmes.

Conclusion

MÉTHODE — Dégager la force tendancieuse de l'article.

On trouve dans cet article de quoi ne pas tomber dans « le miroir aux alouettes » des espaces de travail hollywoodiens de certaines sociétés. Nouveaux cadres, mais pas nouvelles hiérarchies, ni nouveaux enjeux : *« Business is money. »*

QUESTION 2

- Potentielles recrues : les salariés embauchés aux capacités brillantes, au potentiel prometteur.
- Mesures d'affichage : mesures de publicité.
- Gadgets : détails propres à amuser.
- Le salarié n'est pas dupe : le salarié est conscient des enjeux d'efficacité et non de confort ou de plaisir que conditionne le luxe du lieu de travail.
- Initiatives iconoclastes : initiatives en rupture avec les usages et traditions.

QUESTION 3

Introduction

MÉTHODE Exploiter le sens financier du mot « investissement ».

On peut aborder de différentes façons la qualité de vie apportée aux salariés dans l'entreprise. Mais celle sur laquelle on se penche ici est tout entière définie par le mot « investissement ». Autrement dit, le cadre de vie est ici une ligne de budget qui doit générer des profits. Cette formule nous tient donc éloigné de la ligne des « bons sentiments ». On est là dans le calcul, pas dans la philanthropie.

A. Un calcul favorable à l'image de marque

MÉTHODE Recenser la valeur médiatique des lieux de travail luxueux.

Les espaces de travail comme ceux décrits dans cet article tiennent la vedette dans les grandes enquêtes télévisées ou journalistiques. On fait ainsi rêver le public sur de grandes marques en des termes très positifs, et l'on nourrit les engouements au-delà des produits offerts. Ce type de médiatisation de lieux de travail idylliques vaut mieux qu'une affiche. Elle associe la marque à l'idée de bonheur bien réel, celui de salariés comblés par leur patron. Les produits à vendre se colorent ainsi de la convivialité des espaces mis en scène dans ces enquêtes ou reportages.

B. Un calcul favorable au rendement du travail et à l'esprit « maison »

MÉTHODE Se référer aux anciennes pratiques du paternalisme industriel.

Les grandes sociétés pourvoyeuses de sites professionnels de haute qualité sont dans la ligne du paternalisme industriel de la fin du XIXe siècle. On a vu à cette époque se développer la prise en charge totale des travailleurs, tant sur le plan professionnel que privé. À côté des mines, des aciéries, des usines de pneus, étaient assurés pour les ouvriers logements, crèches, écoles, dispensaires. C'était bien sûr déjà alors un investissement pour le bon rendement, la paix sociale et la stabilité du personnel. On observe aujourd'hui des infrastructures de luxe qui semblent très éloignées des cités minières. Cependant, le principe est le même : rendre l'esprit maison incontournable par les voies du confort et des facilités quotidiennes.

C. Un calcul recruteur

MÉTHODE Mettre en parallèle le besoin d'innovation et la nécessité de recruter de jeunes talents.

L'investissement dans le cadre de travail est aussi un atout pour faciliter le recrutement d'un personnel au bon profil, ouvert, ambitieux et dynamique. Les espaces sportifs et culturels, les conciergeries, les crèches sont propres à intéresser des salariés jeunes, pas encore établis dans un cadre de vie qui les attache, et plutôt attirés de la sorte par un lieu de travail proposant aussi loisirs et échanges. Ce sont les sociétés les plus soumises à l'innovation que l'on cite dans l'article et l'on comprend par là qu'elles soient les premières à investir de façon à faciliter le recrutement des jeunes talents les mieux formés aux savoirs les plus récents. Ces grands groupes ont à séduire en nombre les élites.

Conclusion

MÉTHODE Insister sur l'historicité de la pratique.

La formule de ce responsable exprime clairement le pragmatisme dominant des relations sociales dans les grandes entreprises. Le principe du « club-entreprise » n'est qu'une forme modernisée des cadres que le paternalisme industriel a conçus pour assurer la plus haute rentabilité d'un personnel efficace et fidèle. Mais aujourd'hui, comme il nous est dit, « le salarié n'est pas dupe ».

CHAPITRE 9
Les loisirs

CE QU'IL FAUT SAVOIR

La *Déclaration des droits de l'homme* (1948) reconnaît « le droit au repos et aux loisirs » comme un droit universel. Les activités de loisir sont les activités qu'une personne pratique par plaisir pour satisfaire ses besoins de détente, de divertissement ou de développement, selon ses goûts, ses habiletés ou ses aspirations.
La liberté qui détermine une activité de loisir se mesure en liberté de temps, de choix et d'action. Les principaux critères qui règlent le choix des activités de loisir sont : l'âge, le domicile, le niveau d'éducation et les moyens financiers. On classe en cinq rubriques les modes de loisir les plus courants :

- loisir socioculturel ;
- loisir de plein air ;
- loisir de jeu de table ;
- loisir sportif ;
- loisir touristique.

Deux rubriques plus récentes sont à ajouter : le loisir informatique et le loisir des réseaux.
Les écrans de loisir qui ont une fonction sociale dans la cellule familiale sont :

- la télévision ;
- l'ordinateur ;
- la console de jeu ;
- les Smartphones et tablettes.

Les loisirs collectifs destinés aux jeunes ont pour fonction de les socialiser autour d'apprentissages sportifs, artistiques ou autres.

S'ENTRAÎNER

Exercice

Réseaux sociaux : pour le meilleur et pour le pire
Tous ensemble, nous passons chaque jour sur Facebook plus de 10 milliards de minutes. Une habitude qui n'est pas sans conséquence.
Une récente étude intitulée « Génération solitude ? », publiée par le géant de la rencontre en ligne Badoo (153 millions d'inscrits), nous en dit plus sur les réseaux sociaux et leurs conséquences sur notre quotidien.
Avec près de 22 minutes passées en moyenne chaque jour (soit près de 11 heures par mois), les Français se placent à la cinquième place mondiale pour l'utilisation de ces réseaux, devant les Américains, mais derrière les Anglais. Le champion ? Singapour.

Habitude
Le chiffre reste bien en dessous du temps passé devant la télévision, que chaque Français a regardée pendant 3 heures et 47 minutes en moyenne par jour en 2011 (Médiamétrie). Mais il dénote l'intégration des réseaux sociaux dans le quotidien, faisant mentir ceux qui n'y voyaient qu'une mode éphémère.
Sur ce marché, Facebook est évidemment le leader incontesté dans l'Hexagone, avec aujourd'hui près de 24 millions d'utilisateurs, soit près de 40 % de la population, comme au niveau mondial. Ses 900 millions de membres revendiqués y passent, en cumulé, 10,3 milliards de minutes chaque jour.
Le tweet à tout prix
L'étude nous en apprend également beaucoup sur l'impact, parfois surprenant, de cette utilisation massive des réseaux sociaux. Certes, selon les utilisateurs, les réseaux sociaux facilitent les premiers contacts et le dialogue pour les personnes les plus timides. Ils permettent de retrouver de vieilles connaissances ou de faire de nouvelles rencontres. Mais, revers de la médaille, près d'un quart des personnes interrogées avouent avoir omis de profiter de moments importants, trop occupés qu'ils étaient à tenter de les partager sur Facebook ou Twitter !
Plus impressionnant : 39 % des Américains déclarent passer plus de temps avec leurs amis en ligne qu'en face à face, et 28 % des Britanniques avouent leur mentir. De quoi se demander ce que signifie le terme « ami ». D'autant plus que, soucieux de rassurer les investisseurs et de renforcer un modèle économique encore bien fragile, Facebook teste actuellement les statuts payants, permettant de maximiser sa visibilité auprès de ses fameux « amis ».

Vincent Coquaz, *Le Point*, 18 juin 2012.

QUESTION 1

Relevez les idées principales du texte.

QUESTION 2

Proposez un autre titre pour cet article.

QUESTION 3

Quel est le bon usage des réseaux sociaux ?

CORRIGÉ

Exercice

QUESTION 1

Introduction

MÉTHODE Souligner la force argumentaire des chiffres.

Les statistiques que propose cet article sont parlantes pour éclairer le titre et soutenir l'idée que les réseaux sociaux sont intégrés dans le quotidien, et qu'ils le parasitent plus qu'ils ne l'enrichissent.

A. Un branchement de routine

L'article s'attache à contredire ceux qui ont vu dans l'utilisation des réseaux sociaux « une mode éphémère ». La moyenne de 11 heures par mois, pour les utilisateurs français de ces sites, équivaut à une activité de loisir pratiquée régulièrement. Si elle n'atteint pas, en durée, l'activité télévisuelle, elle a un attrait confirmé par les 22 minutes passées en moyenne chaque jour en communication avec les réseaux. Ce qui est saisissant dans ces données chiffrées concernant la France, c'est que les Français sont plus « accros » que les Américains, eux, les vétérans de l'Internet suréquipés en matériel informatique.

B. Un parasitage du quotidien

Le potentiel de communication et de rencontre qu'offrent les réseaux reçoit dans cet article un éclairage qui le dévalorise. L'auteur s'emploie à relever des témoignages qui soulignent que le souci de communiquer ce qu'on vit parasite le vécu et fait passer à côté de l'essentiel. Un autre parasitage est évoqué, celui des enjeux financiers qui sous-tendent les réseaux et qui inspirent des modes d'exploitation de l'internaute pour lui faire régler la note de ses pseudo-amis de la Toile.

Conclusion

MÉTHODE Exploiter l'image du titre.

Si l'on se reporte au titre, qui connote le mariage, on peut dire, après avoir lu l'article, que l'auteur décrit une union entre les internautes et les réseaux sociaux, marquée par la fidélité et l'aliénation des premiers ; c'est bien le meilleur et le pire.

QUESTION 2

- Réseaux sociaux : ensemble toujours
- Réseaux sociaux : jamais sans eux
- Réseaux sociaux : la perpétuité

QUESTION 3

Introduction

MÉTHODE Proposer une antithèse à l'article.

À la vision d'internautes quelque peu moutonniers s'abandonnant à des échanges routiniers et creux sur réseaux, on peut opposer une pratique élitiste et parfaitement maîtrisée de ces mêmes réseaux. Ceux-ci en effet ont fait et font avancer le monde des sciences, le monde de la politique, le monde des arts, et leur force opératoire peut faire penser aux ambitions de communication des humanistes de la Renaissance. En bien user tient aux sujets mis en ligne, aux sollicitations posées et aux contributions offertes.

A. Les bons sujets

MÉTHODE Analyse de la qualité d'audience.

Les bons sujets pour les réseaux sont ceux qui ouvrent des débats, font avancer la vérité ou mobilisent autour d'une cause à défendre.
Les réseaux permettent, sur des sujets importants, de découvrir une grande variété d'opinions. Les grands débats sur la Toile sont ainsi susceptibles d'aider quelqu'un à prendre position de façon motivée. Ils donnent aussi de la consistance à ce que l'on nomme « l'air du temps » et

permettent d'évaluer les clivages pouvant exister sur les grandes questions du moment. Par exemple, quand est abordée la question du mariage des homosexuels, les réseaux sont une sorte d'outil référendaire qui n'est pas à négliger par les responsables politiques. Ce peut être aussi le cas pour la redistribution des jours fériés annuels.

B. Les bonnes requêtes

MÉTHODE Analyse de la qualité d'assistance.

La confiance qu'inspirent les réseaux aux internautes qui questionnent sur tel ou tel sujet scientifique, politique, moral, est tout à fait fondée. Les élites en effet sont aujourd'hui très présentes sur la Toile, avec des blogs reliés à Facebook, Twitter ou Youtube. Les réseaux apportent une assistance encyclopédique de qualité et peuvent mettre en contact avec les savoirs les plus avancés en telle ou telle matière.

C. Les bonnes contributions

MÉTHODE Analyse de la qualité d'instruction.

Pour les internautes détenteurs de savoirs pointus, les réseaux sont une ouverture pour exercer très vite et très largement leur magistère de façon plus simple et moins solennelle que dans les congrès ou universités. Les réseaux recréent l'intimité des laboratoires ou des cabinets de recherche, facilitant des échanges intellectuels et scientifiques intergénérationnels et internationaux. Les récentes révolutions tunisiennes et égyptiennes ont bénéficié des contributions sur les réseaux de grands politologues et de grands journalistes. On a même alors parlé de « cyber-révolution ».

Conclusion

MÉTHODE Faire un parallèle avec le commerce intellectuel du passé.

Le débat sur les réseaux sociaux est un débat sur la qualité de la conversation comme ont pu s'y attacher les grands siècles de la pensée, de l'art et du savoir, les XVIe, XVIIe et XVIIIe siècles. Les réseaux peuvent pour certains internautes éclairés être de nouveaux grands salons, où les beaux esprits se rencontrent. On peut dire en termes plus modernes que les réseaux peuvent s'apparenter aux *think tanks*.

CHAPITRE 10

La société

CE QU'IL FAUT SAVOIR

Fondements

Le premier article de la Constitution définit les fondements de la société en ces termes :
« La France est une République indivisible, laïque, démocratique et sociale. Elle assure l'égalité devant la loi de tous les citoyens sans distinction d'origine, de race ou de religion. Elle respecte toutes les croyances. Son organisation est décentralisée.
La loi favorise l'égal accès des femmes et des hommes aux mandats électoraux et fonctions électives, ainsi qu'aux responsabilités professionnelles et sociales. »

Organisation

L'organisation sociale de la France est constituée de la population, d'un gouvernement central, des administrations, de structures de décision et d'exécution décentralisées (régionales, locales) ainsi que d'un ensemble de services publics, d'associations et d'organisations non gouvernementales.

Les atouts

Une démographie dynamique : le taux de natalité est soutenu et la pyramide des âges reste assez régulière.
Un allongement de l'espérance de vie.
De bons résultats statistiques pour l'accès au niveau bac des jeunes de 18 ans, malgré la déficience du système éducatif pour 150 000 jeunes qui en sortent sans qualification.

Les mobilités

On constate qu'il y a plus de mobilités négatives que de mobilités positives. Les statistiques de la mobilité sociale mettent en évidence un net ralentissement de ce que l'on appelle familièrement « l'ascenseur social ». Il ne fonctionne plus comme dans le temps des trente Glorieuses (années 1950–1980). Dans le contour des classes moyennes s'insère la crainte de la stagnation, voire du déclassement.
L'essor des très riches creuse le fossé des inégalités de niveaux de vie. Les inégalités de patrimoine sont en croissance plus rapides que les inégalités de niveau de vie.
La mondialisation fait émerger une nouvelle insécurité sociale et fragilise gravement le monde du travail et l'ensemble du champ économique.

Les contestations

La question des inégalités entre hommes et femmes reste d'actualité. La parité des salaires à niveau égal se met difficilement en place et les femmes restent sous-représentées aux postes de responsabilité.
L'immigration et la régularisation des « sans papiers » sont au cœur de vives controverses. La discrimination à l'embauche des jeunes issus de familles immigrées prévaut encore largement.
L'insuffisance des logements sociaux génère des situations douloureuses dans des logements insalubres et met en évidence les blocages de la loi SRU pour imposer 20 % d'habitat social aux communes de plus de 3 500 habitants.
L'insécurité est un leitmotiv du mécontentement social, toutes classes confondues.

S'ENTRAÎNER

Exercice

Une stratégie pour éviter le déclassement

Lefigaro.fr : Qu'appelle-t-on les classes moyennes ?
Éric Maurin[1] : Il y a plusieurs définitions en concurrence, mais celle que l'on privilégie, c'est celle qui permet de mesurer la mobilité des personnes et s'appuie sur la profession. La population française est composée pour moitié d'une classe populaire, un socle fixe d'employés et d'ouvriers. À l'autre extrémité, on trouve les cadres supérieurs, du public et du privé, des intellectuels, et aussi les ultrariches. Cet ensemble représente 20 % de la population et a tendance à croître. Au milieu se trouvent les classes moyennes, composées de techniciens, d'agents de maîtrise, de commerciaux dans les établissements bancaires, de non-salariés... mais attention, il ne faut pas entendre le terme « classe moyenne » comme la description d'une situation moyenne. Cela correspond aux premières étapes d'une trajectoire d'élévation sociale. C'est une classe tremplin. D'ailleurs, 45 % des personnes qui composent la classe moyenne viennent de la classe populaire.
Est-ce qu'on peut les définir en fonction d'une fourchette de salaires ?
Lorsqu'on demande à quelqu'un de quel milieu il vient, il ne vous répond pas que son père gagnait 3 500 euros par mois. En revanche, il va parler de la profession qu'il exerçait. C'est normal que la limite ne soit pas définie en termes de salaire car elle n'est pas significative. Il faut savoir par ailleurs que chaque année, 30 à 40 % des personnes changent de quintiles de salaire [NDLR : statistiquement, les salariés français sont répartis en cinq quintiles, cinq tranches de salaire de la plus faible à la plus élevée], ce qui rend difficile une classification sur cette base.
Quelles sont les caractéristiques des classes moyennes ?
En termes de diplôme, de patrimoine, d'épargne, le niveau des classes moyennes est bien plus élevé que pour les salariés modestes. La majorité de cette tranche de population (+ de 50 %) est diplômée du supérieur. Leur patrimoine est d'environ 100 000 euros et leur niveau de salaire est d'environ 40 % supérieur à celui des ouvriers de la classe populaire. Il est aussi inférieur de 40 % à celui des catégories supérieures. Mais il s'agit de ressources récemment acquises, donc plus fragiles et menacées. Oui, ils ont un diplôme du supérieur, mais c'est un bac + 2.

C'est important, car ce diplôme les protège du chômage, mais c'est aussi moins protecteur qu'un bac + 5 ou qu'un diplôme de grande école qui donne la possibilité de changer d'entreprise quand la situation se dégrade. Ce sont aussi les classes moyennes qui dépendent le plus de la formation continue. D'une manière générale, c'est une catégorie sociale inquiète, car elle est protégée mais pas suffisamment pour ne pas craindre l'échec.

Peut-on parler d'appauvrissement des classes moyennes ?

D'après nos études, il n'y a pas eu de régression pour ce qui est des diplômes et des salaires. Les écarts entre la classe moyenne et les autres classes n'ont pas évolué depuis trente ans. Dans le public, le niveau des salaires est toujours 40 % plus élevé que pour la classe populaire et 40 % inférieur à ceux de la classe supérieure. Dans le privé, cela fluctue un peu plus, en fonction de la conjoncture. Mais la tendance reste la même, et en termes de chômage, les classes moyennes sont à peine plus exposées que les cadres supérieurs. Il n'y a donc aucun signe d'appauvrissement. Nous avons même constaté que cette tranche de population s'en tire de mieux en mieux. Sur le terrain de l'immobilier notamment. Alors qu'avec l'explosion des prix, notre hypothèse de travail était que nous allions constater un appauvrissement, c'est le contraire qui s'est produit ! La qualité de la résidence occupée reste la même. Les populations ont migré pour maintenir leur niveau de qualité. Le taux d'accession à la propriété qui a stagné pour les ouvriers ou les employés, a augmenté pour les classes moyennes. Idem en ce qui concerne le niveau d'études. Depuis trente ans, les réformes dans le domaine de l'éducation visent à les démocratiser. L'objectif n'est pas la sécurisation des classes moyennes mais le rattrapage, le raccrochage des classes populaires avec aujourd'hui un taux de réussite au bac bien supérieur. Or dans le même temps, les classes moyennes ont fait un effort pour aller un cran plus loin dans les études supérieures pour conserver leur écart. C'est le résultat d'une stratégie d'évitement du déclassement.

Comment expliquez-vous alors le sentiment d'appauvrissement souvent évoqué ?

Cette résistance, cette volonté de rester en contact avec l'élite se fait au prix de beaucoup d'efforts et d'anxiété. Au bout du compte, les classes moyennes ont réussi à maintenir l'écart, mais cela n'est pas tombé tout seul, d'où cette peur d'appauvrissement, ce sentiment de devoir faire plus pour avoir la même chose, cette insécurité vis-à-vis de ce qui est acquis. Il ne faut pas oublier que 45 % des effectifs de la classe moyenne sont de nouveaux venus.

Anne-Hélène Pommier, Lefigaro. fr, 29 février 2012.

1 Éric Maurin, sociologue, est l'auteur, avec Dominique Goux, d'un ouvrage intitulé : *Les Nouvelles Classes moyennes*.

QUESTION 1

Relevez les idées principales du texte.

QUESTION 2

Comment se définit à travers cet entretien une stratégie d'évitement du déclassement ?

CORRIGÉ

Exercice

QUESTION 1

Introduction

MÉTHODE Préciser l'objectif central de l'entretien.

Le sociologue interviewé ici s'attache à travers les questions posées à présenter les principaux traits sociologiques de la classe moyenne en France.
Premier trait : la classe moyenne doit se définir comme une « classe tremplin », une classe en voie d'élévation sociale.
Deuxième trait : sur le plan du salaire, du patrimoine et du niveau d'études, la classe moyenne se démarque de façon significative des classes les plus modestes. Elle est ainsi relativement bien protégée et ne laisse voir aucun signe d'appauvrissement majeur.
Troisième trait : les craintes qu'éprouve cette classe de se voir appauvrie et déclassée n'expriment que l'anxiété de débutants qui se comparent à une élite de gagnants.

Conclusion

MÉTHODE Souligner le contraste entre l'approche du réel et l'approche des subjectivités.

Cet entretien donne un éclairage social rassurant sur les atouts de la classe moyenne, mais laisse bien apparaître que le paramètre moral est important en sociologie et peut faire l'antithèse du statut réel d'une classe sociale.

QUESTION 2

Introduction

MÉTHODE Reprendre les deux éléments qui creusent l'écart avec les classes sociales les plus fragiles.

Cet entretien nous invite à ne pas confondre déclassement et peur du déclassement ; il nous apporte aussi tout un contenu sur les efforts des classes moyennes pour maintenir leur niveau de vie et leur statut social. Deux pôles majeurs y apparaissent pour l'évitement du déclassement : le niveau d'études et le patrimoine.

A. Le niveau d'études

MÉTHODE Partir de l'entretien et compléter son argumentation.

Éric Maurin insiste sur l'effort des classes moyennes pour se maintenir à un niveau d'études supérieures qui marque l'écart avec les classes populaires. On retrouve là en fait l'hommage au diplôme, passeport pour la bonne qualification professionnelle et sociale. Et c'est en effet le bon niveau d'études qui facilite l'embauche, le diplôme constituant le seul signal pour les entreprises du potentiel des individus. Tout le parcours professionnel dans ses hauts et ses bas en bénéficie et en est tributaire : il permet de faciles et valorisantes reconversions tant pour des promotions que pour l'évitement du chômage, en cas de licenciement.

B. Le patrimoine

MÉTHODE Partir de l'entretien et approfondir la notion de taux d'accession à la propriété en progression.

Pour répondre par la négative à la question d'un éventuel appauvrissement des classes moyennes, Éric Maurin met en avant la capacité de ces classes à rester de bons clients de l'immobilier, et de progresser dans l'accès à la propriété. Il y a là en fait l'expression d'une préoccupation patrimoniale qui est aussi une façon d'éviter le déclassement. Posséder son logement éloigne en effet des régressions sociales imposées aux personnes locataires qui perdent leurs revenus. Le logement ou la maison que l'on possède constituent un signe extérieur de respectabilité, voire de richesse. Les banquiers avantagent plus la clientèle des propriétaires que celle des locataires. Le patrimoine immobilier tient à distance le déclassement.

Conclusion

MÉTHODE Souligner le double sens de cette stratégie d'évitement.

Cet entretien aborde la question du déclassement en en faisant pour les classes moyennes un sujet d'anxiété mal fondé. Dans cette démonstration sont éclairées deux pratiques sociales qui traduisent autant cette anxiété que des aspirations à l'embourgeoisement : l'instruction et la propriété. On pourrait donc résumer la stratégie d'évitement du déclassement proposée dans cet entretien à ce slogan : « évitement du déclassement par l'embourgeoisement ».

CHAPITRE 11

La banlieue et l'exclusion

CE QU'IL FAUT SAVOIR

Définitions

On distingue banlieues résidentielles et banlieues populaires ; le vocabulaire utilisé pour évoquer ces deux types de banlieues n'est pas le même.
La banlieue populaire, cadre de l'exclusion, est désignée à travers les mots « quartiers ou zones sensibles », « quartiers en difficulté », « grands ensembles » ou encore par le numéro du département épelé par unité, comme en région parisienne « le neuf, trois » (la Seine-Saint-Denis, 93).

Problèmes

Depuis trente ans la banlieue populaire pose de façon aiguë la double question sociale de la **pauvreté** et du **chômage**, avec en plus la question de l'**insécurité** et de l'ordre public mis à mal.
Les efforts déployés en matière d'éducation avec des zones d'éducation prioritaire (ZEP) n'ont pas stoppé la progression du nombre de jeunes déscolarisés. **L'échec scolaire** reste dans ces banlieues un handicap majeur.
Les encadrements associatifs et culturels sont de plus en plus ethniques et religieux sur le modèle multiculturel anglo-saxon. Ce n'est plus « la banlieue rouge » gérée et organisée autour du PC (parti communiste).
L'exclusion subie par les banlieues sensibles présente plusieurs aspects :

- relégation scolaire ;
- discrimination à l'embauche ;
- difficultés d'intégration ;
- racisme ;
- essor de la violence ;
- progression des trafics et de « l'économie souterraine » ...

S'ENTRAÎNER

Exercice

Retrouvons la question sociale occultée
Comment comprendre la métamorphose des « banlieues rouges » en « quartiers sensibles » ?
La construction des grands ensembles avait durci la coupure entre ouvriers spécialisés et manœuvres immigrés, l'accession au logement neuf des premiers symbolisant l'ascension collective. Au cours du septennat de Valéry Giscard d'Estaing, la nouvelle politique du logement

a facilité l'accès à la propriété des familles populaires : d'où la sortie massive des HLM de la classe ouvrière « établie » et des couches moyennes, et le déclassement des grands ensembles, qui ont alors cessé d'incarner la réussite ouvrière.
Clientèle de substitution, les familles immigrées accèdent aux grands ensembles : ainsi se creuse la division entre ouvriers pavillonnaires et ouvriers de cité. À partir de la seconde moitié des années 1970, la dégradation de la condition ouvrière frappe les ouvriers les moins qualifiés et, parmi eux, les ouvriers immigrés les plus récents. Pour les autres ménages ouvriers (les établis), rester en HLM est la conséquence de l'impossibilité d'accéder à la propriété, l'objectivation spatiale de leur précarisation salariale et/ou de l'échec conjugal et de leur égalité de condition avec les nouveaux venus.
Coincés dans le quartier, ils sont souvent les porte-parole de la cause sécuritaire et de la chasse aux jeunes. Si, à l'inverse, l'accès aux grands ensembles a pu apparaître comme une promotion sociale pour les familles immigrées issues des cités de transit, la crainte de voir leurs fils prendre la mauvaise pente les fragilise. Conscientes d'être mises toutes dans le même sac, elles sont également prises au piège du quartier.
Ces cités dont on parle sont perçues à travers des problèmes sociaux récurrents : problèmes d'insécurité (liés à l'essor des incivilités, du « bizness », des violences urbaines, des émeutes, etc.) et problèmes d'intégration [...] Ainsi, la question sociale, dont l'existence même des « quartiers sensibles » est la conséquence, s'est-elle métamorphosée en « problème de l'immigration » [...]. Quant à la controverse récurrente entre modèle français (républicain) et modèle anglo-saxon (multiculturel) qu'est venu réactiver le rapport de l'institut Montaigne (*Banlieue de la République*), elle ancre son bien-fondé dans la reviviscence de l'islam dans les quartiers en difficulté.
Aux formes traditionnelles d'organisation populaire des « banlieues rouges » se sont, en effet, substituées de nouvelles formes d'encadrement associatif et/ou religieux : des grands frères aux imams. Importée des ghettos noirs des États-Unis, la culture hip-hop s'est imposée auprès des jeunes des cités pour au moins trois raisons : d'une part, parce qu'elle fait appel à des propriétés langagières et corporelles censées leur appartenir en propre ; d'autre part, parce que les rappeurs se sont faits, avec plus ou moins de succès, les porte-parole des jeunes des cités ; enfin, et peut-être surtout, parce que habilitée par la culture dominante, la culture hip-hop apparaît sinon comme une possibilité d'accès à la richesse et à la gloire médiatique, du moins comme un outil de réhabilitation symbolique [...].
C'est dire que l'importation du modèle multiculturel anglo-saxon n'est pas sans écho. Métamorphosant la question sociale en question raciale, elle conduit à substituer à une vision du monde social divisé en classes celle d'une mosaïque de communautés ethnicisées et, ce faisant, à renforcer les divisions au sein des classes populaires.

Gérard Mauger, sociologue, directeur de recherche émérite au CNRS, *Le Monde*, 13 octobre 2011.

QUESTION 1

Résumez ce texte en 150 mots (+ ou – 10 %).

QUESTION 2

Pourquoi le hip-hop peut-il être « un outil de réhabilitation symbolique » ?

CORRIGÉ

Exercice

QUESTION 1

Si la « ceinture rouge » est devenue zone sensible, c'est en raison de l'exode des ouvriers spécialisés et classes moyennes, embourgeoisés via l'accession à la propriété. De là des HLM déclassées pour abriter une population immigrée ou des ouvriers trop fragiles et précarisés pour devenir propriétaires.

Ces derniers constituent les bataillons de protestataires contre l'insécurité et les jeunes, alors que les immigrés, d'abord valorisés dans l'abandon des cités de transit, se sentent, eux, piégés par la délinquance ambiante.

Les problèmes récurrents d'insécurité et d'intégration ont introduit une lecture de la question sociale qui pointe l'immigration. De là aussi la réactivation du débat sur intégration ou multiculturalisme à l'anglo-saxonne. On a en effet observé et le développement associatif religieux et la mode du hip-hop, des pratiques propres à rappeler la référence anglo-saxonne mais aussi à renforcer la ghettoïsation de ces communautés des cités sensibles dans un sens ethnique et religieux.

QUESTION 2

Introduction

MÉTHODE Mettre en rapport le succès populaire avec les idées de culture et d'intégration.

Depuis son apparition dans les années 1970, le hip-hop s'est peu à peu imposé, d'abord comme une culture de rue, puis comme une nouvelle culture à la recherche d'un art total. Cette montée en notoriété et en « respectabilité » permet de considérer que le hip-hop a un potentiel de réhabilitation symbolique pour les jeunes qui s'y investissent à partir des banlieues cataloguées « difficiles ». Le hip-hop les associe à une image publique de triple performance fondée sur chorégraphie, musique et texte. C'est une voie d'intégration.

A. La réhabilitation par la chorégraphie

MÉTHODE Présentation d'une prouesse physique et d'un vaste champ de références culturelles.

Le hip-hop s'associe étroitement à la culture de la danse. « Breakdance », « smurf » sont des pratiques chorégraphiques qui mélangent des figures acrobatiques sans cesse enrichies par des improvisations très originales et très inventives. La danse hip-hop rassemble dans ses techniques et ses chorégraphies des styles et des influences artistiques, sportives, spirituelles, issus de cultures très variées et anciennes d'Afrique, d'Asie, d'Amérique. C'est là un éclectisme suffisamment maîtrisé pour universaliser une culture urbaine qui donne accès au plus grand nombre.

B. La réhabilitation par la musique

MÉTHODE Analyse d'une imitation devenue modèle.

L'usage du terme « musique » demeure très controversé selon certains mélomanes lorsqu'il s'agit de définir le hip-hop. La raison est que contrairement aux autres genres musicaux (musique classique, blues, rock, jazz, etc.), le mouvement hip-hop n'utilise a priori aucun véritable instrument tel que la batterie, la guitare, la flûte, le violon, etc. Il est une simple appropriation de musiques appartenant au registre de la musique noire américaine.

Il est le lointain héritier des complaintes sur les conditions de vie des Afro-Américains (work songs, negro spirituals), de la tradition de l'improvisation apparue avec le ragtime puis le jazz, et des dialogues musicaux présents dans le blues. Il faut aussi rattacher la musique du hip-hop aux versions instrumentales des standards du reggae, jouées à l'occasion de fêtes organisées en Jamaïque, et arrivées dans les ghettos new-yorkais à la faveur de la forte immigration en provenance de cette île.

On peut apprécier le potentiel de réhabilitation du hip-hop musical dans le fait même qu'il est devenu objet d'appropriation, lui aussi, pour la plupart des courants musicaux en vogue, la pop music et les variétés, qui se sont inspirés de ses caractéristiques rythmiques et thématiques.

C. La réhabilitation par le texte

MÉTHODE
Recenser les principaux espaces de légitimation du rap.

À la danse et la musique, le hip-hop associe « la langue hargneuse et poétique des banlieues », le rap. L'inventivité et la force protestataire des textes des rappeurs en font accéder un certain nombre à la lignée des élites contestataires, élites refusant les modèles dominants et légitimant mobilisation et politisation pour faire reconnaître la diversité du monde des banlieues et des quartiers populaires. On trouve dans leurs rangs des manipulateurs du langage qui, en déconstruisant le discours traditionnel, poétisent par les brutalités langagières l'idée de fracture sociale que met en scène le quotidien des quartiers sensibles.

C'est cette créativité du rap qui le fait de plus en plus reconnaître comme un capital culturel à préserver et à développer. Il a ses émissions, ses magazines, ses producteurs, ses sites. Les rappeurs célèbres n'ont plus à habiter dans les banlieues et accèdent au statut d'artiste.

Conclusion

MÉTHODE
Associer l'idée de réhabilitation à celle d'un mode d'intégration originale.

La force symbolique de la chorégraphie, de la musique et des textes du hip-hop a un potentiel aujourd'hui largement confirmé pour servir de promotion à des jeunes sachant y inscrire leurs talents et leur « niaque ». Le hip-hop peut ainsi s'apprécier comme un mode d'intégration paradoxal qui se construit dans un jeu de ruptures avec les académismes et les conformismes mais pas avec l'art. C'est de « l'underground starisé ».

CHAPITRE 12
La solidarité

CE QU'IL FAUT SAVOIR

Principes

La solidarité a été inscrite par l'ONU dans la *Déclaration du millénaire* et instituée valeur fondamentale et universelle pour les relations entre les peuples au XXIe siècle. Le 20 décembre est la journée internationale de la solidarité humaine.
L'objectif est à long terme l'élimination de la pauvreté absolue ; à moyen terme, l'élimination des causes profondes de la pauvreté, la satisfaction des besoins fondamentaux de tous, en particulier les femmes et autres groupes vulnérables, et la fourniture aux pauvres d'un accès aux ressources productives – notamment au crédit, à l'enseignement et à la formation.
La valeur « solidarité internationale » définit des objectifs que les grands pays du monde occidental se sont efforcés d'atteindre pour leur population dans la seconde moitié du XXe siècle, grâce aux avancées des politiques sociales et à l'efficacité des associations à visée humanitaire et sociale.

Position de la France

En France, les politiques allocataires et d'insertion se sont adaptées à la progression et à l'évolution des différents facteurs de pauvreté et de précarité : chômage, familles séparées, familles monoparentales, immigration...
Le revenu de solidarité active (RSA) est une allocation qui a visé à la fois à remplacer des minima sociaux existants (comme le RMI et l'API) et à se substituer à des dispositifs d'intéressement de retour à l'emploi jugés insuffisants.
On peut dresser ici une liste non exhaustive des luttes qui mobilisent l'action publique et/ou l'action associative au nom de la valeur solidarité : la lutte contre les discriminations, la lutte pour le droit au logement, la lutte contre l'échec scolaire, la lutte contre les violences conjugales, la lutte pour l'emploi des jeunes des cités, la lutte pour la régularisation des sans-papiers, la lutte contre l'isolement des personnes âgées...
La solidarité reste un objectif phare et valorisant des programmes politiques et des projets de développement à l'intérieur des régions et des grandes villes.

S'ENTRAÎNER

Exercice

Social business : les entreprises au service de la pauvreté

Avec le social business, les grands groupes repoussent les frontières de l'économie et du social : oui au business, mais sans l'objectif de profit financier.
Le fabricant de verres optiques Essilor est une pièce maîtresse d'Optique solidaire, qui lance ce mois-ci une offre de lunettes à prix coûtant destinée aux 140 000 personnes de plus de 60 ans bénéficiant de l'aide à l'acquisition d'une complémentaire santé.

Présidée par Martin Hirsch, coprésident de l'Action Tank Entreprise et pauvreté (HEC), l'association rassemble des ophtalmologistes, des opticiens, des complémentaires santé, ou encore Sodexo.

« Sur les 8 millions de personnes au-dessous du seuil de pauvreté en France, environ 15 % renonceraient aux soins, dont 4,1 % à l'optique », rappelle Nicolas de Lambert, directeur général d'Essilor France. « Avec Optique solidaire, notre but n'est pas de générer du profit. Pour autant, admet le dirigeant, le social business ouvre des voies nouvelles qui viennent compléter les actions caritatives classiques menées dans le monde par les équipes. »

Si, en France, l'industriel est un « petit nouveau » sur le marché des plus défavorisés, il est en revanche « un vieux routard » sur les marchés émergents, en Inde, notamment.

En partenariat avec le groupement d'hôpitaux Aravind et Sankara Nethralaya, le groupe coorganise – non sans mal – une activité ambulante d'optique-lunetterie dans les zones rurales. Des fourgonnettes transportent verres, montures et équipements ophtalmologiques. Autre exemple en Chine, où des sessions d'information et de dépistage ont été organisées avec des hôpitaux.

Atteindre le « bas de la pyramide »

De fait, à l'international, à l'instar de quelques pionniers comme Veolia, Danone, Schneider Electric ou Lafarge, Essilor explore les frontières du social business pour aborder les marchés du « bas de la pyramide », c'est-à-dire les 4 milliards de personnes vivant avec quelques dollars par jour.

Partir des besoins des personnes défavorisées

Pour ces géants, de plus en plus présents dans les pays émergents, aborder ces populations entraîne le développement de nouvelles formes d'innovation, dites « inversées », car elles partent des besoins des personnes défavorisées et non d'une politique de marketing mondialisée imposant un seul et unique produit.

Aborder ces marchés ne peut pas se réaliser en solo, mais implique souvent de bâtir de nouveaux types d'alliances avec des ONG, des entrepreneurs sociaux ou encore les pouvoirs publics. Enfin, ces stratégies de social business sont, « même si ce n'est pas l'objectif premier, une manière de développer la motivation et l'engagement des collaborateurs en interne », relève Nicolas de Lambert.

Isabelle Hennebelle, *L'Express*, 1er juin 2012.

QUESTION 1

Relevez les idées principales du texte.

QUESTION 2

Proposez un autre titre au texte.

QUESTION 3

À quelle définition du social business nous invite cet article ? Quelle autre définition peut en être donnée ?

CORRIGÉ

QUESTION 1

Introduction

MÉTHODE Exploiter la contradiction entre « social » et « business ».

Cet article s'attache à décrire une pratique de développement commercial que mettent en place de grands groupes mondiaux pour leur réputation humanitaire mais aussi leur expansion. Ces lignes, avec une double analyse, celle des moyens et celle du développement, éclairent une démarche qui à première vue semble avancer dans la contradiction et s'efforcer de concilier ce qui semble peu conciliable : l'expansion capitaliste et le social.

A. Analyse des moyens

Le social business mobilise des intervenants et fonde de « nouveaux types d'alliances avec des ONG, des entrepreneurs sociaux ou encore les pouvoirs publics » qui lui permettent de disposer de lieux d'intervention, de personnel qui ne sont pas à sa charge et réduisent ainsi les coûts de sa prestation. Ainsi l'action humanitaire est amplifiée mais bien contrôlée budgétairement.

B. Analyse du développement

Le social business vise deux types de développement : celui de ses produits et celui de l'implication de son personnel.

Le développement des produits tient à la nouvelle clientèle visée : celle du « bas de la pyramide » sociale pour laquelle il faut inventer et fabriquer non pas avec l'arrière-pensée de lui créer de nouvelles envies, mais avec le souci de répondre aux vrais besoins qu'elle ne peut satisfaire, faute d'argent. Il y a là un champ de production pour 4 milliards de consommateurs très pauvres. Mais c'est aussi la voie ouverte à la production de produits low cost pour lesquels le monde entier peut être intéressé.

L'implication du personnel est considérée par les initiateurs du social business comme devant être stimulée en interne par la coloration morale de l'objectif.

Ainsi, c'est un système qui permet de produire plus et de travailler mieux.

Conclusion

MÉTHODE Approfondir la rentabilité du processus décrit.

Cet article fait ressortir la capacité des grandes sociétés à bien associer leur expansion à leur image de marque sur le plan des valeurs dominantes de solidarité. Mais leurs concepts de production humanitaire ne prennent pas le risque de troubler leurs actionnaires.

QUESTION 2

- Social-business : la pauvreté pour l'essor des entreprises
- La bonne aide rentable
- Du bon usage de la solidarité pour l'essor économique

QUESTION 3

Introduction

MÉTHODE Présenter deux interprétations sémantiques de « social business ».

On peut faire deux lectures du double mot « social business » : le lire comme un oxymore associant des contraires, le social et les affaires, ou le lire comme un mot explicatif, précisant un objectif entrepreneurial à dominante philanthropique. La première lecture laisse imaginer une stratégie économique ; la seconde fait référence aux principes de l'économie sociale et solidaire, qu'a couronnée le prix Nobel de la paix 2006, attribué à Muhammad Yunus, pionnier du microcrédit.

A. Une nouvelle stratégie économique de développement

MÉTHODE Réflexion sur la part d'héritage et d'innovation, voire d'inversion, dans la pratique du social business.

Telle qu'elle est analysée dans l'article d'Isabelle Hennebelle, la pratique du social business se rapproche de l'effort entrepreneurial des productions low cost : réduction des coûts des services ou des productions pour augmenter les marges par l'élargissement de la distribution. Vendre moins cher pour vendre plus est un vieux principe marchand ; mais il est aujourd'hui de plus en plus affiné par une réflexion approfondie sur les zones grises de son efficience, à savoir le marché des plus pauvres, le « bas de la pyramide », c'est-à-dire 4 milliards de personnes à l'échelle mondiale. Pour réduire cette zone qui échappe encore beaucoup à la société de consommation capitaliste, on met en place, comme l'article nous le précise, des interactions réductrices de coût et génératrices d'inventivité et d'adaptation au marché des plus pauvres. On a là une stratégie économique qui inverse le principe de conditionnement du consommateur inscrit dans la vieille logique commerciale occidentale.

B. Un mouvement alternatif

MÉTHODE Décrire objectifs, méthodes et avenir de l'entreprenariat social.

Mais le social business, cela peut être aussi une alternative au système actuel, la recherche d'un modèle économique avec pour principes premiers les valeurs de justice, d'éthique et de solidarité. L'objectif est d'obtenir un mieux-être social. Muhammad Yunus, fondateur de l'institution de microfinance Grameen Bank, a forgé l'expression « social business » pour désigner la performance économique au service de l'intérêt général. Il s'agit de développer une entreprise au fonctionnement classique, dont la finalité est aussi de résoudre une problématique sociale ou sociétale. Il ne s'agit pas d'être en opposition avec le capitalisme, mais de construire une entreprise différente, non pas dans sa forme, mais dans ses buts...

Contrairement aux associations, fondations ou autres organismes à but non lucratif, qui dépendent de financements extérieurs, un social business est une entité autosuffisante financièrement. Elle consacre ses bénéfices à la diminution des coûts et à la production d'avantages sociaux, et elle ne rémunère pas ses actionnaires ; elle se contente juste de les rembourser à hauteur de leur investissement.

Le mouvement des entrepreneurs sociaux prend de l'ampleur à travers le monde. Les grandes écoles de commerce et de management l'ont bien compris en inscrivant le social business dans leurs cursus. De nombreuses personnes se rassemblent ainsi autour de démarches innovantes afin de produire, consommer et décider autrement. C'est un important vecteur de changement dans le monde économique.

Conclusion

MÉTHODE Hiérarchiser dans un jugement de valeur les pratiques décrites.

En matière de social business il y a les purs et les opportunistes. Les purs sont les entrepreneurs tournés vers des avancées de progrès social et/ou écologique. Les opportunistes sont ceux qui déclinent low cost et hard discount pour le progrès des marges et la satisfaction des actionnaires.

CHAPITRE 13

L'école

CE QU'IL FAUT SAVOIR

Principes

On observe trois principes fondateurs de l'école : l'obligation, la gratuité et la laïcité.
L'éducation et la formation sont des droits reconnus par la constitution et la loi.
Depuis 1959, la scolarité est obligatoire jusqu'à 16 ans.

Organisation

Le système éducatif français est une organisation nationale constituée de l'enseignement public et de l'enseignement privé sous contrat, l'un et l'autre structurés en quatre niveaux : école maternelle, école élémentaire, collège, lycée.

- **L'école maternelle** accueille les enfants avant la scolarité obligatoire qui débute à 6 ans. Il s'agit d'une originalité du système français. Elle est le plus souvent organisée en petite, moyenne et grande section, en fonction de l'âge des enfants. Les locaux des écoles appartiennent aux communes qui ont la charge de leur entretien.
- **L'école élémentaire** accueille les enfants de 6 à 11 ans et est obligatoire. Elle est mixte et gratuite si elle est publique. Elle comporte cinq niveaux : le CP, le CE1, le CE2, le CM1 et le CM2. Les locaux des écoles appartiennent aux communes qui ont la charge de leur entretien.
- **Le collège** est l'établissement de niveau secondaire qui accueille tous les élèves à l'issue de l'école élémentaire. Ils y suivent quatre années de scolarité obligatoire : de la sixième à la troisième. Les collèges publics sont des établissements publics locaux d'enseignement (EPLE). Ils définissent et mettent en œuvre un projet d'établissement qui leur permet de prendre des initiatives et d'être autonomes. La gestion de leurs bâtiments relève des départements en application des lois de décentralisation.
- À l'issue du collège, les élèves peuvent poursuivre leur scolarité dans un **lycée d'enseignement général et technologique** ou dans un **lycée professionnel**. La scolarité y a lieu en trois ans : la seconde, la première et la terminale. Le diplôme qui clôt et valide ce cursus est le baccalauréat d'enseignement général ou le baccalauréat technologique ou le baccalauréat professionnel. Chaque lycée élabore un projet d'établissement qui lui permet d'avoir une politique particulière en fonction de son public scolaire. Les lycées publics ont un statut d'établissements publics locaux d'enseignement (EPLE). Leur construction et leur entretien relèvent des collectivités territoriales de par les lois de décentralisation, qui ont rattaché les lycées à la Région.
- **Scolarisation en établissement médico-social** : dans tous les cas où la situation de l'enfant ou de l'adolescent l'exige, c'est l'orientation vers un établissement médico-social qui constitue la solution permettant de lui offrir une prise en charge scolaire, éducative et thérapeutique adaptée.

- Conformément à l'article L111-4 du code de l'éducation, « les parents d'élèves sont membres de la communauté éducative. Les parents d'élèves participent par leurs représentants aux conseils d'école, aux conseils d'administration des établissements scolaires et aux conseils de classe ».
- La lutte contre l'échec scolaire, massif dans les quartiers sensibles, a généré depuis 1981 la création de zones et d'établissements d'éducation destinés au soutien des élèves en matière de niveau et/ou d'environnement : ZEP et REP (zones et réseaux d'éducation prioritaire), internats d'excellence, programme Éclair (Écoles, collèges, lycées pour l'ambition, l'innovation et la réussite).

Missions

Le budget du ministère chargé de l'Éducation nationale constitue le premier poste du budget de l'État.
Les missions ont évolué dans un sens toujours élargi : instruction, éducation, formation, citoyenneté, santé.
L'éducation à la santé est intégrée dans les programmes : éducation nutritionnelle, éducation à la sexualité, prévention des conduites addictives.
Le suivi de santé des élèves est assuré tout au long de la scolarité. Des bilans de santé sont organisés au sein des établissements.

Ce qui fait débat

Le système éducatif français suscite de grands débats récurrents sur un certain nombre de problèmes : les rythmes scolaires, l'absentéisme, les violences, les discriminations, le soutien scolaire, l'orientation des élèves...

S'ENTRAÎNER

Exercice

France ! Ton école fout le camp

62 % des professeurs des écoles débutants estiment que la réussite des élèves est un objectif qui ne peut pas être atteint. Ce malaise éclaire un constat social accablant : un quart des élèves ont des acquis fragiles en fin de CM2 ; un enfant sur cinq redouble au moins une fois avant d'entrer en sixième ; chaque année, on détecte 35 000 jeunes illettrés. On le martèle suffisamment depuis ces derniers mois : d'après le ministère de l'Éducation nationale, 230000 jeunes ont quitté le système scolaire sans qualification entre juin et octobre 2011. Et puis ces autres chiffres, qui certainement expliquent en partie cela : 2 millions d'enfants vivent sous le seuil de pauvreté et 600000 sont mal logés.
Non ! L'ascenseur social ne fonctionne pas à l'école et celle-ci ne parvient pas à réduire les inégalités. Oui ! On paie cher le résultat d'une gestion dramatique de la question scolaire. Il faut sortir de l'idéologie. Les méthodes ne sont pas de gauche ou de droite. Instituteurs et professeurs devraient jouer un rôle fondamental dans le processus de formation des futurs citoyens. Encore faut-il que l'on développe une politique nationale de l'enfance incluant des

mesures qui permettent de contrecarrer les effets de la pauvreté et particulièrement dans le système scolaire. Il faut d'abord éradiquer les déterminismes sociaux pour construire la réussite de tous. Elle est là, l'application de la *Convention internationale des droits de l'enfant* qui stipule que l'enfant a « droit à l'éducation, sur la base de l'égalité des chances », et que cette éducation doit notamment « favoriser l'épanouissement de la personnalité de l'enfant et le développement de ses dons et de ses aptitudes mentales et physiques, dans toute la mesure de leurs potentialités ».

Que l'on y prenne bien garde : faute de faire le nécessaire dans ce domaine, nous courons quatre risques majeurs. Un risque social en développant une société à deux vitesses : les nantis et les « laissés-pour-compte » ; un risque politique en donnant des arguments aux extrémismes les plus farouches ; un risque économique en laissant de côté des jeunes qui, sous-diplômés, seront ensuite sous-employés et qui ne compteront jamais parmi les acteurs de la croissance ; un risque moral en désolidarisant les générations et en rompant ce pacte moral qui s'était noué il y a un peu plus d'un siècle entre la nation et ses éducateurs.

L'intérêt supérieur de l'enfant doit guider ceux qui ont la responsabilité de son éducation et de son orientation. Il est trop facile d'accuser les enseignants, les parents, de les désigner comme boucs émissaires, ce qui permet à notre société de se dédouaner à peu de frais. Nous assistons à un amalgame des critiques, à une déstructuration des analyses. Tout débat devient impossible. Parents dépassés, enseignants surpassés, enfants déclassés, nous sommes les témoins d'un constat d'échec.

À qui incombe la responsabilité de l'éducation dans notre pays ? Mais la réponse est évidente : à nous tous, décideurs, citoyens, responsables par nos choix de l'avenir de notre humanité. Des solutions existent pour lutter contre le décrochage scolaire, pour soutenir les familles dans leur mission éducative et pour accompagner les jeunes vers une insertion sociale et professionnelle. Il fut un temps où les jeunes portaient la fierté de leurs aînés. Aujourd'hui, la défiance semble avoir pris le pas sur la confiance nécessaire à libérer les énergies. Notre pays ferait un choix néfaste et cynique en se détournant insensiblement de sa jeunesse d'une façon générale et des jeunes en difficultés et leurs familles en particulier. Un jeune sur deux sans diplôme de l'enseignement secondaire est au chômage. Quelle vision d'avenir possible dans notre société pour ceux qui ne rentrent pas dans le modèle dit « classique » ou encore de tri sélectif ?

L'heure n'est plus à la compassion ni à l'incantation. L'urgence est à l'action et à la mobilisation de tous dans une dynamique commune et consensuelle [...]

Jacques Hintzy, président de l'Unicef, Pierre-Yves Madignier, président d'ATD-Quart Monde et François Content, directeur général d'Apprentis d'Auteuil, LeMonde.fr, 24 avril 2012.

QUESTION 1

Relevez les idées principales du texte.

QUESTION 2

Expliquez l'expression : « Non ! L'ascenseur social ne fonctionne pas à l'école. »

QUESTION 3

Quels types de mesures peuvent contrecarrer les effets de la pauvreté « dans le système scolaire » ?

CORRIGÉ

QUESTION 1

Introduction

MÉTHODE

Bien distinguer le contraste des tons : sévérité devant le présent et élan vers l'avenir.

Pour mettre en alerte sur certains bilans de l'Éducation nationale, cet article s'oriente dans trois directions : il recense, pour commencer, diverses sources d'alerte, puis il définit les quatre risques qui s'y inscrivent et enfin il lance un appel à la mobilisation pour la réforme.

A. Triste bilan

Trois sources sont utilisées pour conforter l'idée d'un triste bilan à dresser sur les échecs de l'Éducation nationale : le témoignage d'une large majorité de professeurs des écoles débutants, les statistiques du ministère et d'autres évaluations alarmantes. À partir de là est posé l'étroit lien entre problèmes sociaux et problèmes de l'école. Le mauvais bilan de l'école tient à un inquiétant bilan social.

B. Les risques

Selon les auteurs de l'article, quatre risques sont inscrits dans ce bilan : un risque social, un risque politique, un risque économique et un risque moral.

C. L'incontournable urgence

Il apparaît donc urgent de mobiliser les efforts de tous ceux qui ont des moyens d'action, au-delà des responsables scolaires, pour protéger les jeunes et les familles et leur faciliter une insertion sociale et professionnelle propre à leur garantir une vision d'avenir.

Conclusion

MÉTHODE

Insister sur la manière dont un constat rebattu trouve sa force.

On retrouve dans ces lignes bien des sujets que les médias abordent assez régulièrement. Mais l'originalité tient ici au large appel lancé pour redresser le mauvais cap pris par le système éducatif. La responsabilité du monde enseignant n'est pas seule engagée. Toutes les lumières et forces de la société ont à se sentir impliquées pour une école qui donne toutes ses chances à la jeunesse.

QUESTION 2

On a dans ce constat une protestation et un regret.
La protestation tient à la réalité scolaire présente qui demeure très éloignée du grand principe d'égalité des chances. On sait en effet que par le jeu de la carte scolaire, de l'absence de mixité sociale dans les écoles, de la nomination des professeurs débutants dans les ZEP, les enfants des milieux défavorisés ont pour la plupart des scolarités difficiles leur offrant peu de débouchés. Ils évoluent dans un contexte où l'école est loin d'être un sanctuaire et où la réputation ne se gagne pas avec de bonnes notes à ses devoirs et leçons.
Mais il y a aussi dans ce constat une allusion nostalgique à l'école, la vieille école de Jules Ferry où les maîtres, les « hussards de la République », parvenaient à détecter, développer des excellences chez les enfants les plus humbles, grâce à un contexte social qui sanctuarisait l'école mais aussi les premiers de la classe, dignement récompensés dans les distributions de prix de fin d'année. C'était un temps où l'ascenseur social était mis en marche par la réussite scolaire et assurait la promotion de la plupart des familles les plus humbles en trois générations. On observait encore le bon fonctionnement de l'ascenseur social et scolaire dans des pourcentages significatifs d'en-

fants d'ouvriers accédant aux grandes écoles ou à de hauts niveaux universitaires, ce qui n'est plus le cas aujourd'hui. Les filières d'élite se ferment aux plus modestes. Par exemple, dans une promotion récente de l'ENA (promotion Robert Badinter, 2009–2011), pour 82 élèves on ne retrouve que 4 parents ouvriers et 9 employés... contre 39 enseignants, 23 cadres ou 14 médecins/dentistes. On entend beaucoup parler aujourd'hui d'un ascenseur social qui descend et ce jeu de mots est souvent associé à la faillite de l'école en matière d'égalité des chances.

QUESTION 3

Introduction

MÉTHODE Se référer à des propositions et à des projets innovants et bien médiatisés.

Bien des missions et enquêtes officielles s'interrogent sur le faible rôle de notre système éducatif, de l'école primaire jusqu'à l'enseignement supérieur, pour sortir de situations initiales de pauvreté, voire sur une certaine faillite de l'école pour s'adresser à des publics pauvres.
Pour sécuriser les parcours scolaires, on investit de plus en plus sur le développement de l'enseignement préscolaire et sur une sorte de réhabilitation de l'excellence scolaire.

A. Abaissement de l'âge de l'instruction obligatoire

MÉTHODE Se référer aux apports de la maternelle.

Le projet d'une scolarité obligatoire à 3 ans a été proposé et défendu comme un moyen de réduire les inégalités sociales pesant sur la réussite scolaire des élèves. L'école maternelle joue un rôle clef dans la facilitation des apprentissages et a des effets positifs sur le développement cognitif et langagier. La maternelle constitue donc un instrument de sécurisation des parcours scolaires. Plusieurs études reposant sur le suivi de cohortes d'élèves en apportent une confirmation empirique. Une scolarité maternelle longue a des effets protecteurs à long terme sur la suite du cursus, réduisant en particulier significativement les redoublements à l'école élémentaire. Une scolarité à partir de 3 ans peut aider à compenser la familiarité qu'ont les enfants de milieux favorisés avec des usages diversifiés et intensifs du langage. Trois années obligatoires d'école maternelle pourraient contribuer à la lutte contre l'échec scolaire et à la réduction des inégalités.

B. Réhabilitation de l'excellence scolaire

MÉTHODE Se référer aux mesures de discrimination positive que l'on connaît.

À la différence d'autres pays, le niveau scolaire en France est un facteur essentiel justifiant la position sociale ou le salaire. Or, 50 % des jeunes Français sortis de l'école à 17 ans sans diplôme vivent dans 20 % des ménages les plus pauvres. Il faut donc refonder des voies de réussite scolaire tenant compte de la pesanteur actuelle des déterminismes sociaux dans l'échec des élèves pauvres. La politique de l'éducation prioritaire est une réponse aux difficultés sociales et scolaires concentrées dans certains établissements. Elle développe les internats d'excellence, le programme Éclair et les cordées de la réussite.
L'internat d'excellence s'adresse à des collégiens, lycéens et étudiants motivés, ne bénéficiant pas d'un environnement favorable pour réussir leurs études. Il s'agit de mettre à disposition des élèves qui en ont le plus besoin un établissement innovant dans son fonctionnement et son offre pédagogique et éducative. Cette mesure pour la promotion de l'égalité des chances, mise en place en 2008, est inscrite depuis 2009 parmi les priorités nationales financées par l'emprunt national.
Le programme Éclair est la mise en œuvre simultanée d'innovations dans les champs des ressources humaines, de la pédagogie et de l'action éducative dans les écoles, collèges ou lycées où se concentrent les difficultés sociales et scolaires.

Les cordées de la réussite sont un partenariat entre des établissements de l'enseignement supérieur et des lycées situés dans des quartiers prioritaires. Elles doivent faciliter l'accès aux classes préparatoires des grandes écoles.

Conclusion

MÉTHODE

Insister sur l'importance des partenariats pour corriger les effets des inégalités sociales dans le système éducatif.

La correction des inégalités sociales dans le système scolaire a un coût tel qu'elle est en fait tributaire moins des projets élaborés que de leurs financements. De nombreux partenariats sont à mettre en œuvre à côté des services de l'État.

CHAPITRE 14

Les enfants et les jeunes

CE QU'IL FAUT SAVOIR

Enfance et jeunesse sont aujourd'hui au cœur d'importants choix collectifs, politiques et juridiques.

Les seuils d'âge et la loi

Le cursus scolaire pose pour cette distinction quelques repères : les enfants sont à l'école élémentaire, les jeunes au collège et au lycée.
La minorité qui s'achève à 18 ans n'est pas un repère de fin de jeunesse. Quand on parle des jeunes, on prend en compte soit la tranche des 12/18 ans, soit celle des 19/29 ans.
L'article 122-8 du code pénal pose le principe de l'irresponsabilité pénale absolue du mineur de moins de 13 ans.
Les jeunes âgés de 13 à 18 ans sont présumés irresponsables, mais peuvent toutefois faire l'objet d'une condamnation pénale « lorsque les circonstances et la personnalité du délinquant » le justifient. La spécificité du placement en centre éducatif fermé tient à la nécessité d'articuler en permanence la situation du mineur, l'action éducative et le cadre judiciaire de celle-ci.
Les mesures applicables aux mineurs sont contenues dans l'ordonnance n° 45-174 du 2 février 1945 relative à l'enfance délinquante, remaniée le 10 août 2011.

Les droits de l'enfant

Le Défenseur des droits est chargé de défendre et de promouvoir l'intérêt supérieur et les droits de l'enfant. Il est assisté dans cette mission par la Défenseure des enfants. Les droits de l'enfant sont consacrés par la loi et tout particulièrement la Convention internationale des droits de l'enfant (CIDE). Adoptée à l'unanimité par l'Assemblée générale des Nations Unies en 1989, cette convention de 54 articles reconnaît des droits fondamentaux à tous les enfants du monde. La France l'a ratifiée en août 1990.
En 1995, le Parlement français décide de faire du 20 novembre la « Journée nationale de défense et de promotion des droits de l'enfant ».

L'autorité parentale

L'autorité parentale est un ensemble de droits et de devoirs ayant pour finalité l'intérêt de l'enfant. Elle appartient aux parents jusqu'à la majorité ou l'émancipation de l'enfant pour le protéger en matière de sécurité, de santé et de moralité, pour assurer son éducation et permettre son développement, dans le respect dû à sa personne. Les parents doivent associer l'enfant aux décisions qui le concernent, selon son âge et son degré de maturité (loi sur l'autorité parentale, 4 mars 2002).

L'autorité parentale prend fin soit à la majorité de l'enfant, soit par émancipation de l'enfant ou mariage de l'enfant, soit par retrait total ou partiel des droits ordonné par le tribunal.

Risques et prises de risques

La notion d'enfant en danger recouvre une multitude de situations intra et extra-familiales. La loi prévoit que les enfants dont la santé, la sécurité ou la moralité sont en danger ou dont les conditions d'éducation sont gravement compromises soient protégés par le juge des enfants, alerté par la voie du signalement, la voie de fait ou le dépôt de plainte de l'enfant lui-même. Un enfant victime est parfaitement en droit, sans demander l'accord de personne, de porter plainte pour une agression subie. Il peut, pour cela, utiliser le service « Allô enfance maltraitée », en téléphonant au 0800 05 41 41 ou au 119. Il peut aussi s'adresser directement à la gendarmerie ou à la police, aller voir des éducateurs de SEAT (services éducatifs auprès des tribunaux), rencontrer directement le substitut chargé des affaires des mineurs (au tribunal).
La prise de risques chez les jeunes se fait à divers degrés : déscolarisation, petite délinquance, choix de vie marginale, toxicomanie, rapports sexuels non protégés, imprudences routières.
En France, le suicide est la deuxième cause de mortalité des jeunes, après les accidents de la route.

S'ENTRAÎNER

Exercice

Interview : Fabienne Quiriau, d'Unicef France, estime qu'il vaut mieux prendre en compte les besoins de l'enfant

Fabienne Quiriau est présidente de la commission Enfance en France d'Unicef France, et par ailleurs directrice générale de la Convention nationale des associations de protection de l'enfant (Cnape).

Êtes-vous surprise par la position globalement mauvaise de la France en matière de lutte contre la pauvreté infantile ?

En réalité, je ne suis pas si étonnée que cela. Depuis plusieurs années, nos observations, à l'Unicef, montrent que la situation des enfants se détériore. Il y a une dizaine d'années, un enfant sur six en France souffrait des effets de la pauvreté ; aujourd'hui, c'est un enfant sur cinq. Une des grandes difficultés tient au manque de données qui permettent d'avoir un suivi régulier. Il y a certes des études ponctuelles, tel le rapport de Martin Hirsch, en 2006, selon lequel 1 million d'enfants en France vivaient en grande pauvreté, un chiffre qui avait beaucoup frappé les esprits. Ou encore celui du Cese [Conseil économique social et environnemental, ndlr] de 2011 sur les inégalités à l'école. Mais ce genre de travaux reste trop rare.

Curieusement, la France est un des pays qui investissent le plus d'argent public, mais avec des résultats assez médiocres. Pourquoi ?

C'est vrai qu'il s'agit de notre principal paradoxe. La France contribue beaucoup à aider les parents à travers les allégements d'impôts, les prestations familiales, les aides pour les gardes ou l'allocation de rentrée scolaire. Cette aide est supérieure à celle attribuée dans beaucoup d'autres pays, mais en dépit d'une politique apparemment volontariste, les résultats sont insuffisants. Par exemple, des efforts sont déployés pour créer des places en crèche, de nouvelles crèches sont ouvertes, mais pas suffisamment, et elles ne sont pas toujours adaptées aux besoins des familles les plus modestes.

Mais doit-on alors incriminer l'efficacité de l'État ?

À la lecture du bilan Innocenti [du nom du centre de recherche de l'Unicef qui a écrit le rapport, ndlr], il faut plutôt analyser la façon dont sont affectées les aides, et se demander si elles sont davantage destinées aux plus démunis. Mais le débat est très sensible, on l'a vu avec la question des prestations familiales, qui sont réparties de façon égalitaire par rapport aux différents niveaux de revenus. De la même façon, les mécanismes de déduction fiscale bénéficient-ils vraiment aux plus pauvres ? Le Royaume-Uni, l'Irlande, l'Allemagne orientent les aides vers les enfants les plus démunis.

Au-delà de ces questions de transferts, il y a l'état d'esprit. Les pays du nord de l'Europe prennent surtout en considération les besoins réels de l'enfant, tandis que notre politique se traduit surtout par l'octroi de prestations aux ménages. Et nous vivons sur l'idée qu'en donnant beaucoup on fera plus, alors que les pays qui luttent le mieux contre cette pauvreté infantile ont une approche plus directe et plus concrète des besoins de l'enfant. Cela se voit par exemple à travers l'école : alors que nous avons un rapport essentiellement pénalisant, nourri de réussite ou d'échec, ces pays en font un lieu plus global et plus intégrateur pour l'enfant, s'appuyant sur ses aptitudes et non sur ses difficultés. En France, trop de parents en grande souffrance sociale, traumatisés eux-mêmes pendant leur enfance ou par leur situation actuelle, redoutent l'école et évitent les enseignants.

Quels leviers pour améliorer cette situation ?

D'abord une politique nationale en direction de l'enfance, déterminée à combattre la pauvreté. [...] Et puis il y a l'action sociale territoriale. Mais la difficulté tient alors à l'obligation de faire face prioritairement aux situations de danger et d'urgence à travers l'aide sociale à l'enfance. Un autre levier pourrait consister en la création, un peu sur le modèle de la loi de 2005 sur le handicap et du droit au logement opposable, d'un droit à la compensation pour réduire l'écart entre ce que l'enfant a et ce dont il a objectivement besoin pour grandir. Ce serait une manière de redéfinir notre politique de l'enfance, et de la fonder plus sur les besoins que sur une aide financière.

Fabrice Tassel, *Libération*, 29 mai 2012.

QUESTION 1

Relevez les idées principales du texte.

QUESTION 2

Comment peut-on définir et envisager un droit à la compensation réducteur de la pauvreté des enfants ?

CORRIGÉ

Exercice

QUESTION 1

Introduction

MÉTHODE Bien centrer l'analyse sur le paradoxe français.

Le mauvais classement de la France pour la pauvreté des enfants est associé avec insistance dans cette interview à une action publique axée sur l'octroi de prestations aux ménages qui manque son but. On a là l'exposé d'un paradoxe français, de sa pesanteur et des propositions pour le dépasser.

A. Les données du paradoxe

Un enfant sur cinq, aujourd'hui en France, souffre de la pauvreté, soit 10 % des enfants français. La France est un des pays qui investit le plus dans l'aide aux familles.

B. La pesanteur du paradoxe

Alors que les dépenses publiques en faveur des familles augmentent, la pauvreté des enfants se développe. L'action publique ne cible pas les bons terrains d'investissement et pratique un égalitarisme allocataire qui réduit la part des plus pauvres.

C. Les moyens de dépasser ce paradoxe

Suivre l'exemple des grands pays européens qui en dépensant moins ont moins d'enfants pauvres que la France. À leur exemple, développer une approche plus directe et plus concrète des besoins de l'enfant avec moins de pression à l'école.
Instaurer « un droit à la compensation pour réduire l'écart entre ce que l'enfant a et ce dont il a objectivement besoin pour grandir ».

Conclusion

MÉTHODE Associer force critique et force idéologique présentes dans l'interview.

Cette interview pose le problème du bon ciblage des dépenses publiques dans la lutte contre la pauvreté et met en avant la nécessité d'une politique de l'enfant plus humaniste que budgétaire.

QUESTION 2

Introduction

MÉTHODE Préciser la notion de droit à compensation.

Le droit à compensation est un nouveau droit qui a été introduit dans la loi du 11 février 2005 pour l'égalité des droits et des chances des personnes handicapées. Dans l'hypothèse où ce principe juridique serait appliqué à la réduction de la pauvreté infantile, il imposerait aux pouvoirs publics des aides structurelles, pédagogiques et médicales renforcées.

A. Les aides structurelles

MÉTHODE Réflexion sur l'accessibilité aux loisirs.

Les enfants pauvres sont soit très seuls, soit trop entourés. Il convient donc de développer dans les quartiers populaires des structures d'accueil bien organisées pour offrir, après l'école et pendant les vacances scolaires, des espaces de loisirs et des espaces de détente bien encadrés et bien adaptés à l'envie de jouer avec des camarades ou de rester tranquille avec un livre ou un jeu solitaire. Ces structures ont à se concevoir sur le modèle des bibliothèques municipales, des clubs sportifs, des « écoles ouvertes ». Les enfants pauvres ont droit à des loisirs intelligents, divertissants et variés, comme en disposent les enfants des milieux aisés. Centres aérés et colonies de vacances ont été les premières applications du droit à compensation.

B. Les aides pédagogiques

MÉTHODE Réflexion sur la facilitation du travail scolaire.

Le dispositif du soutien scolaire ne doit pas rester cantonné dans les espaces scolaires. Il faut appliquer le principe du droit à compensation dans la multiplication d'antennes d'encadrement des élèves de milieu pauvre. Cela existe déjà dans de nombreuses cités, à l'initiative des municipalités. Il est en effet important que devoirs et leçons puissent être contrôlés par des adultes dans un cadre où la concentration est facilitée.

C. Les aides médicales

MÉTHODE

Réflexion sur l'accès aux soins.

Les modes d'alimentation des enfants pauvres précarisent leur santé. Il est nécessaire de compenser cette situation en facilitant un suivi médical qui permette de prévenir les risques d'une alimentation peu équilibrée porteuse de carences et souvent d'obésité. Les familles des enfants pauvres sont à encadrer et à soutenir pour les former à une bonne vigilance pour la santé de leurs enfants. Il faut leur éviter d'avoir pour seul recours les Urgences et mettre à leur disposition des consultations médicales de proximité avec pédiatres, dentistes et ophtalmologistes. Ces spécialités peuvent être introduites de façon régulière dans les contrôles médicaux scolaires ou s'inscrire dans les soins offerts par des dispensaires de quartier.

Conclusion

MÉTHODE

Reprendre l'idée du renforcement des aides.

La France fait déjà beaucoup pour prendre en charge la pauvreté des familles et donc celle des enfants. Un droit à compensation pour la pauvreté infantile n'est pas à envisager comme un plus en matière d'allocations, mais comme un plus en matière d'éducation récréative, scolaire et sanitaire.

CHAPITRE 15

La femme

CE QU'IL FAUT SAVOIR

La loi

Depuis 1944, tout un travail législatif s'est employé à instaurer une émancipation de la femme, lui construisant un statut citoyen et professionnel plus libre et plus égalitaire.

- Ordonnance du 21 avril 1944 : «Les femmes sont électrices et éligibles dans les mêmes conditions que les hommes. »
- Loi Veil (1975) : l'interruption volontaire de grossesse (IVG) est autorisée.
- Plusieurs lois (1980) ont permis un renforcement de la répression du viol et des agressions sexuelles. Le viol est un crime pouvant entraîner une peine allant jusqu'à 15 ans d'emprisonnement. L'agression sexuelle est considérée comme un délit pouvant entraîner une peine allant jusqu'à 5 ans d'emprisonnement et à une amende de 75 000 euros. Par la loi du 4 avril 2006, le viol au sein du couple est reconnu punissable.
- 8 juillet 1999 : la Constitution est révisée pour y introduire le principe de la parité. L'article 3 précise que la loi « favorise l'égal accès des hommes et des femmes aux mandats électoraux et aux fonctions électives », et son article 4 précise que « les partis et groupements politiques contribuent à la mise en œuvre de ce principe ».
- Loi du 23 mars 2006 relative à l'égalité salariale entre les femmes et les hommes.

Son application

La revendication féministe reste forte car la loi n'a pas été suffisamment opérante en matière de parité et de suppression de la violence.

Le mouvement « Ni putes, ni soumises », créé en 2003, s'emploie à servir de relais médiatique et juridique pour toutes les femmes en lutte pour leur liberté, leur sécurité ou leur dignité.

Les discriminations sexistes sont prises en charge par le Défenseur des droits, gestionnaire de la Halde (Haute Autorité de lutte conte les discriminations et pour l'égalité) depuis le 1er mai 2011.

Quelques données comparatives

Les jeunes femmes ont un niveau de formation plus élevé que les hommes : en 2010, on a relevé 37 % des garçons et 48 % des filles diplômés de l'enseignement supérieur.

Depuis les années 1970, la participation des femmes au marché du travail ne cesse d'augmenter. Cependant, des inégalités face à l'emploi subsistent : chômage plus élevé que pour les hommes, temps partiel plus fréquent et moindre accès aux postes d'encadrement et de direction. Les salaires des femmes sont inférieurs de 19,7 % à ceux des hommes.

Concilier emploi et famille reste une affaire de femmes, les tâches domestiques et familiales étant inégalement partagées.

La présence des femmes sur la scène politique progresse rapidement. Néanmoins, leur accès aux mandats électifs reste limité. Ce sont les scrutins locaux et européens qui donnent le plus de place aux élues.
Avec une espérance de vie plus longue que les hommes, les femmes vivent plus souvent seules aux âges avancés.

S'ENTRAÎNER

Exercice

Les lents progrès de la parité

À la maison comme au travail, la parité reste un vaste chantier. Six minutes : c'est le temps supplémentaire que les hommes consacrent aux tâches ménagères depuis 1986, selon la dernière étude de l'Insee, dévoilée à l'occasion de la Journée de la femme. Selon cette enquête, qui fait le point sur l'évolution de la parité en France depuis vingt-cinq ans, l'écart entre les temps consacrés aux tâches domestiques par les hommes et les femmes s'est réduit de 40 %, mais il s'élève encore à une heure quarante-huit aujourd'hui.
Les hommes n'ont pas énormément changé. Ils n'en font pas tellement plus. Ce sont les femmes qui en font moins », commente Michel Duée, de la division « conditions de vie » de l'Insee. Aujourd'hui, ces dernières passent en moyenne quatre heures par jour à s'occuper des enfants, à faire le ménage, la cuisine ou les courses. Soit une heure de moins qu'en 1986. Une réduction qui s'explique à la fois par la montée de l'emploi féminin et par la multiplication des appareils électroménagers. Les hommes, eux, consacrent deux heures treize à leur foyer, dont un peu moins d'une demi-heure à leurs enfants. « Le désir de s'investir dans les tâches domestiques et parentales reste faible chez les hommes », souligne Brigitte Grésy.
Les nouveaux pères, les «papas poules», seraient-ils moins nombreux qu'on ne l'imaginait? « Ce n'est pas tout à fait un mythe, précise Michel Duée. Dans les familles avec au moins un enfant de moins de 3 ans, les pères consacrent une demi-heure de plus par jour à leur enfant qu'en 1999. » Quant aux tâches jugées les plus ingrates – repassage en tête –, elles sont en général délaissées par la gent masculine : 66 % des femmes contre 14 % des hommes manient le fer à repasser.

Toujours 25% d'écart de salaire

Au-delà des petites guéguerres de couple, ces différences persistantes dans la sphère intime creusent-elles les inégalités dans le monde de l'emploi? « Tant qu'il n'y aura pas un partage plus égalitaire des tâches, l'égalité professionnelle ne pourra pas progresser », martèle Brigitte Grésy, inspectrice de l'Igas et auteur de plusieurs rapports sur l'égalité homme-femme.
Activité, emploi et salaires : la parité progresse malgré tout à petits pas. Les femmes sont de plus en plus présentes sur le marché du travail, avec un taux d'activité qui passe de 59 % en 1990 à 66 % en 2010, rappelle l'Insee. Actuellement, elles représentent 39 % des cadres, contre 30 % il y a vingt ans. « Elles sont aussi plus présentes au sein des emplois non qualifiés et plus souvent soumises au temps partiel (31 %, contre 7 % pour les hommes), fréquemment contre leur gré », indique Valérie Albouy, de l'Insee. Du côté des salaires, l'écart entre femmes et hommes est encore de 20 %. Il était de 29 % en 1991. « Pour le réduire, la société doit véritablement prendre la mesure du travail des femmes et offrir les services nécessaires pour la prise en charge des

enfants, préconise Brigitte Grésy. Sans véritable effort sur les modes de garde, les avancées ne se feront pas. Nous sommes encore dans la culture de la “femme-providence” qui doit tout gérer. C'est le vrai frein à la parité. » L'arrivée d'une génération de filles de plus en plus diplômées pourrait aussi changer la donne dans les années à venir. « Les filles creusent l'écart à l'école, note Valérie Albouy : 48 % de femmes de 25 à 29 ans sont diplômées du supérieur en 2010, contre 22 % en 1991 (et contre 37 % et 20 % respectivement pour les hommes). »

Agnès Leclair, *Le Figaro*, le 8 mars 2012.

QUESTION 1

Relevez les idées principales du texte.

QUESTION 2

Donnez un autre titre à l'article.

QUESTION 3

Expliquez et commentez : « Nous sommes encore dans la culture de la “femme-providence” qui doit tout gérer. C'est le vrai frein à la parité. »

CORRIGÉ

Exercice

QUESTION 1

Introduction

MÉTHODE Souligner le décalage entre le titre et le contenu.

Cet article ne décrit pas la petite avancée que laisse entrevoir le titre mais développe plutôt l'idée d'une situation bloquée sur le plan de la parité hommes-femmes.

A. Le statu quo dans les foyers

Les tâches domestiques des femmes se sont réduites d'une heure depuis 1986, mais cela est essentiellement dû à l'amélioration des équipements ménagers. Les pères s'occupent davantage des enfants, mais les tâches de ménage les plus ingrates incombent toujours aux femmes.

B. Le statu quo dans le monde du travail

Dans leur emploi, les femmes sont toujours moins bien payées que les hommes et plus souvent soumises qu'eux aux différentes formes de précarité de l'emploi. L'écart entre les salaires ne s'est réduit que de 9 points depuis 1991.

C. Les attentes pour changer la donne

Si l'on est encore loin de la parité, il y a tout de même des évolutions susceptibles de la mettre en place. Telles ces générations de filles de plus en plus diplômées qui peuvent faire poids pour imposer une autre image de la femme que celle encore dominante aujourd'hui de fée du logis ou de femme-providence.

Conclusion

MÉTHODE S'attacher au rapport entre cet état des lieux et la notion de culture.

La parité entre hommes et femmes se heurte d'après les témoignages rapportés dans cet article à la pérennité d'une culture bourgeoise où le rôle premier de la femme se décline dans des tâches ménagères et familiales. Quant à la place des femmes dans le monde du travail, tout tendrait encore largement à en révéler une approche discriminatoire.

QUESTION 2

- La parité, un principe encore virtuel
- La parité, une contre-culture peu active

QUESTION 3

Introduction

MÉTHODE
Préparer une position critique.

La lenteur des mécanismes de parité mis en place par la loi ne s'explique pas seulement par le blocage culturel de la « femme-providence ». D'autres blocages entrent en jeu, et culturels et sociaux.

A. Les blocages culturels

MÉTHODE
Envisager un second frein culturel.

Publicité, presse féminine et culture télévisée médiatisent abondamment l'icône de la femme, reine du foyer. Or, il est sûr qu'il y a là un conditionnement, presque un matraquage propre à encourager l'autocensure professionnelle que nombre de femmes s'imposent, pour rester chez elles parfaitement opératoires.
Mais cette culture de la femme reine du foyer n'est pas seule à maintenir les principes de la parité dans le virtuel. La culture machiste intervient tout autant et place pour les femmes des plafonds de verre dans beaucoup d'entreprises. Au sein des foyers, ce sont les prétextes d'incompétence domestique des hommes qui maintiennent souvent les femmes dans la quasi-totalité des tâches ménagères.

B. Les blocages sociaux

MÉTHODE
Présenter la diversité des obstacles à la parité.

Les modes de vie, l'éducation et le fonctionnement du monde du travail expliquent aussi le frein à la parité.

- Les modes de vie

En 2010, 13 % des femmes de 18 ans et plus ont des conditions de vie matérielle difficiles, contre 11 % des hommes. Ceci est lié en partie à leur situation familiale. Les mères célibataires, les femmes divorcées sont au cœur de structures familiales dites « monoparentales » qui rendent difficile l'investissement professionnel qu'exigent les promotions de carrière et de salaire.
Le coût de l'immobilier dans les centres-villes incite de nombreux ménages à se domicilier loin de leur lieu de travail. Les moins fortunés hésitent sur le coût des transports, la nécessité de deux voitures et finissent par opter pour un congé parental de la mère, ou un statut de femme au foyer.

- L'éducation

Les filles représentent 70 % des étudiants en lettres et sciences humaines, mais moins de 30 % dans le domaine des sciences fondamentales. Déjà au lycée, les filles sont moins nombreuses en série scientifique. Ces choix d'orientation engagent vers des voies professionnelles moins bien rétribuées et plus précaires que celles des scientifiques.

■ Le fonctionnement du monde du travail

Le marché du travail reste très clivé selon le sexe, et, depuis vingt ans, la mixité a progressé lentement, surtout dans les métiers les moins qualifiés. Si l'emploi dans les services s'est féminisé (1990 : 51 % de femmes, 2010 : 55 %), l'emploi industriel est devenu quant à lui de plus en plus masculin (1990 : 31 % de femmes, 2010 : 28 %).

En 2010, 31 % des femmes salariées travaillent à temps partiel, contre 7 % de leurs collègues masculins. Avec un temps partiel souvent subi, les femmes restent trois fois plus souvent en sous - emploi que les hommes. Leur taux d'activité reste donc inférieur à celui des hommes, notamment parce qu'elles interrompent plus souvent leur activité pour élever leurs enfants.

Mais toutes ces variations et disparités sont étroitement liées aux mauvais paramètres économiques de ces vingt dernières années.

Conclusion

MÉTHODE Distinguer parité faible et disparité.

Quand on fait le constat des lenteurs d'instauration de la parité, on semble signifier que la disparité existe toujours et résiste ; ce n'est pas faux. Mais si l'on analyse ce qui freine l'installation de la parité, on découvre de nombreux obstacles psychologiques ou conjoncturels.

Autrement dit, la parité n'est pas un principe en état de péril mais en état de faiblesse.

CHAPITRE 16

La famille

CE QU'IL FAUT SAVOIR

Une famille est la partie d'un ménage comprenant au moins deux personnes.
Elle est constituée :

- soit d'un couple, marié ou non, avec le cas échéant son ou ses enfant(s) appartenant au même ménage ;
- soit d'un adulte avec son ou ses enfant(s) appartenant au même ménage.

La famille remplit les fonctions de :

- reproduction ;
- protection et éducation des enfants ;
- socialisation (pour l'intégration au groupe social) ;
- transmission du patrimoine.

On distingue diverses structures familiales :

- le mariage : le nombre de mariages est estimé à 24 1000 en 2011. Il continue de baisser depuis le pic de l'an 2000 ;
- le PACS : pour contractualiser une union, les Français préfèrent de plus en plus les pactes civils de solidarité (PACS) ;
- le concubinage : le certificat de vie commune, attestant l'existence du concubinage, est délivré par les mairies et permet dans de nombreux domaines d'accéder aux droits sociaux d'une situation familiale légale.

Le pacte civil de solidarité (PACS) est un contrat entre deux personnes majeures, de sexe différent ou de même sexe, pour organiser leur vie commune. Il a été promulgué par la loi du 15 novembre 1999. Il établit des droits et des obligations entre les deux contractants, en termes de soutien matériel, de logement, de patrimoine, d'impôts et de droits sociaux. Le PACS peut être dissous par la volonté de l'un ou des deux contractants, qui adresse(nt) une déclaration au tribunal d'instance. Il est automatiquement rompu par le mariage ou par le décès de l'un ou des deux contractants.

Les questions au cœur de l'évolution des structures familiales :

- la progression et la banalisation du divorce qui développe la crise de la parentalité ;
- l'homoparentalité, avec la problématique de l'autorité parentale du compagnon ou de la compagne du parent en titre ;
- le mariage des homosexuels.

S'ENTRAÎNER

Exercice

Familles, je vous aime

Que sont nos familles devenues ? **Le temps n'est plus du rituel repas dominical** chez les grands-parents, avec le gigot ou le poulet rôti, les œufs à la neige, la brioche et les longues heures d'ennui qui s'ensuivaient, car les petits comme les grands étaient priés de rester sur leur chaise. Aujourd'hui, les familles sont dispersées, éclatées, recomposées, si bien qu'un gamin peut se retrouver avec quatre grands-mères pendant que son petit voisin n'a jamais vu les siennes. La faute à André Gide et à son fameux « Familles, je vous hais» ? ou à Hervé Bazin, jamais guéri de la méchanceté de Folcoche ?
Non, mais bien plutôt le résultat d'une lente évolution qui a défait des liens pour les renouer autrement. Aujourd'hui, le dimanche, c'est souvent grasse matinée et brunch ou barbecue avec les copains. Il est rarissime qu'un grand-parent vive encore au foyer de ses enfants, même si beaucoup de grands-mères font encore office de nounous. Chacun chez soi, telle est désormais la règle. Ce ne sont d'ailleurs pas les plus âgés qui s'en plaignent, car ils sont, eux aussi, jaloux de leur indépendance, et leurs journées de retraités sont généralement bien remplies. Les grands perdants, ce sont ceux qui ont eu le malheur de perdre leur autonomie et qui, même avec une aide extérieure, ne peuvent plus rester chez eux. Il faut avoir visité quelques maisons de retraite pour savoir ce que peut être la souffrance du grand âge quand, faute de temps ou de réelle affection, les plus jeunes vous font trop rarement la grâce d'une visite.
Ces modes de vie, si différents de ceux que nous avons connus dans notre enfance, signent-ils l'arrêt de mort de la famille ? Non, et j'irais même jusqu'à dire : au contraire. Certes, l'esprit de famille évolue, mais il est toujours bien présent. On le constate tous les jours, en ces temps où le chômage et la solitude affective frappent de trop nombreux jeunes. Indépendamment de tous les Tanguy qui trouvent plus commode de rester chez Papa-Maman, on voit de plus en plus de jeunes adultes y revenir, **à leur corps défendant**. Parce qu'ils ont perdu leur travail ou que leur couple a éclaté. Bien rares sont alors les parents qui refusent de leur ouvrir la porte. Il y a aussi les seniors, plus nombreux qu'on ne l'imagine, qui piochent dans leurs économies pour dépanner les enfants ou les petits-enfants aux prises avec des difficultés financières.
Car la solidarité familiale n'est pas un vain mot. On l'a encore vu cet hiver, à travers une belle histoire rapportée par la télévision : une femme sans domicile fixe faisait la manche à Paris. Malade de honte, elle ne donnait plus signe de vie à sa famille. L'un de ses frères l'a reconnue et, illico, toute **la fratrie** s'est organisée pour la chercher, la ramener au pays et lui trouver un logement.
Non, la famille, socle de toutes les civilisations, n'est pas morte et, malgré toutes les **vicissitudes** qu'elle traverse, elle continue à transmettre l'amour dont on a tous tellement besoin.

Monique Hecker, *Le Républicain lorrain*, 13 mai 2012.

QUESTION 1

Relevez les idées principales du texte.

QUESTION 2

Expliquez les mots et expressions en gras.

QUESTION 3

Quels sont les fondements du constat : « Chacun chez soi, telle est désormais la règle » ?

CORRIGÉ

Exercice

QUESTION 1

Introduction

MÉTHODE Exploiter le ton positif du titre et de l'article.

Cet article s'attache à décrire la transformation du lien familial de façon à en faire apparaître les nouveaux traits sans en dégrader la qualité. Indépendance et solidarité s'imposent dans ces lignes comme une nouvelle façon de décliner l'esprit de famille.

A. Indépendance

Les nombreuses transformations des structures familiales et les évolutions des mœurs ont instauré des relations d'indépendance entre les générations. C'est au bénéfice de tous, excepté pour les vieilles personnes en institution trop rarement visitées.

B. Solidarité

Les situations de crise où peuvent se trouver les jeunes dans leur vie privée ou professionnelle bénéficient très largement de la solidarité familiale. De nombreux exemples nous sont donnés qui viennent illustrer la force toujours constante et opérante des solidarités familiales.

Conclusion

MÉTHODE Nuancer l'optimisme de l'article.

On a, dans l'exposé de ce nouvel « esprit de famille », l'occultation des graves problèmes que mettent en scène les rubriques de faits divers et les bilans policiers et judiciaires. Trop de Folcoche, au féminin et au masculin, sont à la une, pour simplifier aussi heureusement et globalement les évolutions du lien familial.

QUESTION 2

- Le temps n'est plus du rituel repas dominical : le repas du dimanche chez les grands-parents n'est plus une obligation incontournable comme il en a été dans le passé.
- À leur corps défendant : malgré eux, sans leur assentiment profond.
- La fratrie : tous les frères et sœurs.
- Les vicissitudes : la succession des progrès et des dégradations (qui marquent la famille).

QUESTION 3

Introduction

MÉTHODE Analyser le contexte de la formule pour en sélectionner le sens donné.

La formule « Chacun chez soi, telle est désormais la règle » dans le contexte de l'article est développée comme une marque d'indépendance, la marque d'un nouvel état d'esprit. Cela n'est pas faux mais mérite d'être complété avec des données socio-économiques qui sont les conditions incontournables de l'indépendance choisie ou imposée.

A. Une règle de progrès social

MÉTHODE Cerner l'aspect financier du domicile personnel.

C'est en raison de la montée du niveau de vie, des facilités d'accès à la propriété et de l'extension du logement social que depuis les années 1950 la norme de la domiciliation personnelle pour les jeunes, mariés ou pas, est apparue comme une réalité allant de soi, un confort de vie indispensable. Le héros Tanguy est un personnage comique car il se conduit en marge de cette évidence de qualité de vie, et « squatte » le toit familial au désespoir de ses parents, encombrés par ce grand fils qui a des revenus assez importants pour se loger à son compte. « Chacun chez soi » est une maxime de pays riches.

B. Une règle de statut social

MÉTHODE Exploiter la valeur bourgeoise du logement personnel.

La progression des niveaux scolaires et l'élargissement des classes moyennes ont contribué depuis un demi-siècle à forger très largement dans l'opinion une mentalité bourgeoise attachée à la qualité du logis, à sa décoration, à sa valeur d'image de marque pour les relations sociales et professionnelles. Le logement personnel est une sorte de label de standing et même de niveau intellectuel. Les quartiers à proximité des facultés, des grandes bibliothèques sont en général très cotés et censés attirer les esprits de qualité. Tous ces codes stimulent l'investissement dans le logement personnel le plus tôt possible.

C. Une règle de nécessité

MÉTHODE Préciser des cas de domiciliation solitaire forcée.

Les statistiques immobilières des grandes agglomérations dénombrent de plus en plus de gens seuls occupant les logements. D'autres enquêtes mettent en lumière que cela s'explique par la progression du nombre des divorces, mais aussi par la prolongation des études universitaires et la mobilité professionnelle qu'impose la crise actuelle. Stages, formations, promotions sont des facteurs de mobilité qui amènent à trouver un logis souvent loin de ses racines familiales. Le jeune provincial étudiant à Paris va, faute de moyens suffisants, devoir travailler pour payer son loyer. De là des études et un séjour sûrement allongés par l'entrave du « petit boulot ».

Conclusion

MÉTHODE Faire une ouverture antithétique.

La règle du « chacun chez soi » est à la fois un principe bien ancré et un principe bien menacé. Si elle reste le modus vivendi des milieux les moins touchés par la crise, on la voit de plus en plus entamée par la pratique nouvelle de la colocation, qui permet de faire face à la cherté des loyers, et par le retour forcé des jeunes chômeurs sous le toit familial.

CHAPITRE 17

La personne âgée, handicapée, malade

CE QU'IL FAUT SAVOIR

Les avancées de la médecine, des soins et des conditions de vie ont assuré d'importants reculs de la mortalité et de la morbidité. On vit plus longtemps et en bonne santé : l'espérance de vie à 60 ans est de 27 ans pour les femmes et de 22 ans pour les hommes.
Avec l'augmentation de l'espérance de vie en bonne santé et sans incapacité, l'entrée dans la vieillesse ne cesse de reculer. On a pris l'habitude de distinguer trois groupes d'âge :

- les « seniors » représentent l'ensemble des individus ayant entre 50 et 75 ans. Encore en emploi ou à la retraite, ils sont bien insérés dans la vie sociale ou économique. Ils sont en bonne santé, même si des distinctions en termes de catégories sociales mettent en évidence des différences importantes ;
- les « personnes âgées » (ou les « aînés ») désignent habituellement les plus de 75 ans. C'est aux alentours de cet âge que la santé se dégrade durablement et que des vulnérabilités plus ou moins importantes apparaissent. La vie sociale est parfois moins intense, et des processus de retrait commencent à s'observer. Un « sous-groupe » mérite toutefois d'être distingué : les personnes âgées de 75 à 85 ans qui, malgré la dégradation de leur état de santé, restent autonomes (ce sont ceux qui, dans le langage courant, sont désignés sous le vocable de « troisième âge ») ;
- enfin, au-delà de 85 ans, le risque de perte d'autonomie s'accroît très fortement : c'est le « grand âge », marqué par des processus souvent accélérés de perte d'autonomie et de grandes fragilités.

Trois réformes importantes

La première vise à répondre aux besoins croissants des personnes âgées dépendantes et de leurs familles par l'instauration d'une aide financière à caractère universel, l'allocation personnalisée d'autonomie (APA). L'attribution en est décidée par le président du conseil général. Le destinataire doit avoir au moins 60 ans. Le montant de l'allocation est calculé en fonction des ressources du demandeur, de ses besoins et de l'importance de la dépendance. Les personnes en institution y ont droit, comme celles restées à leur domicile.
La deuxième a pour objet de médicaliser et de moderniser le parc des établissements d'hébergement.
La troisième, très récente, accroît les sources de financement affectées à la prise en charge de la dépendance et du handicap en instituant une journée de solidarité et crée la Caisse nationale de solidarité pour l'autonomie (CNSA) dont le champ d'action s'étend à l'ensemble de la perte d'autonomie.
La grille nationale AGGIR (Autonomie, gérontologie, groupes iso-ressources) est destinée à évaluer le degré de perte d'autonomie ou le degré de dépendance, physique et psychique, des

demandeurs de l'allocation personnalisée d'autonomie (APA), dans l'accomplissement de leurs actes quotidiens. L'évaluation se fait sur la base de dix-sept variables :

- dix variables se rapportent à la perte d'autonomie physique et psychique et sont utilisées pour le calcul du GIR (groupe iso-ressources) ;
- sept variables concernent la perte d'autonomie domestique et sociale et n'entrent pas dans le calcul du GIR mais apportent des informations utiles à l'élaboration du plan d'aide.

Seuls les quatre premiers niveaux de GIR de la grille (1 à 4) ouvrent droit à l'APA.

S'ENTRAÎNER

Exercice

Dépendance : bientôt plusieurs milliards d'euros à trouver chaque année

Qui va payer pour venir en aide aux personnes âgées privées d'autonomie ? Financièrement, le système menace d'imploser.

Combien de personnes concernées ?

Les experts sont partagés, mais la tendance est bien là : le nombre des personnes âgées dépendantes explose. Chiffrées à plus de 1,2 million, elles devraient être 1,8 million d'ici à 2040. La raison est simple : la population française vieillit. Dans environ trente ans, un tiers des Français auront en effet 60 ans ou plus. 11 % auront 80 ans ou plus. Or, on estime déjà que 20 % des plus de 85 ans sont en perte d'autonomie. Ces personnes doivent être soutenues dans leurs gestes au quotidien par une ou plusieurs aides à domicile. Sinon, elles doivent quitter leur domicile et trouver une place en EHPAD, ces maisons de retraite médicalisées.

Qui paie quoi?

Aujourd'hui, la collectivité débourse 34 milliards d'euros par an pour la prise en charge de ses aînés. 22 à 24 milliards proviennent de l'État et des collectivités. 10 milliards viennent des familles. Une prise en charge de plus en plus lourde. En quatre ans, le budget des départements consacré à l'allocation personnalisée d'autonomie (APA), cette aide instaurée par le gouvernement Jospin en 2001 et permettant d'accomplir des gestes de la vie quotidienne, a bondi de 22 %.

L'État gère-t-il bien l'argent de la dépendance ?

Depuis l'instauration de la journée de solidarité, 15 milliards d'euros ont été collectés. Mais l'argent n'a pas toujours été bien affecté. Depuis 2004, ce sont 2 milliards d'euros qui n'ont pas bénéficié aux personnes âgées, selon l'administration. Le gouvernement en a pris acte. « Un audit va être mené afin de faire la transparence sur l'argent de la Caisse nationale de solidarité pour l'autonomie », explique-t-on au nouveau ministère délégué des Personnes âgées et de la Dépendance. « Il n'y a pas eu a priori de détournement mais des mécanismes de sous-consommation qu'il va falloir éclaircir. »

Pourquoi faut-il réformer le système ?

L'APA est la principale prestation en faveur des personnes âgées. Outre son poids de plus en plus lourd – on prévoit un doublement du nombre des allocataires d'ici à 2060 et une facture supplémentaire de 4 milliards d'euros par an –, cette aide s'avère insuffisante pour faire face au coût croissant des aides à domicile et de l'accueil en établissement spécialisé. Près de 2 200 euros par mois, c'est ce que doit débourser en moyenne une personne âgée dépendante. Soit, souvent, presque le double de sa retraite. Résultat : certains vendent leur appartement et doivent amputer l'héritage qu'ils comptaient laisser. Ou leur famille s'endette.

Que peut faire le gouvernement?
Le dispositif va évoluer. Objectif : veiller à la stricte allocation aux bénéficiaires. Pour la réforme de la dépendance proprement dite, rien n'est arrêté. Sauf un principe : pas question de demander aux familles de financer plus la dépendance et de souscrire massivement des assurances privées. C'est la solidarité nationale qui sera appelée à la rescousse. La solution sera d'abord cherchée du côté de l'impôt. Ce sera aussi l'un des buts de la grande réforme fiscale annoncée.

Aline Gérard, Catherine Gasté, *Le Parisien*, 28 mai 2012.

QUESTION 1

Résumez le texte en 150 mots (+ ou – 10 %).

QUESTION 2

Comment s'expliquent les coûts élevés de la dépendance ?

CORRIGÉ

Exercice

QUESTION 1

Comment financer la progression attendue et inéluctable des personnes âgées dépendantes ? On constate déjà que pour 20 % des personnes âgées de plus de 85 ans l'autonomie décline et réclame l'intervention d'auxiliaires de vie, voire le placement en EHPAD. L'addition est lourde pour les finances publiques et les budgets des familles. Les départements ont une facture de l'APA en hausse de 22 % depuis 2001. Par ailleurs, les fonds de la journée de solidarité sont mal affectés et ce mauvais ciblage exige enquête.
Une réforme s'impose pour que, avec le doublement attendu de ses bénéficiaires, l'APA soit opératoire. C'est une aide insuffisante pour le coût réel de la dépendance qui peut engloutir retraite et parfois patrimoine des allocataires, avec aussi l'endettement des proches. Si le contenu de cette réforme n'est pas établi, son principe est posé : pas d'augmentation du financement privé, mais une plus large fiscalisation du montant de l'allocation.

QUESTION 2

Introduction

MÉTHODE Se référer aux tranches d'âges présentées.

Les dispositifs de protection sociale ont un défi financier à relever qui tient à la présence devenue naturelle de trois générations d'inactifs. Ces évolutions démographiques ne sont pas seules à déterminer les coûts de la dépendance. Interviennent aussi les progrès des soins et la privatisation de la dépendance.

A. Les évolutions démographiques

MÉTHODE Clarifier les données démographiques.

La génération active va devoir prendre en charge 17 millions de personnes de 60 ans et plus en 2020, près de 21,5 millions en 2040. Les personnes de 80 ans et plus, âge auquel la prévalence de la dépendance commence à augmenter rapidement, seront 4 millions en 2020 (soit 80 % de plus qu'en 2000) et 7 millions en 2040 (soit plus de trois fois plus qu'en 2000).

B. Les progrès des soins

MÉTHODE Recenser les « outils » facteurs de sécurité et de confort.

Les progrès dans la qualité des soins apportés aux personnes dépendantes inscrivent dans une durée toujours plus longue la prise en charge financière de l'assistance. Le contenu médical et matériel de ces soins bénéficie des avancées des thérapies gérontologiques et du perfectionnement de l'appareillage de l'invalidité. La France est un pays leader dans la recherche sur la maladie d'Alzheimer. Le matériel de télésurveillance est très accessible par son prix et sa maniabilité. Ce double plus médical et instrumental maintient dans un état de santé et un confort acceptables les personnes dépendantes ; leur longévité s'en trouve renforcée et prolongée. Il convient aussi d'évoquer la professionnalisation de plus en plus affinée des personnels destinés à l'assistance des personnes dépendantes. Pour les soins à domicile ou dans les institutions, on forme des intervenants qui savent les gestes et la communication de ce que l'on nomme aujourd'hui « la bientraitance ».

C. La privatisation de la dépendance

MÉTHODE Évaluation de la participation des familles.

La dépendance s'inscrit aussi dans la vie sociale des familles qui, par solidarité avec leurs aînés de grand âge, ajoutent à leurs activités professionnelles ou parentales des activités de soins et d'accompagnement.

La solidarité intergénérationnelle que développe la dépendance des personnes âgées est une économie pour les finances publiques. Cette aide informelle est estimée dans une fourchette comprise entre 6 et 8 milliards d'euros en France. Cela représenterait 60 % du coût total de la prise en charge si l'on devait réintégrer ces aides informelles à l'enveloppe globale de la prise en charge.

Ce sont encore les familles qui, en cas de placement en institution, ont à compléter les allocations publiques. La prise en charge des personnes dépendantes coûte excessivement cher. Le coût moyen d'un placement dans un établissement spécialisé est de 2 300 euros. Inversement, le salaire médian français est de 1 580 euros. Et l'APA est, elle, de 1 200 euros pour une personne à revenus modestes. C'est dire que sont à charge en moyenne 1 480 euros par famille.

Conclusion

MÉTHODE Revenir au principe politique.

Si le débat sur la dépendance se porte essentiellement sur les financements, c'est en raison de l'ampleur que doit prendre le problème dans les années à venir. Les demandes et les coûts de prise en charge ne peuvent qu'augmenter. Le pouvoir politique est soumis ici à l'exercice du principe de solidarité nationale.

CHAPITRE 18

La personne mourante, la mort

CE QU'IL FAUT SAVOIR

Les dates importantes

- Les premiers centres de traitement de la douleur ont été créés en 1994.
- La création d'unités de soins palliatifs à domicile existe depuis janvier 1997.
- Le 9 juin 1999, la loi garantit le droit à l'accès aux soins palliatifs : toute personne dont l'état le requiert a le droit d'accéder à ces soins. La personne peut s'opposer à toute investigation thérapeutique.
- Suite à l'affaire Vincent Humbert (2003), euthanasié par sa mère, le 22 avril 2005, le parlement adopte la loi Léonetti qui prévoit un droit à laisser mourir : elle permet d'arrêter un traitement ou de refuser l'acharnement thérapeutique mais ne légalise pas l'euthanasie active.

Les soins palliatifs

En France, il existe deux types de structures de soins palliatifs :
- à l'hôpital, les unités de soins palliatifs (USP) sont des structures d'hospitalisation d'environ dix lits accueillant pour une durée limitée les patients en soins palliatifs ;
- à domicile, avec l'accompagnement d'une équipe de proximité composée de professionnels : médecin traitant, infirmier(e), auxiliaire de vie et un soutien psychologique si nécessaire.

Les bénévoles d'accompagnement interviennent à domicile et dans les USP. Des associations comme l'ASP (Accompagnement bénévole en soins palliatifs), JALMAV (Jusqu'à la mort, accompagner la vie), Allô soins palliatifs (01 44 37 92 02) sont des intervenants très actifs et très appréciés pour le soutien des malades en fin de vie et de leurs proches.
L'euthanasie reste un débat de société très actuel. L'euthanasie est en France illégale, mais le code pénal distingue l'euthanasie active – le fait de provoquer directement la mort (assimilé à un homicide) – et l'euthanasie passive – « l'abstention thérapeutique » – (considérée comme non-assistance à personne en danger). La loi Léonetti, votée en 2005, a instauré un droit au « laisser mourir ». Cette législation sur la fin de vie autorise l'euthanasie passive assortie de restrictions sévères : il faut deux médecins minimum pour en convenir, après concertation avec les proches du malade.

La mort

La mort cérébrale (appelée également coma dépassé ou coma de type IV) est définie comme l'état de cessation complète et définitive de l'activité cérébrale. En l'absence de fonctionnement cérébral, la preuve doit être faite que cet état est irréversible. Elle est alors considérée comme le critère médico-légal du décès. Le principe de cette définition légale de la mort, avant la mort physiologique, permet d'accomplir les prélèvements d'organes pour les transplantations.

Dans la plupart des cas, le décès est constaté par un médecin à partir des signes cliniques caractérisant un arrêt cardio-circulatoire prolongé.
En France, comme dans la plupart des pays développés, le médecin remplit alors un certificat de décès comportant la date et l'heure de la constatation de la mort, l'identité de la personne décédée, les causes suspectées, l'absence de contre-indication à une inhumation ou à une crémation.
L'état de mort légale entraîne la perte des droits de la personnalité : la personne décédée n'est plus considérée, sauf exceptions, en tant que personne au sens juridique du terme.

S'ENTRAÎNER

Exercice

La France néglige ses mourants

Le recours aux soins palliatifs est trop rare et trop tardif : une étude dans un CHU parisien montre les failles de la prise en charge des malades incurables. Au détriment de leur fin de vie.
S'il fallait une étude pour se conforter définitivement dans l'idée que la politique de soins palliatifs est un désastre en France, la voici. Édouard Ferrand, chercheur en **éthique médicale** et responsable de l'unité mobile de soins palliatifs à l'hôpital Foch de Suresnes, a ausculté 1 500 dossiers de patients décédés dans l'ensemble des services d'un CHU parisien en 2005, 2007 et 2009. Bilan : sept ans après la loi Léonetti sur la fin de vie, qui proscrit tout acharnement thérapeutique et ouvre l'accès aux soins palliatifs à tout patient incurable, les droits des malades ne sont toujours pas respectés.
Un constat bien connu, pour commencer : 74 % des patients décédés dans ce CHU auraient dû relever de soins palliatifs. Or ceux-ci n'ont été décidés que dans 39 % des cas, et appliqués dans 25 %. Ce qu'on sait moins, c'est que la décision d'offrir des soins palliatifs à ces patients, tous affectés d'une maladie grave et évolutive, intervient en moyenne... deux jours avant le décès !
« Le soin palliatif, qui devrait s'entendre comme la prise en charge anticipée médicale, psychique et sociale du malade dont le pronostic vital est engagé, se traduit, dans les faits, par une **simple phase ante mortem**, déplore le docteur Ferrand. Or démarrer tôt ce soin, c'est aussi impliquer et accompagner les proches, qui peuvent préférer à une chimio un dernier voyage avec leur parent... » En France, faute de culture palliative, à l'inverse des pays d'Europe du Nord ou d'outre-Atlantique, **on fait du curatif, jusqu'au bout**. Sans mettre en perspective le confort ou la qualité de fin de vie du malade.
Quand celui-ci est par ailleurs inapte à dire sa volonté, la loi Léonetti, qui organise la limitation et l'arrêt des traitements, stipule que le médecin doit agir dans le cadre d'une **procédure collégiale**. Il doit consulter une personne de confiance du patient, son équipe médicale, et faire valider sa décision par un consultant extérieur – un autre médecin avec lequel il n'a aucun lien hiérarchique. De l'étude, il ressort que ce consultant n'a été sollicité que dans 6 % des cas.
Il ressort aussi que les modalités de la décision de limiter ou d'arrêter le traitement ne sont reportées dans le dossier du patient que dans 25 % des cas, alors que tout doit être « tracé ».
Autrement dit, si une famille, un mois après la mort de son parent proche, demande pourquoi et comment il a été décidé de le « laisser mourir », elle aura peu de chance d'être renseignée.

« Ne plus opposer euthanasie et soins palliatifs »

Une meilleure politique de soins palliatifs supprimerait-elle, pour autant, toutes les demandes d'euthanasie ? Pas sûr. Récemment, Édouard Ferrand publiait une autre étude, menée auprès de 789 structures de soins palliatifs, révélant que dans 37 % des cas les requêtes d'euthanasie persistaient. « Cela dit, 55 % des malades venaient tout juste d'entrer en contact avec les soins palliatifs, précise-t-il. Trop tard... »

Alors que la campagne présidentielle a relancé le débat sur l'euthanasie, toujours aussi politisé et passionnel en France, le médecin préfère, lui, le recadrer en ces termes : « Si on légifère sur les patients incurables, la question n'est pas d'opposer, comme toujours, euthanasie et soins palliatifs, mais de s'assurer que le malade qui demande la mort anticipée a pu, au préalable, bénéficier d'une démarche palliative. » En août 2010, le *New England Journal of Medicine* publiait une étude menée auprès de patients atteints d'un cancer métastatique du poumon montrant que plus les soins palliatifs sont précoces, plus la qualité de vie est améliorée. Les malades souffrent moins de dépression. Et ils gagnent en espérance de vie – près de trois mois.

Delphine Saubaber, *L'Express*, 10 mars 2012.

QUESTION 1

Relevez les idées principales du texte.

QUESTION 2

Expliquez les expressions en gras.

QUESTION 3

Comment explique-t-on que le débat sur l'euthanasie soit en France « toujours aussi politisé et passionnel » ?

CORRIGÉ

Exercice

QUESTION 1

Introduction

MÉTHODE Mettre en évidence le point de vue critique de l'article.

Cet article établit un dossier à charge qui accuse l'ensemble des services de santé publique de négliger l'accompagnement des malades en fin de vie et d'en rester, à quelques exceptions près, au curatif alors même qu'il est inopérant. Ce point de vue critique s'articule autour de trois idées : on gère très mal les soins palliatifs ; on applique mal la loi Léonetti ; il faut légiférer sur les patients incurables sans a priori contre l'euthanasie.

A. Mauvaise gestion des soins palliatifs

L'intervention des soins palliatifs est « trop rare et trop tardive ». Seul un quart des malades qui devraient en bénéficier y a accès. Pour ces quelques bénéficiaires de ces soins, ce n'est qu'une phase « ante mortem », à savoir leurs derniers jours de vie.

B. Mauvaise application de la loi Léonetti

La loi Léonetti est trahie sur deux plans. On constate en effet la primauté du curatif et l'oubli des recommandations de la loi pour encadrer et réduire l'acharnement thérapeutique. Autre oubli de la loi : la concertation qu'elle prescrit avec le malade et ses proches pour gérer les dernières thérapies est quasiment toujours négligée.

C. La nécessité de légiférer sur l'euthanasie

En fait, un grand travail législatif s'impose et pour une meilleure gestion des soins palliatifs et pour une approche plus sereine de la question de l'euthanasie.

Conclusion

MÉTHODE Évaluer la portée de la critique.

L'état des lieux que propose cet article est très orienté vers une prise de position favorable à l'euthanasie, un des grands problèmes actuels de l'éthique européenne.

QUESTION 2

- Éthique médicale : les règles morales attachées à la pratique médicale.
- Simple phase ante mortem : une petite séquence de temps avant la mort.
- On fait du curatif, jusqu'au bout : on administre des traitements jusqu'à la dernière minute de vie.
- Procédure collégiale : une manière de décider et d'agir en opérant des choix collectifs établis dans la concertation.

QUESTION 3

Introduction

MÉTHODE Préciser la notion de débat.

Tous les sujets ne font pas débat. Pour faire débat, un sujet doit toucher à des valeurs ou morales, ou culturelles, ou politiques. Parce qu'elle touche à toutes ces valeurs à la fois, l'euthanasie reste en France le sujet d'un débat toujours ouvert et jamais clos. On peut simplifier et clarifier la complexité des affrontements qu'elle suscite en évoquant des clivages politiques et passionnels.

A. Les clivages politiques

MÉTHODE Exploiter l'actualité.

Les grands moments de la politique, comme les élections présidentielles, introduisent le débat sur l'euthanasie avec une parole de gauche qui propose de légiférer pour son introduction dans le droit des malades, et une parole de droite qui s'interdit de proposer autre chose que la loi Léonetti et son application renforcée. Mais à l'intérieur de chacun de ces deux camps se manifestent de fermes oppositions. Si le candidat François Hollande a reconnu être favorable à une « assistance médicalisée pour terminer sa vie dans la dignité », M. Robert Badinter, haute figure de son camp, a relevé la contradiction d'un tel projet avec les valeurs de gauche qui avaient inspiré l'abolition de la peine de mort. De la même façon, on a vu, à la commission des Affaires sociales du Sénat, un sénateur de droite être à l'origine d'une proposition de loi légalisant l'euthanasie active et recevoir le soutien de la gauche mais l'opposition de son camp.
L'euthanasie constitue aussi un clivage politique entre les gouvernements européens. La Belgique, la Hollande, le Luxembourg, la Suisse l'autorisent. D'autres pays, comme l'Allemagne et l'Autriche, autorisent seulement l'euthanasie passive. La France, l'Italie, la Grande-Bretagne, la Grèce, la Pologne, la Roumanie s'en tiennent à l'interdit légal.

B. Les clivages passionnels

MÉTHODE Exploiter la médiatisation forte des affaires d'euthanasie.

Quand un cas d'euthanasie est révélé en France, tous les médias s'en emparent comme d'un sujet qui doit passionner les foules. Et c'est effectivement ce qui se produit. Les journaux télévisés sont relayés par la presse et les réseaux sociaux. Les milieux religieux et associatifs réagissent de façon militante. Très vite, tout le monde connaît le nom et l'histoire de la personne euthanasiée. Des livres ne tardent pas à être édités, un peu biographies, un peu romans, et pour beaucoup apologies de l'euthanasie. L'interdit juridique qui pèse sur l'euthanasie en fait un sujet tabou, en fait très accrocheur. Il est passionnel car il concerne tout un chacun et se théâtralise dans le décor impressionnant de la justice et dans les images pathétiques d'accablantes maladies. On est ainsi mis au cœur du drame et obligé de prendre parti. Ce sont les médias qui créent la tendance. Il y a les martyrs de l'interdit, obligés au suicide ou contraints d'aller en Suisse se faire euthanasier. Mais il y a aussi les apprentis sorciers de l'euthanasie, des infirmières ou des médecins traînés en justice après avoir décidé seuls du bienfait d'une injection létale mortelle pour des patients très malades et très isolés. Compassion et détestation sont ainsi convoquées dans l'opinion autour de l'euthanasie.

Conclusion

MÉTHODE Exploiter la notion d'impasse, comme corollaire de celle de clivage.

Ces clivages et politiques et passionnels maintiennent dans l'impasse une indispensable bonne connaissance de la réalité des euthanasies en France. Le débat sur l'euthanasie est en quelque sorte un débat immobile où, convictions contre convictions, on reste figé, loin de la réalité des pratiques.

PARTIE

2

Biologie humaine

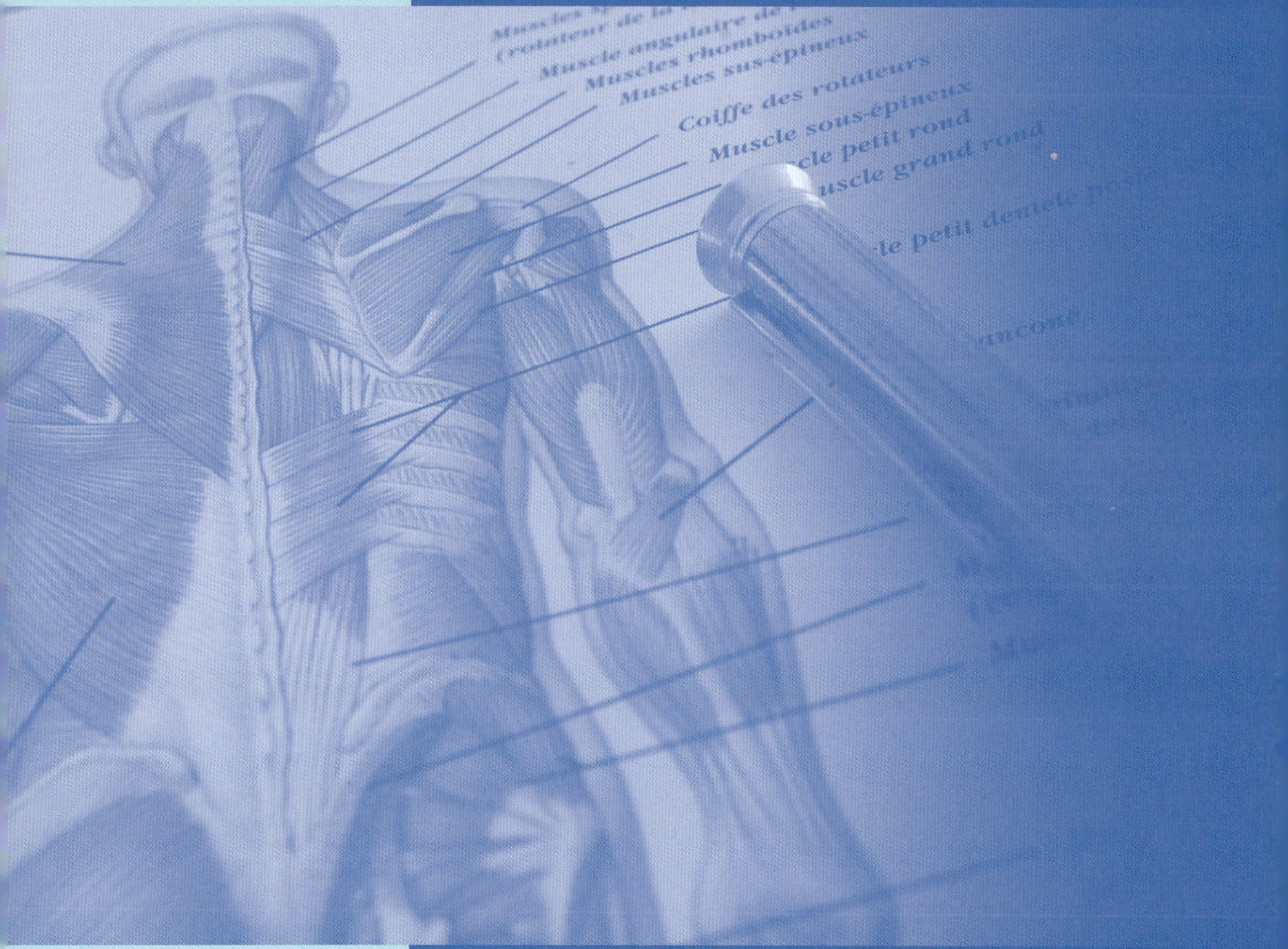

CHAPITRE 1

L'étude du corps humain

CE QU'IL FAUT SAVOIR

Les grandes fonctions du corps humain

Les appareils du corps humain remplissent trois grandes fonctions (*voir* tableau 1).

TABLEAU 1. **Les trois fonctions de l'organisme**

a. Les fonctions de relation	Le système nerveux permet de nous mettre en relation avec le milieu extérieur grâce aux organes des sens. La vue, l'ouïe, le toucher, l'odorat et le goût nous procurent des « sensations » qui nous informent sur l'environnement.
b. Les fonctions de nutrition	Les quatre appareils – digestif, circulatoire, respiratoire et excréteur – assurent l'entretien de l'organisme et sa croissance, en lui fournissant les matières indispensables et l'énergie dont il a besoin.
c. La fonction de reproduction	Elle permet de transmettre la vie. Elle est accomplie par l'appareil reproducteur

Les grandes divisions du corps humain

Le corps humain présente trois parties (*voir* schéma n° 1) :

- la tête : le crâne et la face ;
- le tronc : le thorax et l'abdomen, séparés par le diaphragme ;
- les membres reliés au tronc par des ceintures.

Les appareils (appelés aussi « systèmes »)

Il s'agit de réunions d'organes qui accomplissent une même fonction (exemple : l'appareil digestif regroupe la bouche, le pharynx, l'œsophage, etc.).

Les tissus

Il s'agit d'un assemblage de cellules qui accomplissent une même fonction.

Le tissu épithélial

C'est un tissu « de revêtement » car il recouvre le corps et tapisse l'intérieur des organes creux (exemples : l'épiderme, l'épithélium intestinal...).

Le tissu conjonctif

C'est un tissu « d'emballage ». Il sépare les organes et les protège (exemple : le derme de la peau). Les tissus osseux, cartilagineux et sanguin sont des variétés de tissu conjonctif.

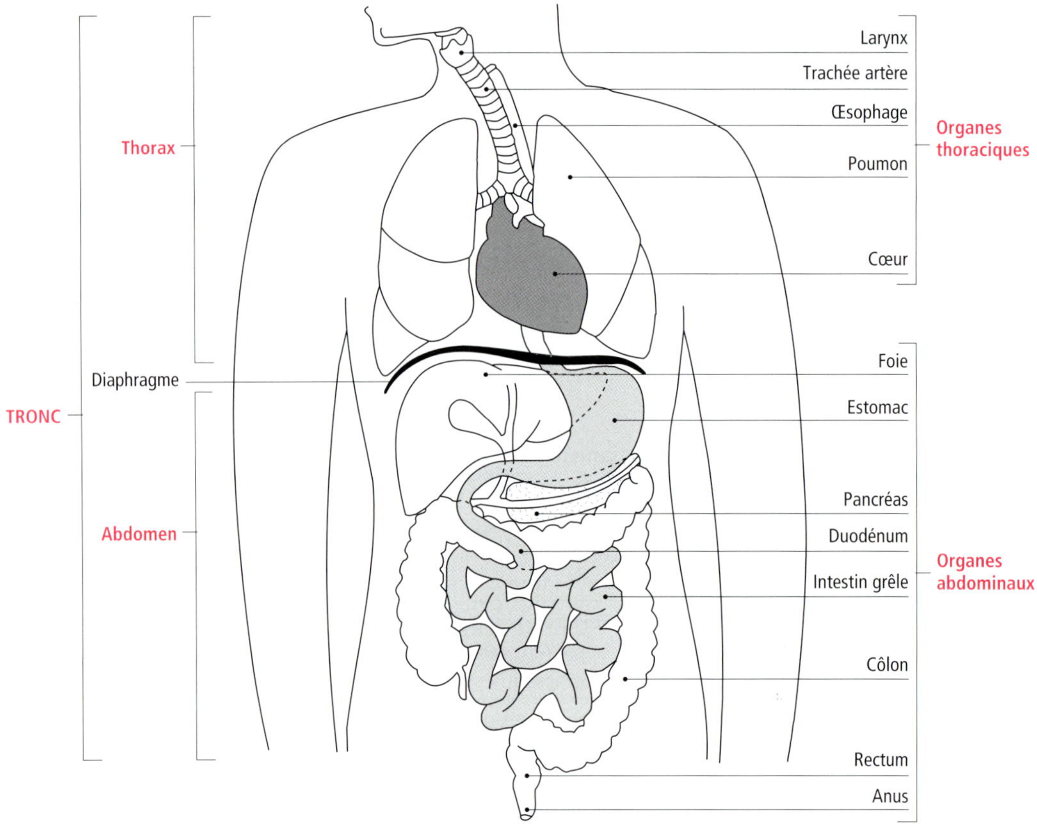

SCHÉMA N° 1. Les grandes divisions du corps humain et les organes thoraciques et abdominaux

Le tissu glandulaire

Il est formé de cellules sécrétrices (exemple : les glandes mammaires).

Le tissu musculaire

Il est constitué de cellules allongées, appelées « fibres musculaires », capables de se contracter.

Le tissu nerveux

Il est constitué par les neurones et les cellules gliales (névroglie).

Les cellules

Les cellules sont les unités anatomiques et fonctionnelles des tissus vivants. Leur forme diffère selon les tissus qu'elles constituent. Elles se mesurent en micromètres (millièmes de millimètres) et s'observent au microscope.

La structure de la cellule animale

On distingue plusieurs parties (*voir* tableau 2 et schéma n° 2).

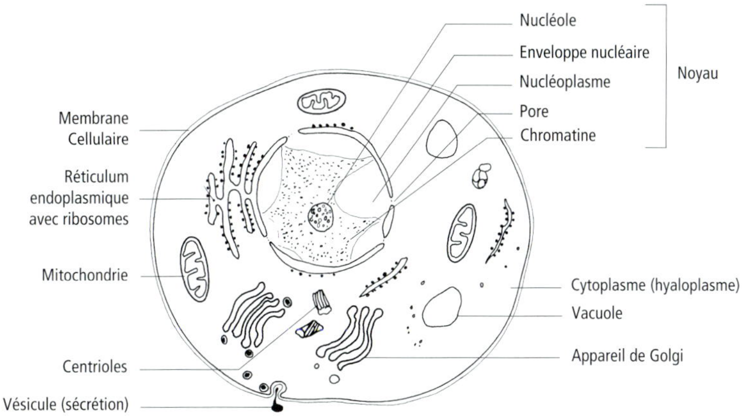

SCHÉMA N° 2. Une cellule de l'épithélium buccal

TABLEAU 2. Les principaux constituants d'une cellule et leur rôle

Constituants	Rôle
Le cytoplame et ses organites – les mitochondries – les ribosomes, le réticulum, l'appareil de Golgi – les centrioles – les vésicules ou vacuoles	 – fournissent l'énergie – fabriquent et sécrètent des protéines – assurent la division cellulaire – stockent diverses substances
La membrane cellulaire	assure les échanges de substances (ions, eau, substances organiques) entre le cytoplasme et le milieu extracellulaire
Le noyau – les chromosomes (ou chromatine) – l'enveloppe nucléaire – un nucléole	 – renferment l'ADN (matériel génétique) – communique avec le cytoplasme par des pores

Leur rôle

Comme tout organisme vivant, la cellule peut :
- absorber les nutriments apportés par le sang ;
- assimiler les nutriments (c'est-à-dire produire une matière vivante semblable à la sienne) ;
- absorber le dioxygène (présent dans le sang) ;
- rejeter des déchets dont le dioxyde de carbone (CO_2) ;
- produire de l'énergie ;
- s'accroître et se diviser.

Selon leur fonction, les cellules diffèrent par leur forme et leur structure.

Cas particulier : les cellules sexuelles ou gamètes

Les cellules sexuelles sont l'ovule chez la femme et le spermatozoïde chez l'homme. Lors de la fécondation, leur union produit une cellule-œuf (*voir* chapitre 9 : « La reproduction »).

TABLEAU 3. **Origine et caractéristiques des cellules sexuelles**

	Ovule (ou ovocyte)	Spermatozoïde
Origine	Ovaire	Testicules
Caractéristiques	– grande taille (130 µm) – cytoplasme riche en substances nutritives – noyau à 23 chromosomes (22 autosomes + 1 chromosome sexuel X) – immobile	– petite taille (30 µm) – tête avec très peu de cytoplasme – noyau à 23 chromosomes (22 autosomes + 1 chromosome sexuel X ou Y) – cou renfermant des mitochondries – mobile grâce à un flagelle

La multiplication cellulaire (mitose et méiose)

La mitose

Une cellule mère se divise pour donner naissance à deux cellules filles identiques entre elles. Elle concerne toutes les cellules du corps (ou cellules somatiques) sauf les cellules à l'origine des gamètes.

La méiose

Elle concerne les futures cellules sexuelles (ou cellules germinales) et permet la production de gamètes renfermant la moitié du nombre spécifique de chromosomes (soit 23 chromosomes).

S'ENTRAÎNER

Exercice 1

Citez un tissu de revêtement.

Exercice 2

Qu'appelle-t-on mitose et méiose ?

Exercice 3

QCM : cochez la ou les bonne(s) réponse(s).

1. Le noyau d'une cellule renferme :
a. de l'ADN ☐
b. des chromosomes ☐
c. des mitochondries ☐

2. La membrane cellulaire :
a. est imperméable à toute substance ☐
b. est perméable à certaines substances ☐
c. est une enveloppe protectrice mince ☐
d. permet les échanges entre le cytoplasme et le milieu extracellulaire ☐

3. Une personne dont le caryotype présente XY :
a. est une femme ☐
b. est un homme ☐

4. Le tissu nerveux est constitué :
a. de cellule gliales ☐
b. de neurones ☐
c. de gamètes ☐

Exercice 4

1

Ci-dessous, reliez par une flèche les termes de la première et de la deuxième colonne.

2

Proposez une définition pour ceux désignés par A, B, C et D.

1. Système nerveux	**A.** Cellule
2. Leucocyte	**B.** Tissu
3. Épithélium	**C.** Appareil
4. Pancréas	**D.** Organe

CORRIGÉS

Exercice 1

Le tissu épithélial est un tissu de revêtement.

Exercice 2

La mitose est la division des cellules non sexuelles. Elle maintient le nombre de chromosomes.
La méiose est la division des cellules sexuelles. Elle réduit de moitié le nombre de chromosomes.

Exercice 3

1. a, b ; **2.** b, c, d ; **3.** b ; **4.** a, b.

Exercice 4

1

1. Système nerveux
2. Leucocyte
3. Épithélium
4. Pancréas

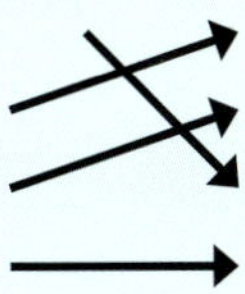

A. Cellule
B. Tissu
C. Appareil
D. Organe

2

Cellule : unité à la fois de structure et fonctionnelle de l'organisme.
Tissu : ensemble de cellules qui participent à une même fonction.
Appareil : ensemble d'organes qui participent à une même fonction.
Organe : ensemble de tissus qui participent à une même fonction.

CHAPITRE 2

L'appareil moteur : le squelette et les muscles

CE QU'IL FAUT SAVOIR

L'appareil moteur de l'homme est constitué par un squelette osseux articulé et par des muscles qui prennent appui sur les os et les mettent en mouvement.

Le squelette

Le squelette (constitué de 211 os) joue un rôle important :

- il assure la rigidité des membres et constitue la charpente du corps humain ;
- il soutient les parties molles (comme les viscères abdominaux) ;
- il protège les organes vitaux (comme le cœur, la moelle épinière ou le cerveau) ;
- il stocke certains sels minéraux (calcium et phosphore).

Anatomie du squelette

Nous distinguons trois parties principales : le tronc, les membres et la tête (*voir* tableau 1).

TABLEAU 1. **Anatomie du squelette**

Squelette du tronc	– La colonne vertébrale (ou rachis) est constituée de 33 vertèbres (7 cervicales, 12 dorsales, 5 lombaires, 4 coccygiennes) réunies par des disques cartilagineux souples et élastiques. La superposition des vertèbres détermine le canal rachidien où est logée la moelle épinière. – Les côtes sont des os plats allongés qui s'articulent avec les vertèbres dorsales et sont reliés pour la plupart au sternum par un cartilage. – L'ensemble des 12 vertèbres dorsales, des 12 paires de côtes et du sternum forme la cage thoracique. *Voir* schéma n° 1.
Squelette des membres	– Les membres supérieurs se rattachent au tronc par les os de l'épaule (clavicule et omoplate) qui forment la ceinture scapulaire. Ils sont constitués par des os longs qui forment le bras et l'avant-bras et par des os courts qui constituent le poignet et la main. Ils sont adaptés à la préhension. – Les membres inférieurs se rattachent au tronc par les os du bassin (os iliaques articulés au sacrum) qui forment la ceinture pelvienne. Ils sont constitués par des os longs qui forment la cuisse et la jambe et par des os courts qui constituent la cheville et le pied. Ils sont adaptés à la marche. *Voir* schéma n° 2.
Squelette de la tête	– La tête comprend les os du crâne et les os de la face. – Les os du crâne protègent l'encéphale. La voûte crânienne est formée de 4 os plats (le frontal,les 2 pariétaux et l'occipital). – Les os de la face présentent des os plats dont certains sont creusés de cavités (orbites, fosses nasales…). – Les articulations des os du crâne et de la face sont fixes (seul le maxillaire inférieur est mobile). – Chez l'enfant, à la naissance, on peut observer deux espaces membraneux, les fontanelles, qui sont les points de jonction des os qui vont s'ossifier progressivement. La fontanelle postérieure (ou petite fontanelle) s'ossifie vers l'âge de 3 mois, la fontanelle antérieure (ou grande fontanelle) s'ossifie à 18 mois.

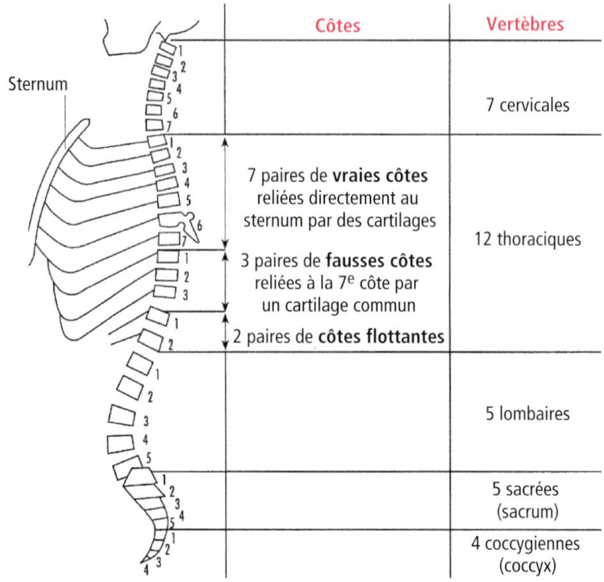

SCHÉMA N° 1. Le squelette du tronc formé de 33 vertèbres, de 12 paires de côtes et du sternum

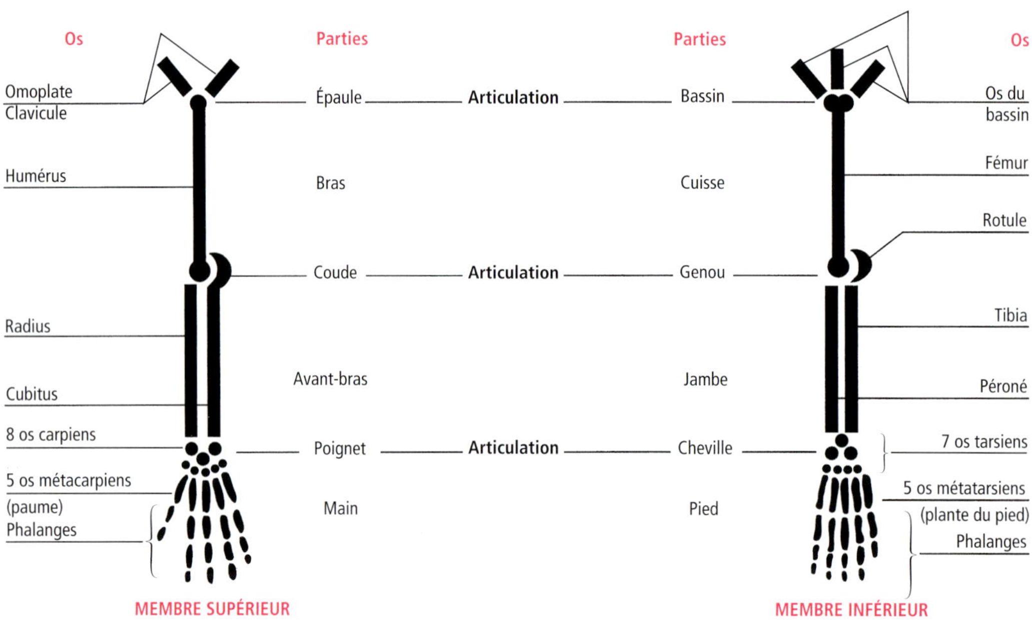

SCHÉMA N° 2. Comparaison du membre supérieur et du membre inférieur

Structure de l'os long

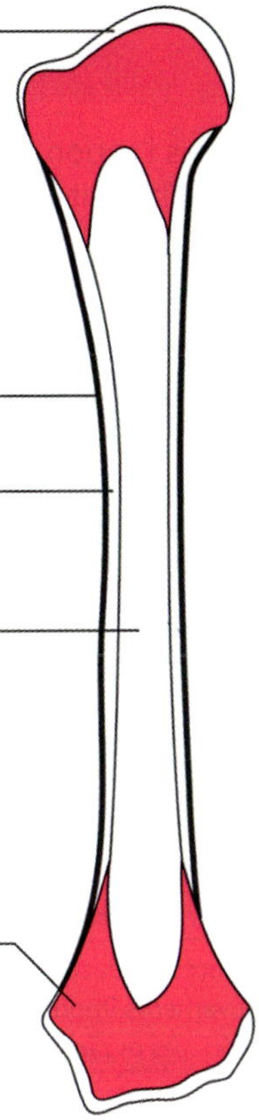

SCHÉMA N° 3. **Anatomie de l'os long**

L'os long (*voir* schéma n° 3 et tableau 2) comporte deux parties :

- un corps, ou diaphyse ;
- deux extrémités, ou épiphyses.

TABLEAU 2. **Structure de l'os long**

Diaphyse (corps de l'os)	– Périoste : couche conjonctive fibreuse protectrice qui assure la croissance en épaisseur et répare l'os fracturé. – Os compact, avec un canal médullaire rempli de moelle jaune (substance grasse de réserve).
Épiphyse (tête de l'os)	– Cartilage articulaire : couche conjonctive élastique et résistante qui recouvre l'extrémité de l'os. – Os spongieux, formé de travées osseuses remplies de moelle rouge qui donne naissance aux cellules sanguines.

La vie de l'os

L'os est un tissu vivant, fait de multiples cellules osseuses étoilées (ou ostéocytes). Disposées en cercles autour de canaux nourriciers (dans lesquels circulent vaisseaux et nerfs), elles sont noyées dans une matrice osseuse faite pour un tiers d'osséine (mélange de molécules organiques) et pour deux tiers de sels minéraux (phosphate de calcium).

Chez l'enfant

En période de croissance, il s'accroît en longueur grâce au cartilage de conjugaison et en largeur grâce au périoste.

Chez l'adulte

Il est remodelé en permanence sous l'action des efforts qu'il subit (il peut parfois se déformer). Ce remaniement s'effectue grâce à l'activité de certaines cellules osseuses, les ostéoclastes, qui érodent l'os et les ostéocytes qui le reconstruisent au niveau du canal médullaire.
En cas de fracture, le tissu osseux se renouvelle et soude les os entre eux, grâce à l'activité du périoste.

Les articulations

Les mouvements du corps sont possibles grâce aux articulations. Une articulation est un mode d'assemblage des os entre eux

Différents types d'articulations

TABLEAU 3. **Les trois types d'articulations**

Articulations mobiles (diarthroses)	– permettent des mouvements de flexion et d'extension – les deux têtes articulaires s'emboîtent parfaitement et sont réunies par des ligaments. Un liquide lubrifiant, la synovie, facilite leur glissement. *Exemples : le coude, le genou*
Articulations semi-mobiles (symphyses, amphiarthroses)	– les surfaces osseuses sont unies par des disques fibreux et cartilagineux – permettent des mouvements réduits *Exemples : les vertèbres*
Articulations fixes (sutures, synarthroses)	– les pièces osseuses sont assemblées très étroitement – mouvements impossibles *Exemples : les os du crâne et de la face*

Atteintes des articulations

On distingue deux atteintes principales :
- l'entorse : lésion douloureuse consécutive à une élongation suivie d'un déchirement des ligaments sans déboîtement des deux os.
- la luxation : l'élongation est plus importante. Elle est, dans ce cas, suivie d'un déboîtement des deux os. Les mouvements sont impossibles et très douloureux.

L'hygiène du squelette

L'hygiène du squelette a pour but de lui conserver sa solidité et ses formes harmonieuses. Une bonne hygiène de vie est basée sur plusieurs critères (*voir* tableau 4).

Une alimentation riche en calcium, phosphore et vitamines A et D

Il faut assurer une bonne minéralisation des os, afin de prévenir le rachitisme. Pour cela, on recommande les aliments :
- riches en calcium (lait et laitages) et en phosphore (lait et laitages, viande, poisson, œufs…) ;
- riches en vitamine A (de croissance) et vitamine D (antirachitique). Ces vitamines liposolubles ont des sources diverses, mais on les trouve principalement dans le lait et les laitages. La vitamine D est apportée par l'alimentation, mais l'exposition au soleil permet à l'organisme d'en synthétiser.

Un bon fonctionnement de certaines glandes endocrines

Les glandes hypophyse et thyroïde secrètent des hormones qui assurent un développement harmonieux du squelette (*voir* chapitre 11 : «Le système endocrinien»).

Des exercices musculaires équilibrés pour les adolescents

Les exercices musculaires doivent être adaptés à l'âge. Bien dosés, ils ont un effet bénéfique sur la croissance. Trop intenses et mal adaptés, ils provoquent un ralentissement et parfois un arrêt de la croissance.

La prévention des déviations de la colonne vertébrale

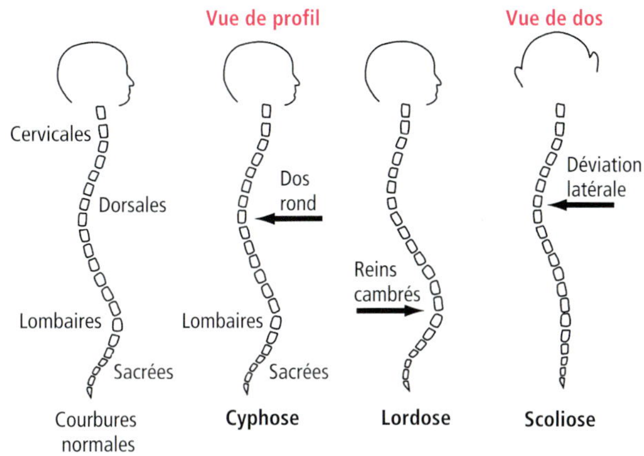

SCHÉMA N° 4. **Trois déformations de la colonne vertébrale**

Il existe trois déviations principales de la colonne vertébrale (*voir* schéma n° 4) :

- la scoliose est une déviation latérale de la colonne vertébrale ;
- la cyphose est une déviation dorsale : la poitrine est rentrée et le dos est arrondi ;
- la lordose, où l'individu est cambré.

Les muscles

L'appareil musculaire est formé de l'ensemble des muscles (*voir* schéma n° 5), organes actifs du mouvement. Il fait partie, avec les os, de l'appareil locomoteur, car il assure la motricité du corps. Le corps humain renferme plus de 600 muscles qui représentent, selon l'âge, entre 25 et 40 % de la masse corporelle.

Le classement des muscles

On distingue deux grands types de muscles.

Les muscles squelettiques (ou muscles striés)

Fixés directement sur les os, ces muscles constituent la majeure partie de l'appareil musculaire et sont soumis au contrôle du système nerveux central (volontaire). Ils permettent les mouvements du squelette.

REMARQUE Le muscle cardiaque (ou myocarde) est un type particulier de muscle strié dont les contractions sont automatiques.

Les muscles viscéraux (ou muscles lisses)

Ils entrent dans la constitution des organes profonds. Ils sont soumis au contrôle du système nerveux végétatif (involontaire).

La description des muscles

Les muscles squelettiques sont très variés.

Couleur

La couleur des muscles, rouge, est due à l'hémoglobine du sang et surtout à la myoglobine, pigment rouge présent dans le cytoplasme des cellules musculaires.

Forme

Certains sont de forme allongée (en fuseau), d'autres sont plats, rubanés, en éventail, ou ronds (sphincter, orbiculaire...).

Volume

Certains sont simples (ils n'ont qu'un ventre), d'autres sont composés (ils ont deux, trois ou quatre ventres).

Fixation

Certains sont fixés aux os par de longs tendons, d'autres sont directement fixés sur la peau (muscles « peauciers » du visage).

Rôle

Les muscles squelettiques forment des groupes aux rôles inversés (antagonistes) qui répondent aux différents mouvements du corps. Par exemple, pour le bras :

- le biceps est fléchisseur de l'avant-bras sur le bras ;
- le triceps est extenseur.

Les propriétés du muscle

Le muscle est doué de différentes propriétés.

L'excitabilité

Les muscles ne réagissent que lorsqu'ils sont sous l'effet d'une excitation (ou stimulation). Celle-ci peut avoir des origines diverses :

- thermique : température élevée ;
- mécanique : choc, piqûre, pincement ;
- électrique : courant plus ou moins intensif ;
- chimique : produit très corrosif.

L'excitant naturel du muscle est l'influx nerveux qui lui arrive par les nerfs moteurs.

La contractilité

La réaction du muscle stimulé est une contraction. Le muscle se raccourcit, s'épaissit.

L'élasticité

Lorsque l'excitant a cessé d'agir, le muscle retrouve sa forme primitive grâce à son élasticité.

La tonicité

D'une manière permanente, les muscles gardent une contraction légère, dite « tonique » (tonus musculaire), ce qui permet par exemple la station debout (immobile[1]).

---

1 La station debout est une merveille de la nature : à chaque instant, nous évitons les chutes (malgré une immobilité apparente) en contractant à temps les groupes de muscles appropriés. Un tel équilibre ne peut être obtenu sur un homme endormi placé debout.

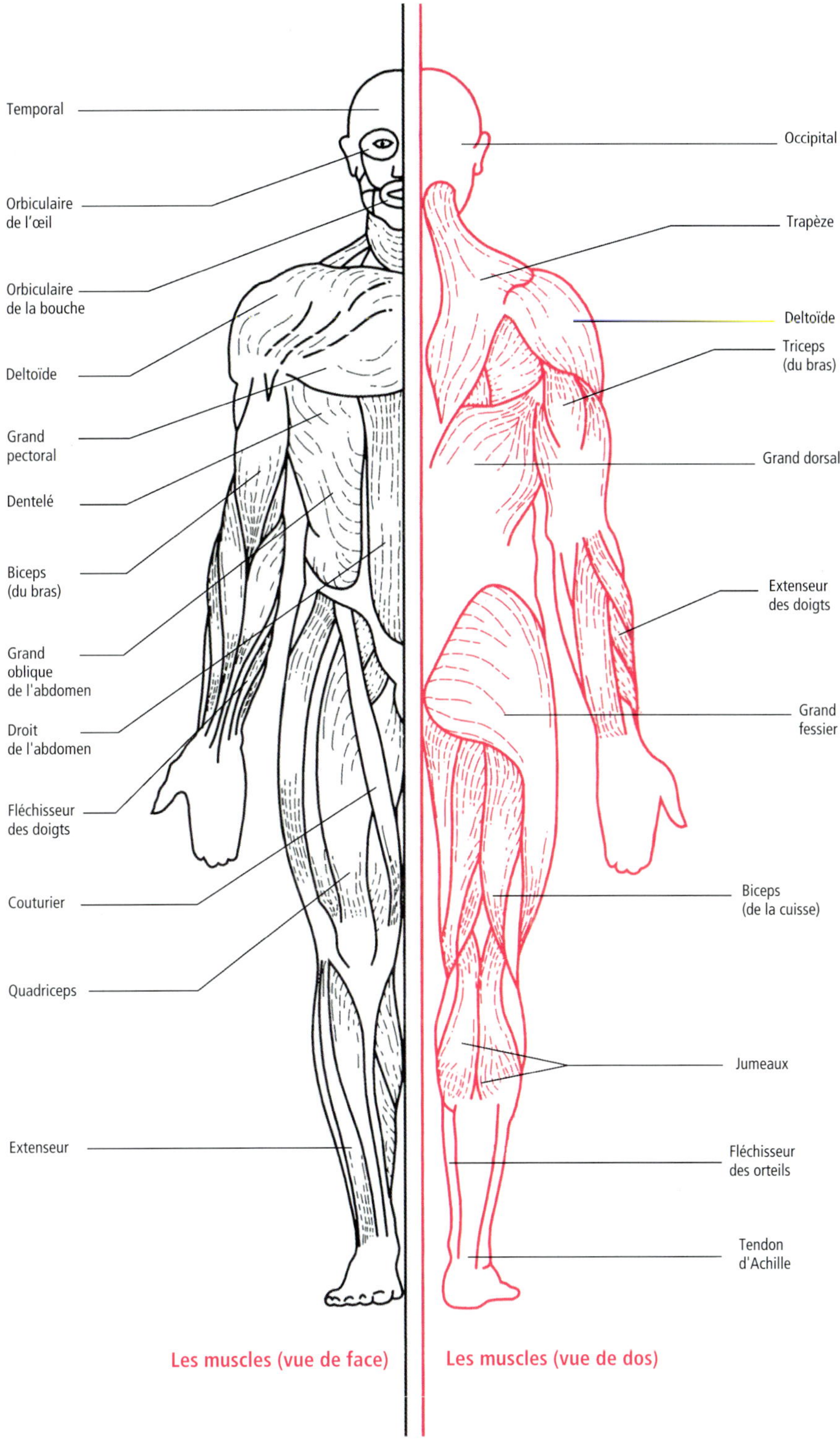

SCHÉMA N° 5. **Quelques muscles du corps humain**

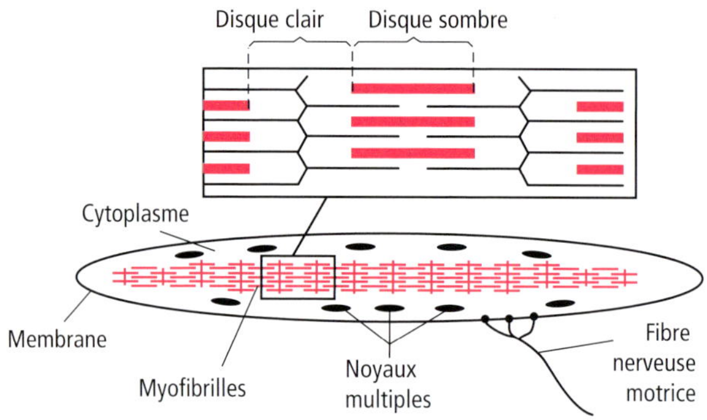

SCHÉMA N° 6. **La fibre striée**

Les nutriments du muscle

Les nutriments du muscle se composent essentiellement de sucres (glucose) et de lipides apportés par le sang. Le muscle consomme du dioxygène pour dégrader ces molécules, sources d'énergie. Les déchets libérés par le muscle sont le CO_2 et l'acide lactique.

L'hygiène musculaire

L'activité musculaire, bien conduite, assure le fonctionnement harmonieux de l'appareil moteur. Elle retentit sur tous les appareils du corps humain.

Retentissement du sport sur les différents appareils

TABLEAU 4. **Effets des exercices physiques sur les appareils**

L'appareil musculaire	Le muscle qui travaille augmente : – de volume; – de force. C'est le résultat de l'augmentation du diamètre des fibres musculaires par multiplication du nombre des protéines musculaires. Cette activité méthodique développe aussi la rapidité et la précision du mouvement, donc le rendement.
L'appareil respiratoire	Les mouvements respiratoires s'amplifient et la capacité respiratoire augmente.
L'appareil circulatoire	Un muscle en activité reçoit 5 fois plus de sang et 20 fois plus de dioxygène. Il rejette 23 fois plus de dioxyde de carbone. C'est pourquoi : – le cœur bat plus fort, le pouls s'accélère, la pression augmente : le cœur subit un entraînement favorable qui augmente sa résistance; – les vaisseaux coronaires se dilatent et le tissu cardiaque est mieux irrigué.
L'appareil nerveux	Il règle et coordonne mieux l'activité de tous les appareils. Il en résulte un excellent équilibre nerveux, de bons réflexes, des répercussions sur le caractère, l'esprit de sang-froid, de décision, l'endurance...
L'appareil digestif	Nous avons tous constaté l'effet bienfaisant des exercices sur l'appétit.
Les systèmes excréteurs	Les appareils excréteurs sont plus sollicités. Les poumons doivent rejeter plus de CO_2 et les glandes sudoripares éliminent la sueur.
Le squelette	Les exercices bien conduits, adaptés à l'âge et aux possibilités physiques, ont un effet positif sur le squelette.

Les bienfaits de la culture physique

Pendant l'enfance

Jusqu'à 13 ans, les exercices physiques auront pour but d'aider la croissance du squelette, de corriger ses déformations.

De 13 à 18 ans

L'accroissement de la taille est rapide et marque un grand écart avec le développement du thorax. Il en résulte une insuffisance du cœur et des poumons, ce qui exige une grande prudence. Il faut donc proscrire jusqu'à 18 ans les exercices de force et de vitesse et préférer ceux de fond, moins fatigants pour l'organisme. La musculation est fortement déconseillée. Les sports de groupe paraissent bien adaptés à l'adolescence.

Vers l'âge de 23 ans

La croissance est terminée. Elle permet la pratique de tous les sports.

Plus tard

Seuls les exercices de fond bien dosés sont à recommander, sous contrôle médical.

L'hygiène du sportif

Lors de la pratique d'un sport, il est conseillé de :

- choisir un lieu frais ou bien aéré, de préférence loin des sources de pollution ;
- choisir un bon matériel de sport (vêtements, chaussures adaptées au sport pratiqué) ;
- boire de l'eau pendant et après l'effort pour se réhydrater (un tiers de litre, peu minéralisée et non glacée) ;
- prendre une douche (pour éliminer la sueur) et se couvrir (pour éviter de prendre froid).

S'ENTRAÎNER

Exercice 1

Associez chiffres et lettres :

1. Aponévrose	**A.** Muscle du torse
2. Pectoral	**B.** Enveloppe
3. Biceps de la cuisse	**C.** Muscle du dos
4. Trapèze	**D.** Muscle postérieur de la jambe

Exercice 2

Quelle est la composition chimique de la matrice osseuse ?

Exercice 3

Faites correspondre lettres et chiffres :

A. Articulation mobile	**1.** Crâne
B. Articulation semi-mobile	**2.** Genou
C. Articulation fixe	**3.** Vertèbre

Exercice 4

Associez lettres et chiffres :

A. Humérus
B. Radius
C. Carpe
D. Métatarse
E. Péroné
F. Cubitus

1. Membre supérieur
2. Membre inférieur

Exercice 5

QCM : cochez la ou les bonnes réponses.

1. Quels os font partie de la ceinture scapulaire ?
a. omoplate ☐
b. clavicule ☐
c. humérus ☐

2. Le nombre de vertèbres thoraciques est de :
a. 7 ☐
b. 12 ☐
c. 5 ☐

3. Les muscles viscéraux se distinguent des muscles squelettiques car :
a. ils sont fixés sur les os ☐
b. ils sont contrôlés par la volonté ☐
c. ils ont un fonctionnement indépendant de la volonté ☐

4. Les muscles antagonistes sont des muscles qui :
a. permettent des mouvements opposés ☐
b. se contractent en même temps ☐
c. sont fixés sur des os différents ☐

5. Le corps d'un os long est appelé :
a. diaphyse ☐
b. hypophyse ☐
c. épiphyse ☐

6. L'os est un tissu :
a. inerte ☐
b. mort ☐
c. vivant ☐

7. Les os carpiens sont situés dans :
a. le poignet ☐
b. la cheville ☐
c. le pied ☐

8. Une entorse est :
a. une élongation des ligaments ☐
b. toujours suivie d'un déboîtement des deux os ☐

Exercice 6

Complétez ce schéma par des légendes et donnez-lui un titre.

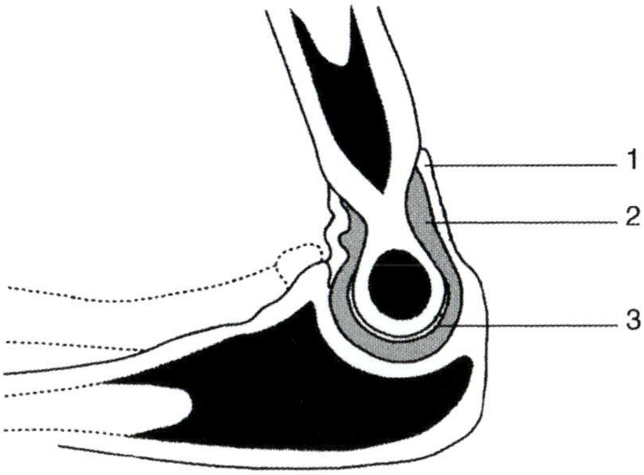

Exercice 7

Citez les quatre propriétés fondamentales du muscle mises en évidence dans les phrases suivantes :

1. Même au repos, nos muscles ne sont jamais flasques.
2. Si on étire un muscle, il s'allonge, puis revient à sa position initiale.
3. Un muscle répond à une excitation en se contractant.
4. Le muscle est capable de se déformer. Il se raccourcit et s'épaissit.

Exercice 8

Complétez les phrases suivantes.
Certains muscles sont fixés aux os par des ....
La couleur rouge des muscles est due à .... et à ....

CORRIGÉS

Exercice 1

1-B, 2-A, 3-D, 4-C.

Exercice 2

Elle est constituée de l'osséine et de minéraux (phosphates de calcium).

Exercice 3

A-2, B-3, C-1.

Exercice 4

1-A, B, C, F ; 2-D, E.

Exercice 5

1. a, b ; **2.** b ; **3.** c ; **4.** a ; **5.** a ; **6.** c ; **7.** a ; **8.** a.

Exercice 6

Titre : l'articulation mobile du coude
1. Membrane synoviale
2. Synovie
3. Cartilage articulaire

Exercice 7

Les quatre propriétés d'un muscle squelettique sont :
1. la tonicité (ou tonus musculaire) ;
2. l'élasticité ;
3. l'excitabilité ;
4. la contractilité.

Exercice 8

Certains muscles sont fixés aux os par des **tendons**.
La couleur rouge des muscles est due à **l'hémoglobine** du sang et à la **myoglobine** présente dans les cellules musculaires.

CHAPITRE 3

Le système nerveux

CE QU'IL FAUT SAVOIR

On distingue d'une part, le système nerveux central qui comprend l'encéphale et la moelle épinière, d'autre part, le système nerveux périphérique qui comprend les nerfs. C'est le système nerveux de la vie de relation.
Il existe aussi le système nerveux végétatif que nous n'aborderons pas dans cette étude[1].

Anatomie du système nerveux

Le système nerveux central (ou système cérébro-spinal)

TABLEAU 1. **Anatomie du système nerveux central**

L'encéphale (protégé dans la boîte crânienne)	Il se compose de deux hémisphères cérébraux symétriques (dont la surface présente des circonvolutions), du cervelet et du tronc cérébral (hypothalamus, hypophyse, bulbe…) qui assure la jonction avec la moelle épinière.
La moelle épinière (logée dans le canal rachidien)	Cordon blanc de 50 cm de long et de 1 cm de diamètre, la moelle est divisée en deux parties symétriques. Au centre de la moelle, on observe une substance grise qui dessine la lettre H et, à la périphérie, une substance blanche.
Les méninges	Système de membranes qui recouvre et protège l'encéphale et la moelle. On distingue : – la méninge interne (ou pie-mère), richement irriguée ; – la méninge moyenne (ou arachnoïde) ; – la méninge externe (ou dure-mère).
Le liquide céphalo-rachidien	Sécrété par la méninge moyenne, ce liquide clair rempli les espaces interméningés et le canal médullaire. Il a un rôle nourricier et forme un coussin hydraulique protecteur contre les chocs. La méningite est une inflammation des méninges consécutive à une infection microbienne.

Le système nerveux périphérique (les nerfs)

Les nerfs servent à relier le système nerveux central aux organes périphériques. Il existe deux grands types de nerfs : les nerfs crâniens et les nerfs rachidiens (*voir* tableau 2).

1 Le système nerveux végétatif (dit « autonome ») comprend le sympathique et le parasympathique. Il innerve les viscères profonds (cœur, poumons, intestins…).

TABLEAU 2. **Le système nerveux périphérique**

Les nerfs rachidiens (ont leur origine au niveau de la moelle épinière)	Les nerfs rachidiens se détachent de la moelle épinière par deux racines : – une racine antérieure (qui renferme les fibres nerveuses motrices) ; – une racine postérieure (qui renferme les fibres nerveuses sensitives). Les nerfs rachidiens sont dits « nerfs mixtes » car ils sont à la fois moteurs et sensitifs. On compte 31 paires de nerfs rachidiens : – 8 cervicales ; – 12 dorsales ; – 5 lombaires ; – 5 sacrées ; – 1 coccygienne. Parmi les nerfs rachidiens, citons : – le nerf cubital et le nerf radial qui vont innerver le bras (ils se détachent du plexus brachial) ; – le nerf sciatique, qui va innerver la jambe (il se détache du plexus sacré).
Les nerfs crâniens (leur origine se situe au niveau du tronc cérébral)	On compte 12 paires de nerfs crâniens qui ont des fonctions très différentes : – 3 paires sensitives ; – 5 paires motrices ; – 4 paires mixtes. Parmi ces nerfs, citons : – le nerf optique et le nerf auditif (sensitifs) ; – le nerf oculaire (moteur) ; – le nerf vague qui innerve les poumons et l'estomac.

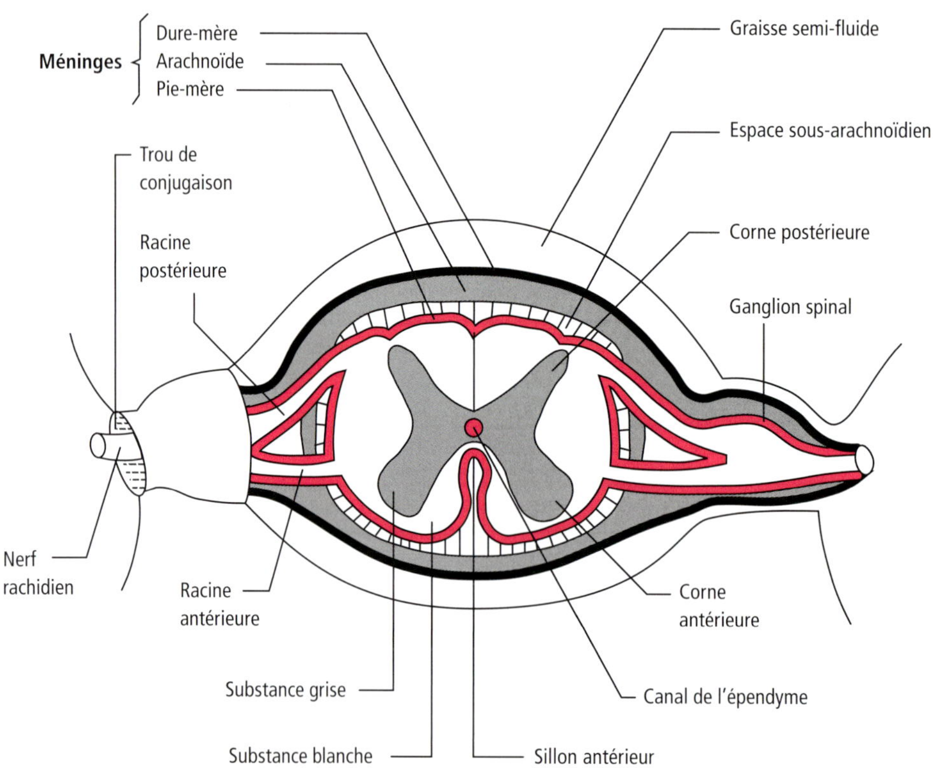

SCHÉMA N° 1. **Coupe transversale de la moelle épinière**

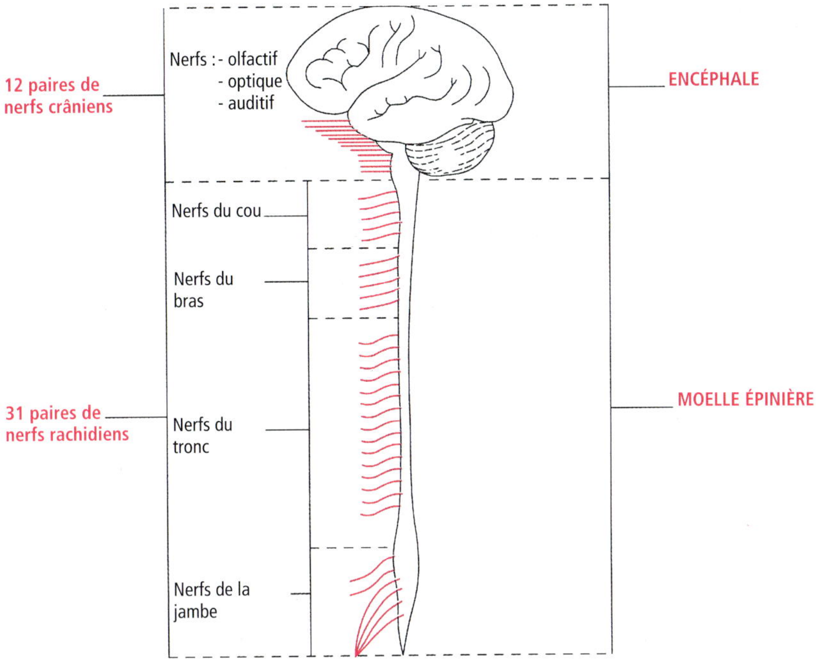

SCHÉMA N° 2. Les nerfs crâniens et les nerfs rachidiens

La structure du tissu nerveux

Le tissu nerveux est constitué d'un assemblage de cellules nerveuses (ou neurones) et de leurs prolongements. Les cellules gliales comblent les espaces entre les neurones : ce tissu d'emballage et nourricier constitue la névroglie (*voir* tableau 3).

TABLEAU 3. Structure du tissu nerveux

Le neurone	Le neurone est une cellule spécialisée qui comprend : – un corps cellulaire de forme étoilée avec un cytoplasme et le noyau ; – des prolongements : • l'axone (fibre nerveuse), très long, peut être recouvert d'une gaine de myéline*; • les dendrites, plus courts, forment de fines ramifications. Les neurones communiquent entre eux par des synapses et forment des chaînes très complexes, dans lesquelles l'influx nerveux chemine.
La substance grise et la substance blanche	Le tissu nerveux présente deux substances : – la substance grise, constituée des corps cellulaires avec dendrites et des axones nus ; – la substance blanche, constituée des prolongements (axones) recouverts de gaines de myéline (graisse blanche).
Le nerf	Anatomiquement, la coupe d'un nerf montre un ensemble de fibres nerveuses, isolées les unes des autres par des cloisons de tissu conjonctif dans lesquelles des vaisseaux sanguins cheminent. L'ensemble est protégé par une gaine conjonctive périphérique : l'épinèvre **.

* La myéline est formée par les membranes des cellules de Schwann qui s'enroulent autour de l'axone.
** La coupe anatomique du nerf fait penser à la coupe anatomique du muscle (vue précédemment).

L'activité réflexe

La réaction réflexe

L'activité réflexe est une action motrice involontaire et automatique. On distingue :
- les réflexes innés (qui existent dès la naissance) ;
- les réflexes acquis après apprentissage.

Prenons comme exemple la réaction de retrait de la main après avoir touché un objet brûlant. Cette réaction se manifeste en quelques dixièmes de secondes, sans l'intervention de la volonté. Afin que ce réflexe se produise, il faut :
- un organe récepteur sensitif (les récepteurs sensoriels de la peau) ;
- un nerf sensitif et moteur (le nerf rachidien du bras) ;
- un centre nerveux (la moelle épinière) ;
- un organe effecteur innervé (le muscle du bras, le biceps).

Intérêts des réflexes

Les réflexes peuvent :
- nous soustraire rapidement à un danger ;
- régler automatiquement le fonctionnement de nos organes ;
- maintenir le corps en équilibre.

L'hygiène de l'appareil nerveux

L'unité de l'appareil nerveux est le neurone. Or, nous naissons avec un capital de neurones qui n'augmente pas avec l'âge et qui ne peut que s'amoindrir (chaque jour nous perdons plusieurs milliers de neurones et un neurone mort ne se régénère plus).
L'hygiène de l'appareil nerveux consiste à éviter la fatigue nerveuse, préjudiciable aux neurones.

Effets de la fatigue nerveuse

La fatigue nerveuse se traduit par un malaise général, une diminution des réflexes, une perte de mémoire, un manque de concentration et d'attention, de l'anxiété, de l'insomnie. Souvent, elle évolue vers la dépression. Comme tous les organes, le cerveau a besoin d'être nourri et de se reposer car son activité produit des déchets.

Conditions favorables au fonctionnement nerveux

Une bonne hygiène de vie permet le bon fonctionnement des neurones (*voir* tableau 4).

TABLEAU 4. **Conditions favorables au fonctionnement nerveux**

Une bonne hygiène alimentaire	Une alimentation saine et variée apporte certaines vitamines indispensables au système nerveux : – les vitamines du groupe B (ou thiamine), présentes dans les céréales, les fruits... Une carence en vitamines B est responsable du béribéri qui se caractérise par des paralysies des membres ; – la vitamine PP (ou niacine), présente dans la viande, le foie, le poisson. Son absence provoque la pellagre, qui se caractérise par des troubles mentaux.

Une bonne hygiène mentale	L'entraînement permet d'améliorer le rendement de la machine nerveuse. Il perfectionne : – les aptitudes motrices (les mouvements répétés sont plus rapides et plus précis) ; – les aptitudes sensorielles ; – les aptitudes intellectuelles (exercer sa mémoire).
Une bonne hygiène de vie	Il faut : – éviter la consommation excessive de café et de thé car ils renferment des psychostimulants (caféine et théine) qui favorisent l'insomnie et l'irritabilité ; – éviter la consommation de drogues (cannabis, héroïne, cocaïne...) dont les substances psychoactives modifient l'activité mentale, les sensations et le comportement. Leur usage expose à des dangers pour la santé et crée des phénomènes de dépendance, sans oublier les conséquences sociales dans la vie quotidienne ; – éviter la consommation de tabac (qui renferme la nicotine) qui produit un dérèglement du tonus végétatif et du système cérébro-spinal (atteinte de la sensibilité, de la volonté et de la mémoire) ; – éviter la consommation d'alcool, à l'origine de troubles moteurs (perte d'équilibre), sensitifs (les sens sont émoussés, hallucinations...) et intellectuels (manque de volonté) ; – lutter contre le bruit dans la maison et dans les lieux publics ; – un sommeil réparateur (7 à 8 heures pour un adulte, 9 à 10 heures pour un adolescent, 10 à 12 heures pour un enfant). Un manque de sommeil au-delà de 48 heures est nocif et l'insomnie conduit à la fatigue nerveuse.

S'ENTRAÎNER

Exercice 1

Combien de paires de nerfs rachidiens émergent de la moelle épinière ?

A. 33 paires **C.** 53 paires
B. 31 paires **D.** 23 paires

Exercice 2

Trouvez les autres noms qui définissent les trois enveloppes suivantes.

A. Méninge interne
B. Méninge moyenne
C. Méninge externe

Exercice 3

Qu'appelle-t-on « nerfs mixtes » ?

Exercice 4

Une fibre nerveuse sensitive d'un nerf conduit le message nerveux :

A. du centre nerveux vers l'organe effecteur
B. d'un récepteur du corps vers le centre nerveux

Exercice 5

Quelle est la conséquence de la section d'un nerf rachidien ?

Exercice 6

Citez quatre troubles nerveux occasionnés par le bruit.

Exercice 7

QCM : cochez la réponse exacte.

1. Le système nerveux périphérique comprend :

a. l'encéphale ☐
b. les nerfs crâniens ☐
c. les nerfs rachidiens ☐
d. la moelle épinière ☐

2. La nicotine :

a. est un excitant nerveux ☐
b. est présente dans le café ☐
c. agit sur la mémoire ☐

3. Le système végétatif régule :

a. les mouvements volontaires et la vie de relation ☐
b. le fonctionnement des organes internes et des viscères ☐

4. Le cervelet a pour fonction :

a. la coordination des mouvements et de l'équilibre ☐
b. la régulation cardiaque ☐
c. la régulation du sommeil ☐

5. Le café :

a. favorise le sommeil ☐
b. favorise l'irritabilité ☐
c. est un psychostimulant ☐

CORRIGÉS

Exercice 1

Réponse **B.**

Exercice 2

A. Méninge interne : pie-mère.
B. Méninge moyenne : arachnoïde.
C. Méninge externe : dure-mère.

Exercice 3

Nerfs mixtes : nerfs qui renferment à la fois des fibres motrices et sensitives.

Exercice 4

Réponse **B.**

Exercice 5

La section d'un nerf rachidien entraîne la paralysie et l'insensibilité de la région innervée par ce nerf.

Exercice 6

Le bruit provoque des troubles du sommeil, des troubles de l'équilibre, de la fatigue nerveuse, des troubles auditifs.

Exercice 7

1. b, c ; **2.** a, c ; **3.** b ; **4.** a ; **5.** b, c.

CHAPITRE 4

L'appareil digestif

CE QU'IL FAUT SAVOIR

Afin d'être utilisés par notre organisme, les aliments doivent au préalable être digérés, c'est-à-dire transformés en substances plus simples, assimilables. C'est dans l'appareil digestif que s'opèrent toutes ces transformations (*voir* schéma n° 1).

Anatomie du tube digestif

Le tube digestif s'étend de la bouche à l'anus.

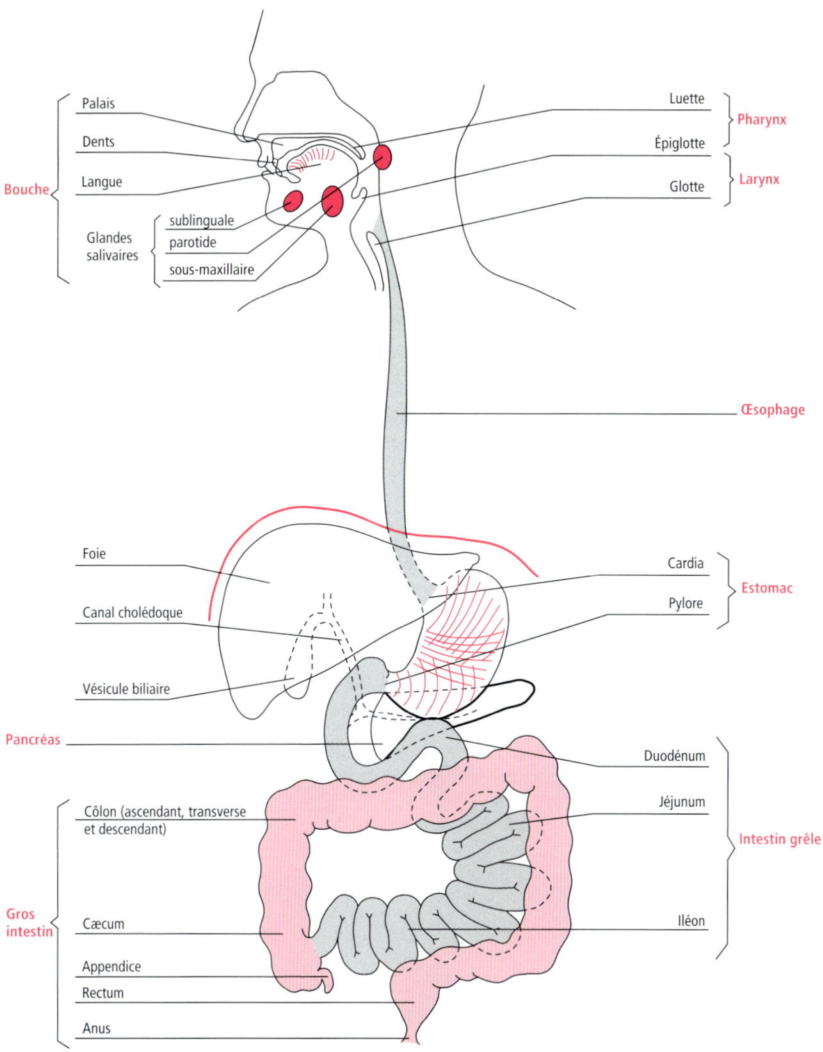

SCHÉMA N° 1. **L'appareil digestif**

TABLEAU 1. L'anatomie du tube digestif

La bouche	Elle comprend la langue, le « voile du palais » avec la luette, entourée des amygdales et les dents (*voir* schéma n° 2), dont la dentition évolue avec le temps (*voir* schémas n° 3 et 4) : – la première dentition apparaît chez l'enfant vers 6 mois (2 incisives) et elle est complète vers l'âge de 3 ans (20 « dents de lait ») ; – la seconde dentition apparaît vers l'âge de 5 ou 6 ans. Les dents de remplacement sont semblables aux dents de lait*. Cette dentition est pratiquement en place vers l'âge de 12 ans ; seules manquent les dents de sagesse, qui n'apparaîtront que bien plus tard (entre 18 et 30 ans). La denture de l'adulte est alors complète et compte 32 dents. Sa formule dentaire est la suivante (I = incisives, C = canines, PM = prémolaires, M = molaires) : $\frac{4I + 2C + 4PM + 6M}{4I + 2C + 4PM + 6M} = 32$ dents
Le pharynx	C'est un « carrefour aéro-digestif » (*voir* schéma n° 5). Sa partie supérieure communique avec les fosses nasales. Sa partie inférieure communique avec l'œsophage et le larynx.
L'œsophage	Long tube (25 cm) vertical qui traverse le diaphragme et débouche dans l'estomac par un orifice, le cardia.
L'estomac	Poche située sous le diaphragme, du côté gauche du corps. Sa capacité est d'environ 2 L. Sa paroi est constituée de trois couches musculaires. Sa face interne est tapissée d'une muqueuse riche en glandes gastriques, qui sécrètent le suc gastrique. L'estomac communique avec l'intestin par un sphincter, le pylore.
L'intestin grêle	C'est un tube de 6 à 7 m de longueur sur 3 cm de largeur chez l'homme. Il décrit des anses intestinales : la première est le duodénum (22 cm), qui se prolonge par le jéjunum (2,2 m) puis l'iléon (4 m). Sa paroi interne présente : – de nombreux replis, hérissés de villosités où a lieu l'absorption des nutriments (*voir* schéma n° 6) ; – entre les villosités, s'ouvrent les orifices de glandes intestinales qui sécrètent le suc intestinal (*voir* schéma n° 7).
Le gros intestin	Tube de 1,5 m de long qui présente trois parties : – le cæcum, muni d'un petit prolongement, l'appendice ; – le côlon (ascendant, transverse et descendant) ; – le rectum, qui se termine par l'anus (muni du sphincter anal). Rappelons que tous les organes digestifs sont faits de muscles lisses sous le contrôle du système nerveux végétatif. Leurs contractions sont donc involontaires.

* Principe de remplacement : la racine de la dent de lait se résorbe et, réduite à sa couronne, la dent tombe facilement.

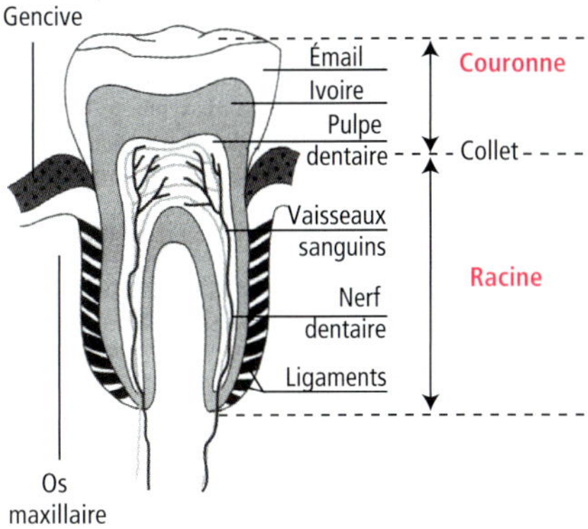

SCHÉMA N° 2. Coupe longitudinale d'une dent

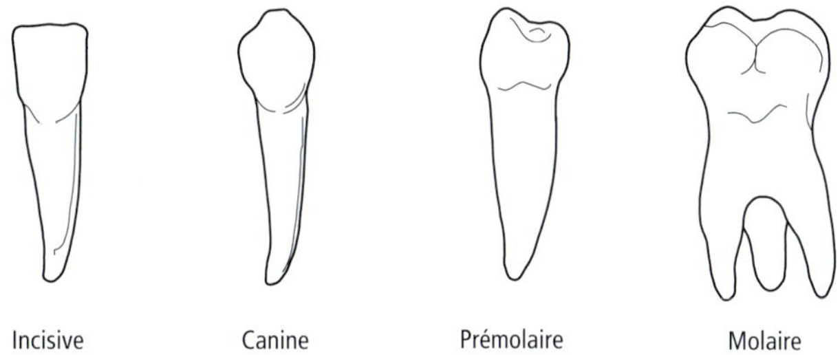

SCHÉMA N° 3. Les différents types de dents

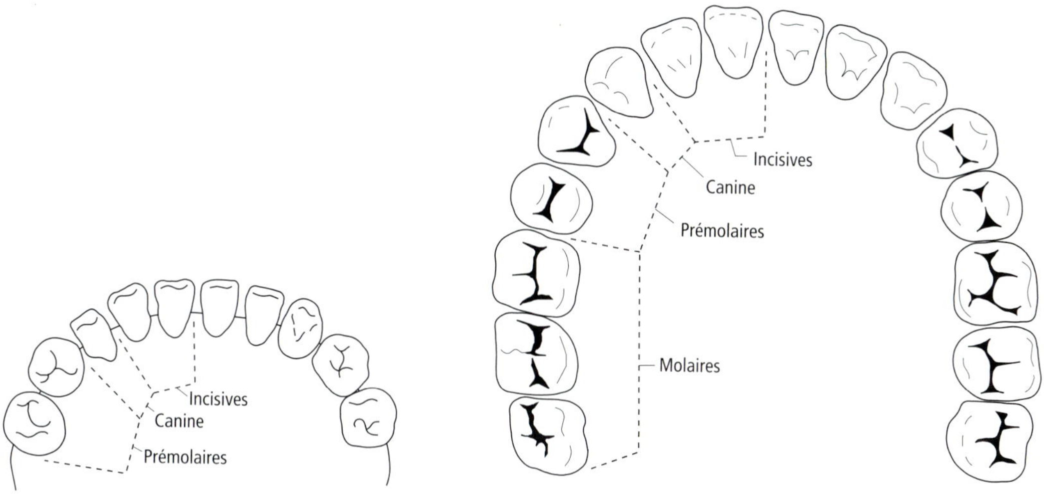

Dentition de lait

Dentition définitive

SCHÉMA N° 4. Les deux dentitions

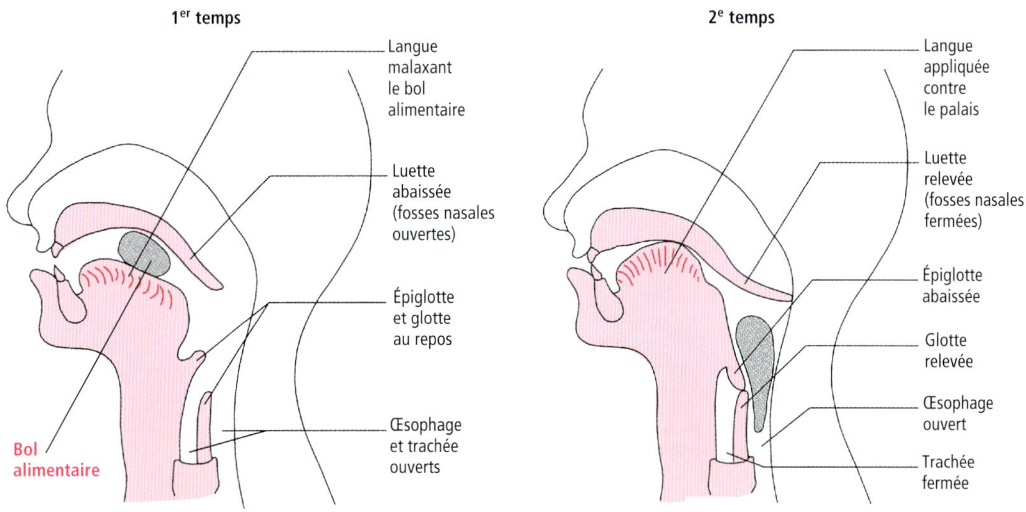

SCHÉMA N° 5. Le mécanisme de la déglutition

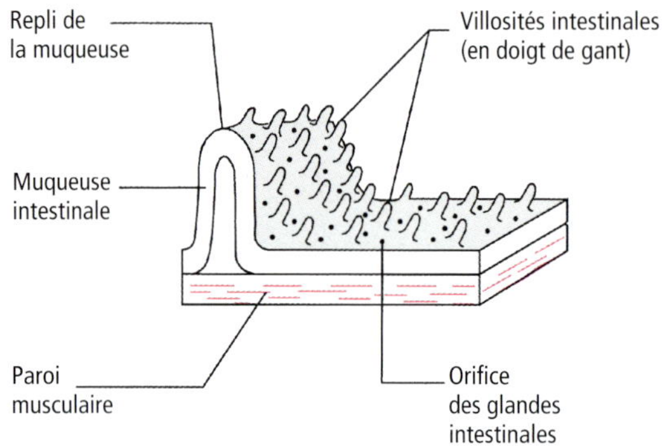

SCHÉMA N° 6. **Coupe de l'intestin grêle**

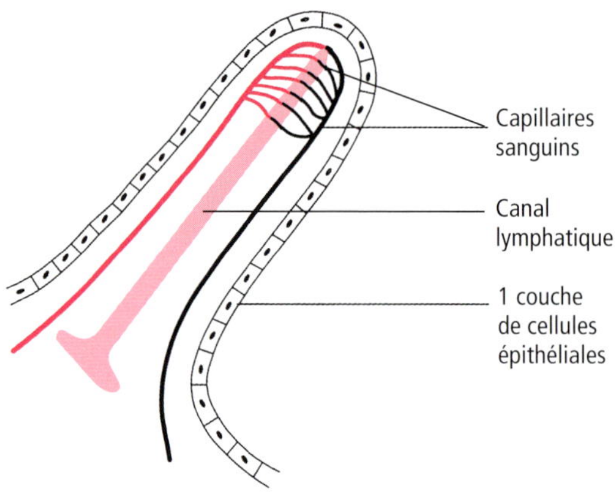

SCHÉMA N° 7. **Détail d'une villosité intestinale irriguée par le sang**

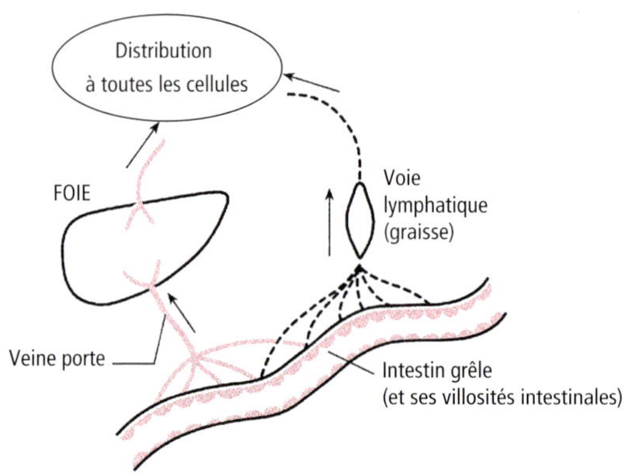

SCHÉMA N° 8. **L'absorption des matières nutritives et leur cheminement**

Les glandes digestives

Les glandes digestives sont annexées aux différentes régions du tube digestif.

TABLEAU 2. **Les glandes digestives**

Les glandes salivaires	Elles sont au nombre de trois paires : les glandes parotides, les sous-maxillaires et les sublinguales. Elles sécrètent la salive (environ 1 L par jour), composée de : – 99,5 % d'eau ; – sels minéraux ; – amylase salivaire. La salive imprègne les aliments, elle constitue aussi la première étape chimique de la digestion (de l'amidon), grâce à l'amylase. Elle protège aussi contre la carie.
Les glandes gastriques	Elles tapissent la paroi de l'estomac et sécrètent le suc gastrique (qui transforme les protéines alimentaires). L'action de l'estomac constitue la deuxième étape chimique de la digestion.
Le pancréas	Cette glande mixte est située entre le duodénum et la rate. Elle sécrète le suc pancréatique, qui s'écoule dans le duodénum au moment des repas. L'action du suc pancréatique constitue la troisième étape chimique de la digestion.
Le foie	Organe volumineux très richement vascularisé car il accomplit des fonctions multiples : – mise en réserve du sucre (glucose) sous forme de glycogène ; – synthèse de diverses protéines comme l'albumine et le fibrinogène ; – production d'urée et du bon cholestérol ou LDL (*low density lipoprotein*) ; – stockage des vitamines A, B, D et K. Il sécrète, en outre, la bile, liquide amer, mis en réserve dans la vésicule biliaire et qui s'écoule dans le duodénum au moment des repas. Elle facilite la digestion des lipides.
Les glandes intestinales	Ces glandes sont présentes dans l'intestin grêle. Au nombre de 160 millions, elles sécrètent le suc intestinal qui termine la digestion.

En résumé, les quatre étapes chimiques de la digestion se déroulent dans l'ordre suivant : amylase salivaire, suc gastrique, suc pancréatique, suc intestinal et, en annexe, la bile.

Les étapes de la digestion des aliments

Le tube digestif est le siège de phénomènes mécaniques et de phénomènes chimiques. Ces deux types de phénomènes sont complémentaires.

Les phénomènes mécaniques de la digestion

TABLEAU 3. **Les phénomènes mécaniques de la digestion**

Première étape : la mastication	Dès leur arrivée dans la bouche, les aliments sont : – coupés par les incisives ; – déchirés par les canines ; – broyés par les molaires. Imprégnés de salive, les aliments sont brassés par la langue qui les façonne en une boule, appelée « bol alimentaire » .

(Suite)

TABLEAU 3. Suite

Deuxième étape : la déglutition	Au niveau du pharynx, le bol alimentaire est avalé (*voir* schéma n° 5). Ce phénomène met en jeu la fermeture des voies respiratoires (l'épiglotte ferme la trachée, la luette ferme les fosses nasales). Lorsque la fermeture fonctionne mal, les aliments pénètrent dans le larynx (« fausse route ») ce qui provoque la toux, « réflexe de rejet ». On dit qu'on a « avalé de travers ».
Troisième étape : la progression du contenu	Les fibres musculaires lisses de l'œsophage se contractent et poussent le bol alimentaire vers l'estomac. Ces mouvements péristaltiques se font dans un seul sens.
Quatrième étape : le brassage des aliments	Les trois groupes musculaires de l'estomac brassent puissamment le bol alimentaire imprégné de suc gastrique. La rapidité d'évacuation de l'estomac varie avec la nature des aliments ingérés (les graisses y séjournent plus longtemps).
Cinquième étape : la progression et la segmentation du contenu	Au niveau de l'intestin grêle, les contractions péristaltiques des muscles lisses font avancer le contenu intestinal et le segmentent.
Sixième étape : le ralentissement des matières et la fermentation	Au niveau du gros intestin, les résidus de la digestion ont une progression plus lente. Ils y séjournent quelque peu, et subissent la « fermentation » (sous l'effet de la flore microbienne intestinale) et la déshydratation (l'eau est réabsorbée par l'organisme). Devenus plus consistants, les déchets (excréments) seront évacués par l'anus.

Les phénomènes chimiques de la digestion

Sous l'action des sucs digestifs, nos aliments subissent des transformations chimiques qui vont dans le sens d'une simplification. Ces transformations sont réalisées par des substances appelées « enzymes », contenues dans les sucs (*voir* tableau 4).

TABLEAU 4. Rôle des sucs digestifs dans les transformations chimiques des aliments au cours de la digestion

Nom du suc digestif	Substances alimentaires concernées	Produits obtenus après action de l'enzyme	Substances assimilables ou nutriments
Suc salivaire (amylase salivaire)	Amidon	Maltose	
Suc gastrique (protéase)	Grosses protéines	Protéines simplifiées	
Suc pancréatique (lipase [+ bile], protéase, amylase pancréatique)	Lipides	Glycérol et acides gras	Glycérol et acide gras
	Protéines simplifiées	Protéines très courtes	
	Amidon	Maltose	
Suc intestinal (protéase, lactase, saccharose, maltase, lipase)	Protéines très courtes	Acides aminés	Acides aminés
	Lactose (sucre du lait)	Glucose et galactose	Glucose et galactose
	Saccharose (sucre de table)	Glucose et fructose	Glucose et fructose
	Maltose	Glucose	Glucose
	Lipides	Glycérol et acides gras	Glycérol et acides gras

L'absorption des nutriments

Les nutriments traversent les villosités intestinales et vont suivre deux voies différentes :

- l'eau, les sels minéraux, les oses, les acides aminés suivent la voie sanguine. Ils gagnent la veine porte, passent par le foie où les sucres sont mis en réserve, puis par les veines sus-hépatiques pour aller vers le cœur via la veine cave ;
- les lipides émulsionnés et les acides gras suivent une voie de dérivation, la voie lymphatique, avant de rejoindre la circulation sanguine près du cœur (*voir* schéma n° 8).

L'hygiène de l'appareil digestif

L'hygiène de l'appareil digestif découle des phénomènes mécaniques et chimiques observés au cours du transit intestinal.

TABLEAU 5. **Hygiène de l'appareil digestif**

Hygiène bucco-dentaire	Afin de faciliter la digestion, les aliments doivent être longuement mastiqués pour que le transit de l'estomac soit allégé. Seule une bonne dentition, exempte de caries, permet une bonne mastication. La carie dentaire est une destruction partielle de la dent due à l'attaque de l'émail et de l'ivoire favorisée par la prolifération de microbes présents dans la plaque dentaire (tartre). La dent finit par s'infecter en profondeur et devient douloureuse. Pour éviter les caries, il faut se brosser les dents (à l'aide d'un dentifrice au fluor) au moins deux fois par jour (le matin et le soir), éviter les brusques variations de température et limiter la consommation de sucres. Consulter un dentiste au moins deux fois par an.
Hygiène de la digestion	– Les repas doivent être suffisamment espacés et pris, si possible, à heures régulières. – Les aliments appétissants et bien présentés stimulent la sécrétion des sucs digestifs. La vue, l'odorat et le goût sont sollicités et provoquent le désir de manger. – Les excès alimentaires fatiguent les organes digestifs. Il faut manger raisonnablement, de façon modérée, pour éviter les digestions qui fatiguent le foie, ou les diarrhées et vomissements. – Privilégier une atmosphère calme et détendue lors des repas. – Après les repas, il faut prendre quelques précautions : si l'emploi du temps le permet, on s'accordera un léger repos pour aider la digestion. On évitera tous les sports ou exercices violents. On ne prendra jamais un bain froid après un repas : l'hydrocution peut être fatale.
Évacuation des déchets	La constipation est la rétention prolongée des déchets alimentaires dans notre corps. Elle risque de déterminer une véritable intoxication. Pour la prévenir, il faut : – aller à la selle régulièrement (tous les jours à la même heure) ; – manger des aliments à caractère laxatif (pain de son, légumes cuits, salade verte, fruits acides, pruneaux, etc.) ; – boire beaucoup.
Éviter les produits toxiques	– L'abus de tabac atténue l'action des sucs digestifs, provoque la paresse des contractions intestinales, d'où risque de constipation et inhibe l'odorat. – L'abus d'alcool provoque l'inflammation de l'estomac et de l'intestin, a une action néfaste sur le foie (cirrhose dans les cas graves), inhibe le goût. – Associé à l'alcool, le tabac altère les muqueuses avec risques de cancer (bouche, langue, œsophage, larynx...). – Le jeune enfant est souvent inconscient du danger. De nombreux accidents touchent l'appareil digestif et provoquent des intoxications par l'ingestion de produits toxiques (produits ménagers moussants et caustiques, produits agricoles...), de médicaments et de plantes toxiques (graines de Ricin, par exemple).

S'ENTRAÎNER

Exercice 1

Donnez la formule dentaire d'un enfant de 3 ans.

Exercice 2

Donnez le nom des trois paires de glandes salivaires.

Exercice 3

Complétez les phrases suivantes.
Les organes digestifs sont faits de muscles ....
Leurs contractions sont ....

Exercice 4

Quelles sont les conséquences d'une confsommation abusive d'alcool sur la digestion ?

Exercice 5

Répondez par vrai ou faux en cochant la bonne case :	Vrai	Faux
A. La bile est sécrétée par le foie	☐	☐
B. L'estomac est une poche digestive interposée entre la vésicule biliaire et le côlon	☐	☐
C. Il existe deux paires de glandes salivaires	☐	☐

Exercice 6

Quels sont les deux phénomènes complémentaires de la digestion ?

Exercice 7

QCM : cochez la ou les bonne(s) réponse(s).

1. Le passage des nutriments depuis l'intestin grêle dans le sang et la lymphe est :
a. la digestion ☐
b. l'assimilation ☐
c. l'absorption ☐

2. La bile :
a. est sécrétée par le pancréas ☐
b. facilite la digestion des sucres ☐
c. facilite la digestion des lipides ☐

3. Les acides aminés sont le résultat de la digestion :
a. des lipides ☐
b. des glucides ☐
c. des protides ☐

4. L'œsophage débouche dans l'estomac par un orifice :
a. le pylore ☐
b. le cardia ☐
c. le duodénum ☐

Exercice 8

Complétez les phrases par les termes qui conviennent.
Après la mastication, les aliments forment le ……… ; celui-ci passe de la bouche dans l'estomac grâce au réflexe de ………
Dans l'estomac, les aliments se transforment petit à petit en ……… qui est expulsé en jet dans le ……… à chaque ouverture du ………

Exercice 9

Quelles sont les deux grandes parties de la dent ?

CORRIGÉS

Exercice 1

(4 I, 2 C, 4 PM, 0 M) x 2 = 20 dents

Exercice 2

Trois paires de glandes salivaires :
- les glandes parotides ;
- les glandes sous-maxillaires ;
- glandes sublinguales.

Exercice 3

Les organes digestifs sont faits de muscles **lisses**.
Leurs contractions sont **involontaires**.

Exercice 4

L'abus d'alcool provoque des inflammations stomacales, pancréatiques et intestinales. Il provoque une cirrhose du foie. Il inhibe le goût.

Exercice 5

A. vrai ; **B.** faux ; **C.** faux.

Exercice 6

Les phénomènes complémentaires de la digestion sont mécaniques et chimiques.

Exercice 7

1. c ; **2.** c ; **3.** c ; **4.** b.

Exercice 8

Après la mastication, les aliments forment le **bol alimentaire** ; celui-ci passe de la bouche dans l'estomac grâce au réflexe de déglutition.
Dans l'estomac, les aliments se transforment petit à petit en **chyme** qui est expulsé en jet dans le **duodénum** à chaque ouverture du **pylore**.

Exercice 9

Les deux grandes parties de la dent sont la couronne et la racine.

CHAPITRE 5

L'appareil cardio-respiratoire

CE QU'IL FAUT SAVOIR

Les appareils circulatoire et respiratoire sont en étroite relation. En effet, les gaz respiratoires sont échangés entre l'air extérieur et le sang au niveau des poumons lors de l'hématose.

L'appareil circulatoire

Le transit des nutriments et des déchets de l'organisme, ainsi que celui des gaz O_2 et CO_2 sont assurés par l'appareil circulatoire.
Celui-ci comprend un tissu liquide, le sang, canalisé dans des vaisseaux sanguins (artères et veines) et mis en mouvement par une pompe, le cœur.

Le sang

La composition du sang

Liquide rouge, visqueux, salé, le sang circule dans notre corps et représente un treizième de notre poids (le corps d'un homme adulte renferme 5 à 6 L de sang[1]). Il est composé d'un liquide, le plasma, contenant en suspension des cellules ou globules (*voir* schéma n° 1). Chez l'adulte, les cellules sanguines sont constamment renouvelées (plusieurs dizaines de milliards chaque jour) au niveau de la moelle rouge osseuse[2].

La coagulation du sang

Le sang ne reste fluide qu'à l'intérieur des vaisseaux sanguins intacts. Au contact de l'air ou d'une paroi vasculaire lésée (plaie), il coagule (*voir* schéma n° 3). La coagulation du sang aboutit à la formation d'un caillot (globules rouges emprisonnés dans un filet de fibrine insoluble). La coagulation peut être accélérée par la vitamine K et freinée par des anticoagulants.

Les groupes sanguins

Il existe deux systèmes majeurs de groupes sanguins, marqueurs moléculaires présents à la surface des hématies :

- le système ABO ;
- le système Rhésus.

Lors d'une transfusion, il faut éviter que les globules du donneur ne soient détruits par les anticorps présents dans le plasma du receveur.

1 Chez la femme, 4 à 5 L.
2 Chez le fœtus, le foie et la rate remplissent ce rôle.

TABLEAU 1. **Composition du sang**

Le plasma	Liquide jaunâtre contenant différentes substances (nutritives, déchets, anticorps) (*voir* tableau 2). Toute modification de sa composition entraîne de graves troubles de la santé* (*voir* tableau 3).
Les globules (ou éléments figurés)	**Les globules rouges** (ou hématies) – 4 à 5 millions/mm³ de sang ; – cellules discoïdales dépourvues de noyau et colorées par un pigment rouge, l'hémoglobine**, qui joue un rôle primordial dans le transport des gaz respiratoires (O_2 et CO_2) ; – prennent naissance dans la moelle rouge des os, meurent dans le foie et la rate ; – durée de vie de 120 jours. **Les globules blancs (ou leucocytes)** Les globules blancs sont au nombre moyen de 7 000/mm³ de sang. On distingue 3 catégories de globules blancs. *Les granulocytes (ou polynucléaires) :* – cellules mobiles, pourvues d'un noyau à plusieurs lobes se déplaçant comme les « amibes », en se déformant ; – se forment dans la moelle rouge des os, meurent dans les tissus ; – durée de vie très courte (1 semaine) ; – attirés par la présence des microbes, ils ont le pouvoir de les éliminer (ils franchissent la paroi des vaisseaux, c'est la **diapédèse**, puis ils absorbent et digèrent les microbes, c'est la **phagocytose**) (*voir* schéma n° 2). *Les lymphocytes :* – cellules arrondies, au noyau volumineux, qui jouent un rôle primordial dans la défense de l'organisme ; – certains sécrètent les anticorps ; – ils se forment dans la moelle rouge des os et se multiplient dans les ganglions lymphatiques (d'où leur nom). *Les monocytes :* – grosses cellules, à noyau volumineux, qui se différencient en macrophages ; – ont le pouvoir d'évacuer les déchets et débris cellulaires de nos tissus.
Les plaquettes	– 300 000/mm³ de sang. – Petits fragments cellulaires qui interviennent dans la coagulation du sang et qui ont des propriétés adhésives. – Peuvent s'agglutiner lors d'un saignement et faciliter la formation d'un «bouchon» ou caillot qui stoppera l'hémorragie.

* Un excès d'urée est signe d'**urémie**, un excès de glucose est un signe de **diabète**.
** L'hémoglobine des globules rouges contient du fer. Une diminution du nombre des globules rouges traduit une **anémie**.

TABLEAU 2. **Composition chimique du plasma**

Substances nutritives	Déchets
Eau 900 g/L	Urée 0,25 g/L
Protides 80 g/L	Acide urique 0,03 g/L
Lipides 5 g/L	
Glucose 1 g/L	
Minéraux 9 g/L	

TABLEAU 3. **Rôles du plasma dans l'organisme**

Différentes molécules du plasma	Rôle dans l'organisme
Vitamines	Métabolisme
Hormones	Fonction des organes
Anticorps (ou immunoglobulines)	Défense de l'organisme
Fibrinogène	Coagulation du sang

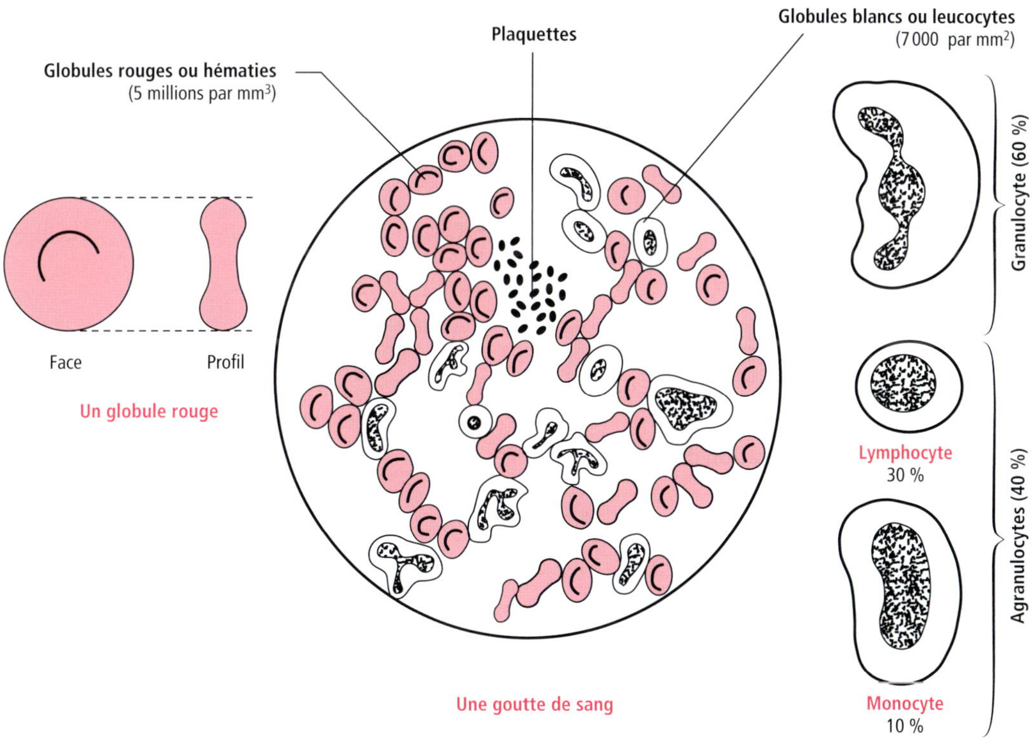

SCHÉMA N° 1. **Le sang observé au microscope**

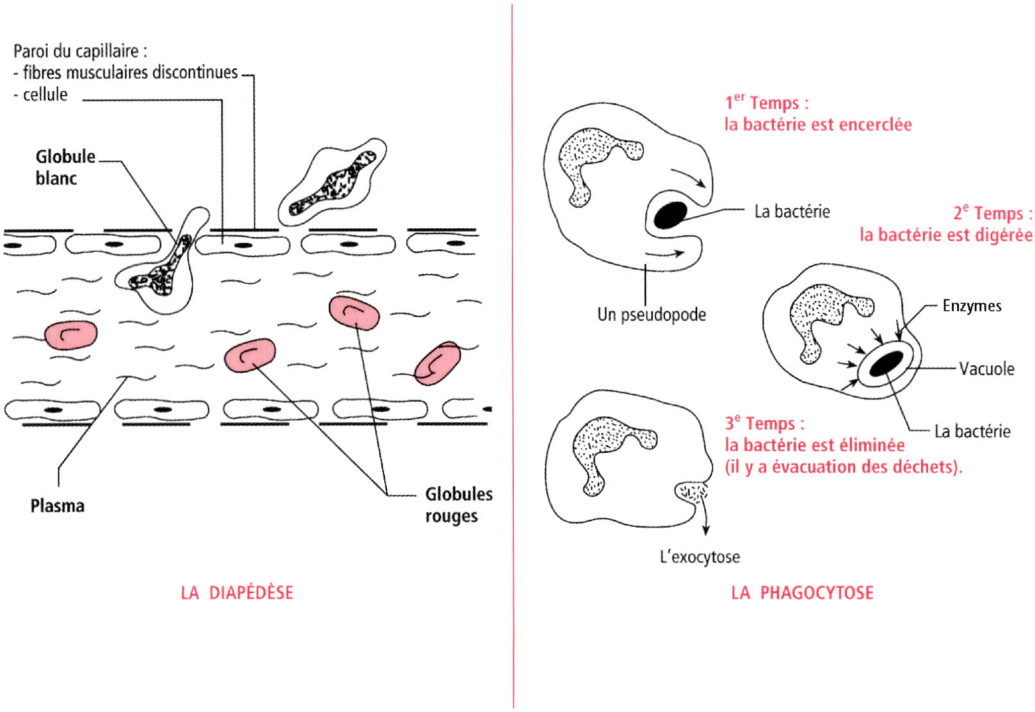

SCHÉMA N° 2. La phagocytose et la diapédèse

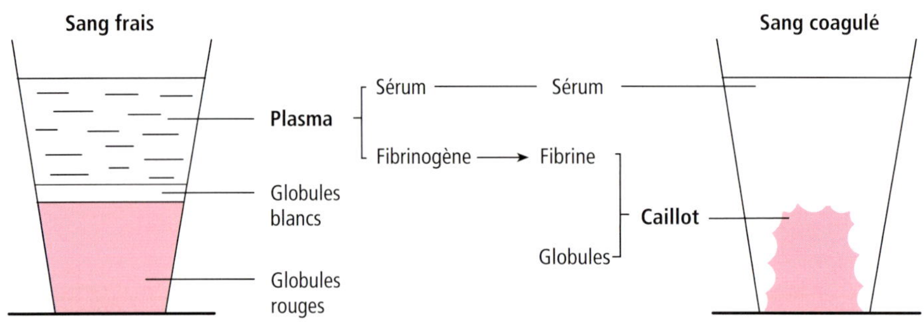

Sédimentation du sang

Coagulation du sang

SCHÉMA N° 3. La coagulation du sang

Le cœur

L'anatomie du cœur (*voir* schéma n°4)

Le cœur est un muscle creux logé dans la cage thoracique, entre les poumons avec lesquels il communique.

La partie musculaire est constituée de fibres striées soumises au contrôle du système neurovégétatif : elle constitue le myocarde.

L'extérieur du cœur est tapissé d'une tunique, le péricarde.

L'intérieur du cœur est tapissé d'une autre tunique, l'endocarde.

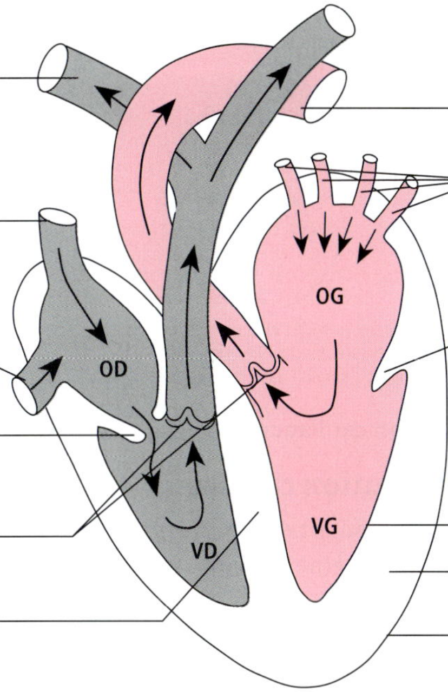

SCHÉMA N° 4. Le cœur

Le cœur est divisé en deux parties verticales (cœur gauche et cœur droit) qui ne communiquent pas (une épaisse cloison les sépare). Elles sont subdivisées en :

- oreillette gauche et ventricule gauche ;
- oreillette droite et ventricule droit.

Les oreillettes et les ventricules communiquent entre eux par des valvules auriculo-ventriculaires qui évitent le reflux du sang :

- à gauche : la valvule mitrale (munie de deux valves) ;
- à droite : la valvule tricuspide (munie de trois valves).

Le cœur est raccordé au système circulatoire :

- à l'oreillette gauche aboutissent quatre veines pulmonaires (venues des poumons) ;
- du ventricule gauche part l'artère aorte (qui va se ramifier dans tout le corps) ;
- à l'oreillette droite arrivent deux veines caves :
  - – la veine cave supérieure draine le sang du haut du corps (tête et membres supérieurs),
  - – la veine cave inférieure draine le sang du reste du corps ;
- du ventricule droit part le tronc pulmonaire qui va se dédoubler en deux gros vaisseaux, les artères pulmonaires, pour aller aux poumons.

Les deux gros vaisseaux (tronc pulmonaire et aorte) sont également munis de valvules, dites « valvules sigmoïdes » (ou artérielles), qui empêchent le reflux du sang vers le cœur.
Le myocarde est irrigué par des petits vaisseaux : les artères et les veines coronaires.

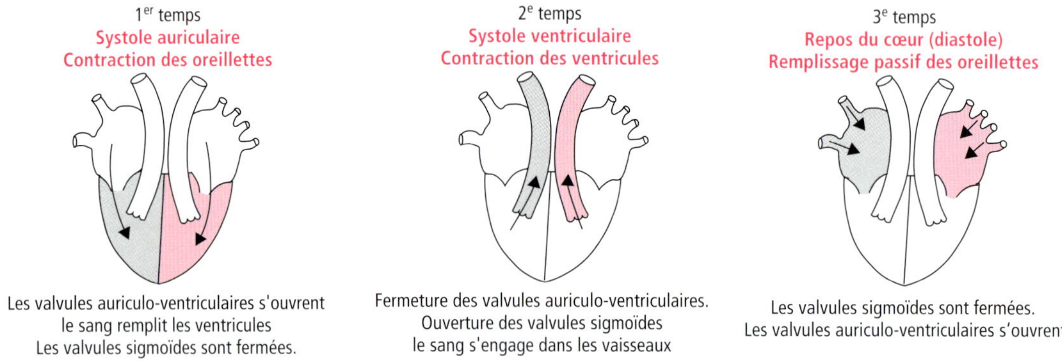

SCHÉMA N° 5. Les trois temps de la révolution cardiaque

Le fonctionnement : la révolution cardiaque (*voir* schéma n° 5)

Le rythme cardiaque (70 battements par minute en moyenne) est variable selon les individus[3] et selon les moments. Il est régulé par le système nerveux végétatif. Le rythme maximal du cœur est de 120 battements/min.

Le cycle cardiaque présente trois phases principales :

- premier temps : la contraction des oreillettes, ou « systole auriculaire » (durée : 0,1 s). Le sang est chassé des oreillettes vers les ventricules, facilité par l'ouverture des valvules auriculo-ventriculaires ;
- deuxième temps : la contraction des ventricules, ou « systole ventriculaire » (durée : 0,3 s). Le sang est chassé des ventricules et propulsé dans le tronc pulmonaire et l'aorte (valvules auriculo-ventriculaires fermées, valvules sigmoïdes ouvertes) ;
- troisième temps : le repos du cœur, ou « diastole » (durée : 0,4 s). Les oreillettes se remplissent.

La circulation (*voir* schéma n° 6)

La circulation pulmonaire (ou petite circulation)

Dans la circulation pulmonaire, le sang parcourt le circuit :

Cœur → Poumons → Cœur

Le sang rouge sombre (désoxygéné) part du ventricule droit vers les poumons par l'artère pulmonaire.

Le sang rouge vif (oxygéné) revient dans l'oreillette gauche par les quatre veines pulmonaires.

La durée de ce circuit est de 6 secondes.

La circulation générale (systémique ou grandes circulation)

Dans la circulation générale, le sang parcourt le circuit :

Cœur → Organe → Cœur

Le sang rouge vif (oxygéné) part du ventricule gauche, par l'artère aorte, pour irriguer tous les organes du corps (aussi bien supérieurs qu'inférieurs).

Le sang revient rouge sombre (désoxygéné) à l'oreillette droite par les deux veines caves :

- le sang des membres supérieurs et de la tête revient par la veine cave supérieure ;
- le sang de tout le reste du corps revient par la veine cave inférieure.

La durée de ce circuit est de 15 secondes. Le cœur rejette 10 L de sang par minute, soit 15 000 L par jour.

3 Un athlète a un cœur plus puissant, ses battements sont donc plus lents et ont plus de force (par exemple, le rythme cardiaque d'un cycliste professionnel est d'environ 50 battements/min).

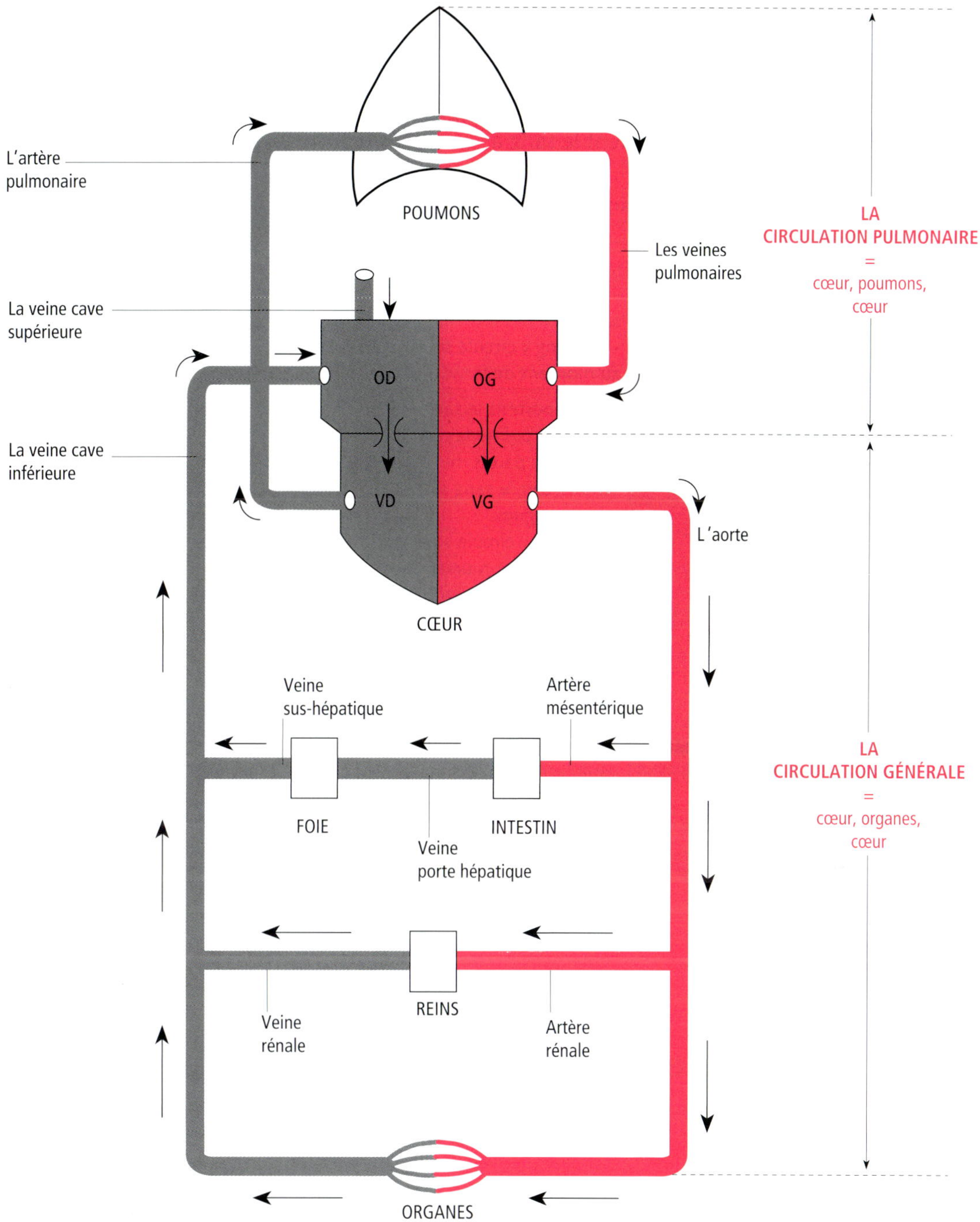

SCHÉMA N° 6. **La circulation sanguine (schéma simplifié)**

Les échanges gazeux cœur-poumons

Le sang est oxygéné dans les poumons. C'est l'hématose.

Les vaisseaux sanguins (anatomie)

200 km de vaisseaux distribuent le sang à l'ensemble de l'organisme (*voir* tableau 4).

TABLEAU 4. **Les vaisseaux sanguins**

Les artères	– Transportent le sang oxygéné du cœur vers toutes les parties du corps (excepté pour les deux artères pulmonaires) – Ont des parois épaisses et très élastiques qui favorisent un bon débit sanguin – Le sang y circule sous une pression appelée pression artérielle (maximale au moment de la systole et minimale au moment de la diastole)
Les veines	– Transportent le sang riche en CO_2 des organes vers le cœur (excepté pour les veines pulmonaires) – Ont des parois minces, molles et déformables : une veine coupée s'affaisse et le sang s'écoule sans jaillir, alors qu'une artère coupée produit un jet sanguin – Le sang y circule sous faible pression. C'est pourquoi les veines des membres sont munies de valvules pour empêcher le reflux du sang en sens inverse. Si celles-ci fonctionnent mal, par exemple au niveau des jambes, on peut observer des varices, signes d'une dilatation veineuse
Les capillaires	– Les petites artères et les petites veines se ramifient en capillaires – Ont des parois extrêmement minces et perméables. C'est à ce niveau que se font les échanges entre le sang et les organes
Les vaisseaux lymphatiques	– Il existe une circulation parallèle à la circulation sanguine (la circulation lymphatique), très lente et dont le rôle est complémentaire de celui du sang – Formée à partir du plasma sanguin, la lymphe baigne toutes les cellules du corps – Les vaisseaux lymphatiques portent des renflements appelés « ganglions lymphatiques », nombreux au niveau du cou, à l'aisselle, au pli de l'aine. Lors d'une infection, des lymphocytes s'y multiplient. Les ganglions deviennent alors volumineux et douloureux

L'hygiène de la circulation

Pour maintenir l'appareil circulatoire en bon état, il faut adopter une bonne hygiène de vie.

TABLEAU 5. **Hygiène de l'appareil circulatoire**

Stimuler la circulation du sang	– Par l'usage de vêtements amples qui ne compriment pas les veines superficielles et en évitant le port de ceintures trop serrées – Par le sport. Les contractions musculaires qui ont lieu lors de la pratique d'un sport stimulent les valvules des veines et favorisent donc le retour du sang vers le cœur. En revanche, la station debout est très mauvaise pour le circuit veineux ; elle favorise les varices – Par l'hydrothérapie. Les douches ou bains froids ont une action très favorable sur le réseau capillaire sanguin

Avoir une alimentation équilibrée	– Certains excès, en graisses en particulier (à l'origine du cholestérol), sont néfastes pour le cœur et les vaisseaux – Une alimentation riche en légumes, fruits et laitages est conseillée – Il est recommandé de boire beaucoup entre les repas pour faciliter l'élimination des déchets
Éviter la vie sédentaire	– Éviter l'immobilité prolongée – Après une journée de travail ou d'études, il est utile de courir ou de marcher, de pratiquer des exercices physiques, au grand air si possible. Le cœur s'affaiblit à ne rien faire
Proscrire les substances toxiques	– L'abus d'alcool entraîne une dégénérescence graisseuse du cœur, ce qui l'affaiblit, d'où un risque accru d'infarctus ; un durcissement des artères, d'où risque accru d'athérosclérose ; un affaiblissement du pouvoir des globules blancs, d'où risque accru d'infections – L'abus de tabac entraîne des troubles des contractions cardiaques : le monoxyde de carbone de la fumée se fixe sur l'hémoglobine des hématies et sur la myoglobine des muscles, entraînant l'asphyxie progressive de l'organisme. L'abus du tabac finit par altérer la paroi des vaisseaux (risques d'anévrisme et d'artérites liés à une carence en vitamine C)
Dépister précocement les facteurs de risque	– L'hypertension artérielle – Le diabète – L'obésité – Le stress – L'hyperlipidémie

L'appareil respiratoire

L'appareil respiratoire introduit dans le corps le dioxygène indispensable à la vie des cellules et rejette au dehors le dioxyde de carbone. Il comprend les voies respiratoires et les poumons.

Les voies respiratoires

Anatomie des voies respiratoires

Elles sont constituées de plusieurs organes (*voir* schéma n° 7).

Caractères communs des voies respiratoires

Les conduits respiratoires, de la trachée aux bronchioles, présentent des caractères communs.
Ils sont tapissés de cils vibratiles qui :
- arrêtent les poussières ;
- les repoussent vers l'extérieur.

Ils possèdent des glandes sécrétant un mucus qui :
- humidifie l'air et englobe les poussières ;
- est microbicide (tue les microbes).

Ils sont très vascularisés et innervés : les vaisseaux sont nourriciers.
Ces conduits amènent donc un air qui répond aux besoins de l'organisme. Cet air est purifié, humidifié et réchauffé.

Les poumons

Les poumons sont logés dans la cage thoracique et recouverts par la plèvre. Le poumon droit a trois lobes, le poumon gauche a deux lobes.

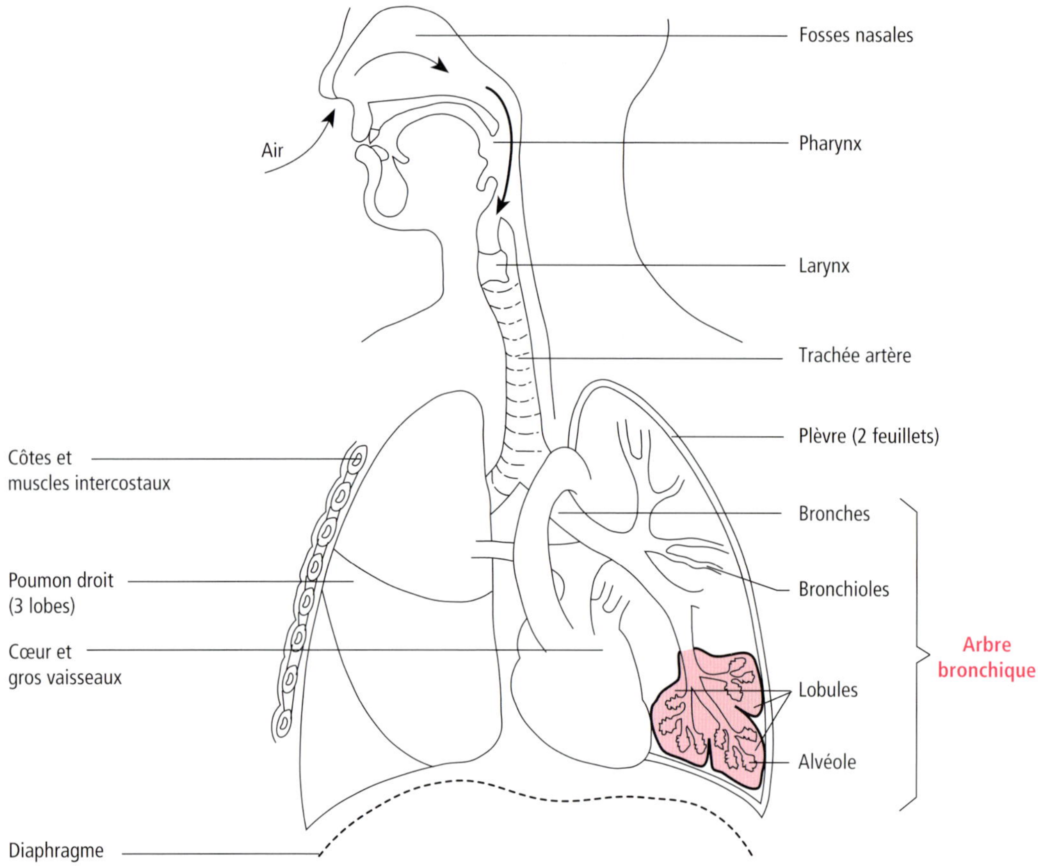

SCHÉMA N° 7. **L'appareil respiratoire**

TABLEAU 6. **Anatomie des voies respiratoires**

Les fosses nasales	– Elles s'ouvrent au dehors par les narines et aboutissent dans le pharynx – Leurs parois latérales présentent des replis appelés cornets (*voir* chapitre 8 : « L'activité sensorielle », schéma n° 4, p. 179)
Le pharynx	Carrefour aéro-digestif
Le larynx	– Organe de la voix (ou phonation), formé de quelques cartilages, entre lesquels sont tendus des replis membraneux, les cordes vocales – Il délimite un orifice, la glotte
La trachée	– Tube long de 10 à 12 cm, situé en avant de l'œsophage – Elle est constituée d'anneaux cartilagineux qui la maintiennent béante – Au niveau des poumons, la trachée se divise en deux bronches
Les bronches souches	– Elles sont deux, une pour chaque poumon* – Elles ont la même anatomie que la trachée – À l'intérieur des poumons, ces bronches se ramifient en un arbre bronchique
Les bronchioles	– Petites bronches, de moins en moins cartilagineuses et de plus en plus élastiques lorsqu'on s'éloigne de leur point de départ – Elles se terminent par les vésicules pulmonaires

Les vésicules pulmonaires	– Elles sont au nombre d'environ 300 millions/poumon et sont constituées de plusieurs alvéoles (*voir* schéma n° 8) dont la paroi très fine (0,2 µm) permet les échanges gazeux – À l'intérieur des poumons, les vésicules sont regroupées en lobules qui représentent autant de poumons miniatures (*voir* schéma n° 9)

* La bronche droite est courte (15 mm), verticale et rectiligne par rapport à la bronche gauche, plus longue (50 mm) et sinueuse, d'où la tendance des corps étrangers, inhalés ou avalés, à migrer dans le poumon droit.

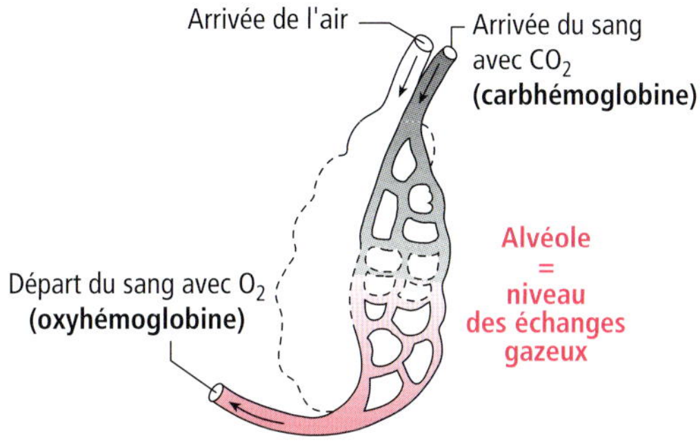

SCHÉMA N° 8. Sac alvéolaire et alvéole pulmonaire

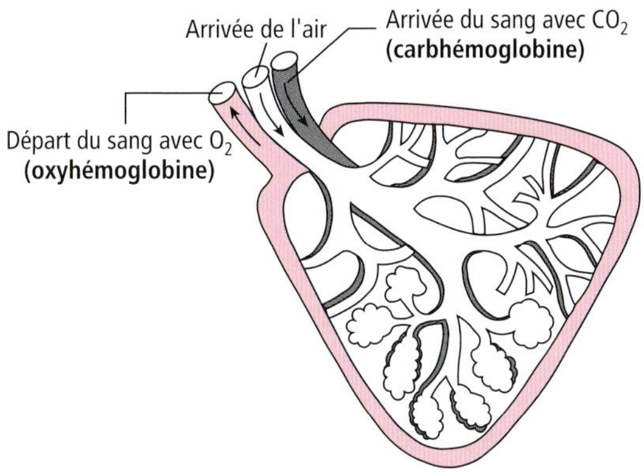

(Le sang avec O_2 passe à la périphérie du lobule ; le sang avec CO_2 passe le long des bronchioles)

SCHÉMA N° 9. Un lobule pulmonaire et son irrigation sanguine

La plèvre est une membrane séreuse à deux feuillets, entre lesquels est contenu un liquide (le liquide pleural) permettant leur glissement.
La base des poumons repose sur le diaphragme.
La pénétration des deux bronches, de l'artère pulmonaire (qui apporte le sang chargé de CO_2) et la sortie des veines pulmonaires (qui ramènent le sang chargé d'O_2) s'effectuent au niveau du hile.

Le fonctionnement de l'appareil respiratoire

Le renouvellement de l'air dans l'arbre bronchique est le fait de la respiration. Un mouvement respiratoire est constitué d'une inspiration et d'une expiration. Lors d'une respiration normale, on effectue seize à dix-huit mouvements respiratoires par minute. La respiration peut être forcée[4].

4 Les mouvements respiratoires « normaux » sont indépendants de notre volonté. Ils sont réglés par le système nerveux végétatif. Le centre nerveux est situé à la base de l'encéphale (bulbe), il envoie des influx rythmés aux nerfs moteurs de la cage thoracique. La volonté peut agir sur ces nerfs moteurs lors des mouvements « forcés ».

La respiration normale

Lors de l'inspiration

Les côtes et le sternum se soulèvent grâce à la contraction involontaire des muscles élévateurs des côtes, et le diaphragme s'abaisse, la cage thoracique accroît son volume. Les poumons, solidaires de la cage thoracique par la plèvre, suivent le mouvement.
C'est un phénomène actif, car des muscles doivent se contracter.
0,5 L d'air pénètre dans les poumons : c'est le volume d'air courant (VC).

Lors de l'expiration

Il y a relâchement des muscles précédemment cités et les poumons, comprimés par l'affaissement de la cage thoracique, reprennent leur volume initial en rejetant la même quantité d'air : c'est un phénomène passif.

La respiration forcée

Lors de l'inspiration

La contraction volontaire des muscles releveurs des côtes ainsi que la contraction accentuée du diaphragme permettent la dilatation maximale de la cage thoracique. Une entrée d'air supplémentaire est alors possible.
En moyenne, 2 L d'air pénètrent dans les poumons : c'est le volume de réserve inspiratoire (VRI).

Lors de l'expiration

Il y a contraction volontaire des muscles abdominaux (le diaphragme est alors refoulé vers le haut par les viscères) ainsi que des muscles intercostaux internes (qui abaissent la cage thoracique).
En moyenne 1 L d'air s'échappe des poumons : c'est le volume de réserve expiratoire (VRE).

La capacité vitale pulmonaire[5]

La capacité vitale pulmonaire est la somme :
VC (0,5 L) + VRI (2 L) + VRE (1 L) = (3,5 L)
La capacité vitale pulmonaire se mesure à l'aide d'un appareil appelé spiromètre.
La pratique sportive peut augmenter cette capacité pulmonaire jusqu'à 5 à 6 L (voire 7 L chez les grands sportifs).
Lorsqu'on veut connaître la capacité totale de ses poumons, il faut ajouter 1 L d'air résiduel (cet air reste en permanence dans les poumons et ne peut être expiré).
La capacité totale pulmonaire est donc de 4,5 à 5 L.

Les échanges gazeux respiratoires

Au cours du passage du sang dans les poumons, il y a :
- absorption de dioxygène (O_2) ;
- rejet de dioxyde de carbone (CO_2) et de vapeur d'eau.

TABLEAU 7. Comparaison de l'air inspiré et expiré*

Composants	Air inspiré	Air expiré
Azote	80 %	80 %
Dioxygène	20 %	15 %
Dioxyde de carbone	0,03 %	5 %
Vapeur d'eau	Variable	+++

* Les chiffres de ce tableau ont été arrondis pour une mémorisation plus facile. Ainsi, l'azote représente 79 % et le dioxygène 21 % de l'air inspiré.

5 La capacité vitale varie en fonction de l'âge et du sexe : elle est de 1 L à 7 ans, de 2 L à 11 ans, de 3 L chez le garçon de 15 ans (2,5 L chez la fille), de 3,5 à 4,5 L chez l'homme adulte (de 2,7 à 3,5 L chez la femme adulte).

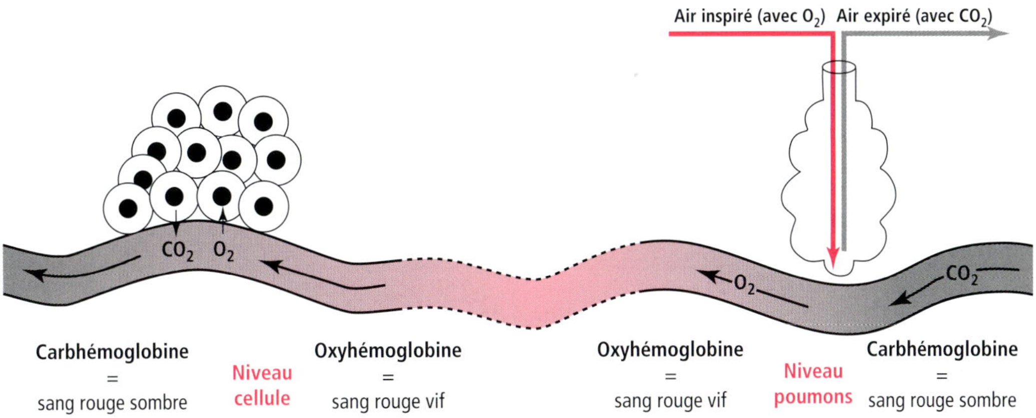

SCHÉMA N° 10. Lieux des échanges

Du dioxygène de l'air passe dans le sang ; du dioxyde de carbone et de la vapeur d'eau sont rejetés dans l'air extérieur.

Rôle de l'hémoglobine dans le transport des gaz respiratoires

C'est l'hémoglobine du sang qui transporte le dioxygène et une partie du dioxyde de carbone. On a ainsi :

- soit hémoglobine + O_2 = oxyhémoglobine ;
- soit hémoglobine + CO_2 = carbhémoglobine.

Lieux des échanges gazeux

Les échanges gazeux s'effectuent en moyenne en 0,4 seconde (*voir* schéma n° 10).

Au niveau des cellules

Le sang arrive sous forme d'oxyhémoglobine au niveau des cellules. Le sang décharge le dioxygène (nécessaire à la vie) et se charge des déchets cellulaires (dioxyde de carbone).
le sang repart vers les poumons riche en carbhémoglobine.

Au niveau des poumons

Le sang arrive au niveau des alvéoles pulmonaires riche en carbhémoglobine. Il libère le dioxyde de carbone (qui est rejeté dans l'air expiré) et l'hémoglobine se combine avec le dioxygène de l'air inspiré.
Il repart vers les cellules, riche en oxyhémoglobine.
Et le cycle recommence.

L'hygiène de la respiration

L'air est indispensable à la vie. La respiration est un « acte vital » que nous devons aider le mieux possible. Il est donc nécessaire d'avoir :

- une bonne qualité de l'air qui doit :
  - être renouvelé souvent,
  - avoir un bon degré hygrométrique,
  - être bien oxygéné,
  - être pur, dépourvu de gaz toxique (monoxyde de carbone CO)[6] ou irritant pour les bronches et ne contenant que peu de microbes au mm^3 ;
- une bonne hygiène de l'habitat en évitant au maximum les nids à poussière ;
- une respiration par les voies nasales qui évitera toute infection des voies respiratoires.

6 Un sang riche en CO est rouge vermeil (sang oxycarboné).

S'ENTRAÎNER

Exercice 1

Complétez les phrases suivantes.
Les veines pulmonaires aboutissent à l'oreillette ....
Du ventricule droit part ....
L'aorte part du ventricule ....
L'aorte et le tronc pulmonaire sont munies de valvules ....

Exercice 2

Citez quatre facteurs favorisant l'apparition de problèmes cardio-vasculaires.

Exercice 3

Citez les trois temps d'un battement (ou cycle) cardiaque.

Exercice 4

Reportez ce texte sur votre copie en le complétant :
Les mouvements respiratoires sont au nombre de ....
L'......... est un mouvement actif ; le .... s'abaisse, les côtes se .... et la cage thoracique .... de volume : donc les poumons se .... d'air.
L'expiration est un mouvement ......, la cage thoracique reprend son ...... initial, les poumons se ....

Exercice 5

Trouvez le nom pour définir :
A. hémoglobine + O_2
B. hémoglobine + CO_2

Exercice 6

QCM : cochez la ou les bonne(s) réponse(s).
1. Dans les poumons, les échanges gazeux ont lieu :
a. au niveau des lobules pulmonaires ☐
b. au niveau des bronchioles ☐
c. au niveau des alvéoles pulmonaires ☐
2. Au cours de son passage dans le nez, l'air :
a. se refroidit ☐
b. s'humidifie ☐
c. se déshydrate ☐
3. L'artère pulmonaire véhicule un sang :
a. riche en dioxygène ☐
b. pauvre en dioxyde de carbone ☐
c. pauvre en dioxygène ☐
d. riche en dioxyde de carbone ☐
4. Quand l'hématose a lieu, l'hémoglobine :
a. se dissocie de O_2 ☐
b. se combine avec O_2 ☐
c. se combine avec le CO_2 ☐

5. Le sang est rouge vif quand il est riche en :
a. myoglobine ☐
b. carbhémoglobine ☐
c. oxyhémoglobine ☐
6. La capacité vitale des poumons est la quantité d'air :
a. totale contenue dans les poumons ☐
b. couramment échangée ☐
c. maximale qui puisse être expirée ☐

Exercice 7

Cochez la bonne réponse.	Vrai	Faux
A. Le rythme respiratoire peut s'accélérer sous l'action de la volonté.	☐	☐
B. La capacité pulmonaire est le nombre de mouvements respiratoires par minute.	☐	☐
C. Le péricarde enveloppe les poumons.	☐	☐
D. Lors d'une inspiration, l'air de réserve ou résiduel est rejeté.	☐	☐
E. L'air inspiré et l'air expiré empruntent les mêmes voies.	☐	☐
F. Le liquide pleural facilite le glissement entre les deux feuillets de la plèvre.	☐	☐
G. Une artère pulmonaire amène le sang non oxygéné au poumon.	☐	☐
H. Une veine pulmonaire ramène le sang oxygéné au cœur.	☐	☐
I. Il y a deux artères pulmonaires.	☐	☐
J. Il y a quatre veines pulmonaires.	☐	☐

CORRIGÉS

Exercice 1

Les veines pulmonaires aboutissent à l'oreillette **gauche**.
Du ventricule droit part **le tronc pulmonaire**.
L'aorte part du ventricule **gauche**.
L'aorte et l'artère pulmonaire sont munies de valvules **sigmoïdes**.

Exercice 2

Quatre facteurs favorisant l'apparition de problèmes cardio-vasculaires :

- une alimentation riche en graisses animales, hypercholestérolémie ;
- une surcharge pondérale ;
- le tabac ;
- la vie sédentaire.

Mais aussi le stress, une consommation excessive d'alcool…

Exercice 3

Un cycle cardiaque comprend :

- la systole auriculaire (contraction des oreillettes) ;
- la systole ventriculaire (contraction des ventricules) ;
- la diastole générale (repos, relâchement).

Exercice 4

Les mouvements respiratoires sont au nombre de **deux**.
L'**inspiration** est un mouvement actif ; le **diaphragme** s'abaisse, les côtes se **soulèvent** et la cage thoracique **augmente** de volume : donc les poumons se **remplissent** d'air.
L'expiration est un mouvement **passif**, la cage thoracique reprend son **volume** initial, les poumons se **vident**.

Exercice 5

A. oxyhémoglobine
B. carbhémoglobine

Exercice 6

1. c ; **2.** b ; **3.** c, d ; **4.** b ; **5.** c ; **6.** b.

Exercice 7

A. vrai ; **B.** faux ; **C.** faux ; **D.** faux ; **E.** vrai ; **F.** vrai ; **G.** vrai ; **H.** vrai ; **I.** vrai ; **J.** vrai.

CHAPITRE 6

L'appareil urinaire

CE QU'IL FAUT SAVOIR

L'appareil urinaire, qui comprend les reins et les voies urinaires, remplit la fonction d'excrétion de l'urine. Il joue un rôle dans l'évacuation des déchets organiques du métabolisme (urée...), au même titre que les poumons (avec le CO_2) ou la peau (avec la sueur). Il régule la composition et le volume du sang.

Le système excréteur rénal

Les reins

Les reins sont des organes situés dans la région lombaire. Ils sont recouverts au pôle supérieur par les glandes surrénales.

Ils présentent une concavité (ou hile) où pénètre l'artère rénale et d'où sort la veine rénale (*voir* schéma n° 1).

Une coupe d'un rein montre l'existence :

- d'une enveloppe externe, résistante, qui recouvre l'organe ;
- d'une zone corticale très vascularisée ;
- d'une zone médullaire contenant dix à douze ensembles appelés « pyramides de Malpighi ». Chaque pyramide est constituée de plusieurs milliers de néphrons (1 million par rein).

L'irrigation du rein (1,2 L de sang par minute) est assurée par l'artère rénale, venue directement de l'aorte.

Le sang qui a circulé dans chaque rein est ensuite collecté par la veine rénale qui se jette dans la veine cave inférieure.

Ces deux gros vaisseaux se ramifient dans le rein en un riche réseau capillaire d'une extrême minceur qui se plaque contre les nombreux « tubes urinifères », permettant ainsi les échanges entre le sang et l'urine (*voir* schéma n° 2).

Les voies urinaires

Le bassinet

Ce réservoir a pour rôle de collecter l'urine sécrétée par le rein (*voir* schéma n° 1).

Les uretères

Les deux uretères sont des tubes qui font progresser l'urine vers la vessie.

La vessie

Poche élastique qui se laisse distendre par l'urine qui la remplit goutte à goutte. Sa capacité moyenne est de 300 à 500 mL.

L'urètre

C'est le conduit qui évacue l'urine vers l'extérieur (*voir* schéma n° 1). Il est normalement fermé par un muscle, le sphincter vésical. L'ouverture du sphincter et la contraction de la vessie permettent l'évacuation de l'urine.
Ils sont dirigés par le système nerveux végétatif et par le système nerveux cérébro-spinal (on peut contracter volontairement le sphincter)[1].

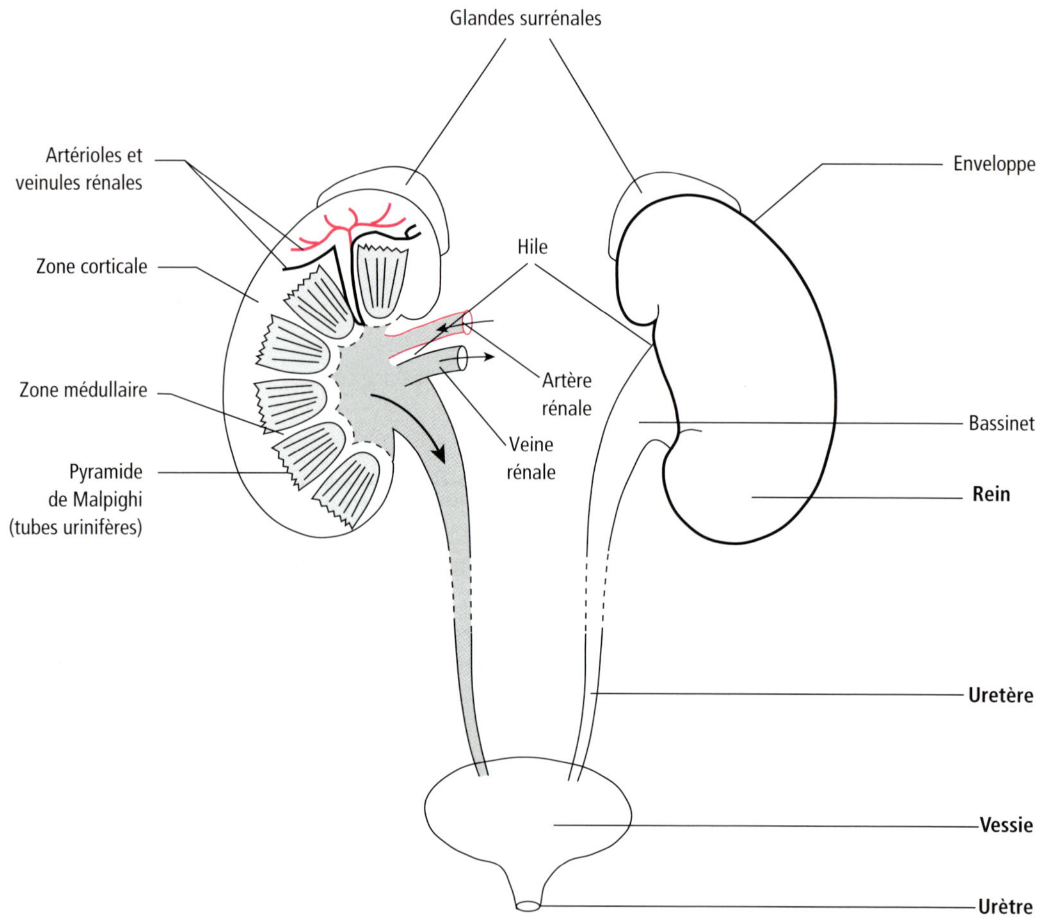

SCHÉMA N° 1. **L'appareil urinaire**

1 Chez l'enfant, la maîtrise du sphincter vésical est longue à acquérir. Elle dépend de la maturation du système nerveux qui le commande. C'est en général vers l'âge de 18 à 24 mois qu'elle peut se réaliser. La maîtrise du sphincter vésical est plus difficile que celle du sphincter anal.

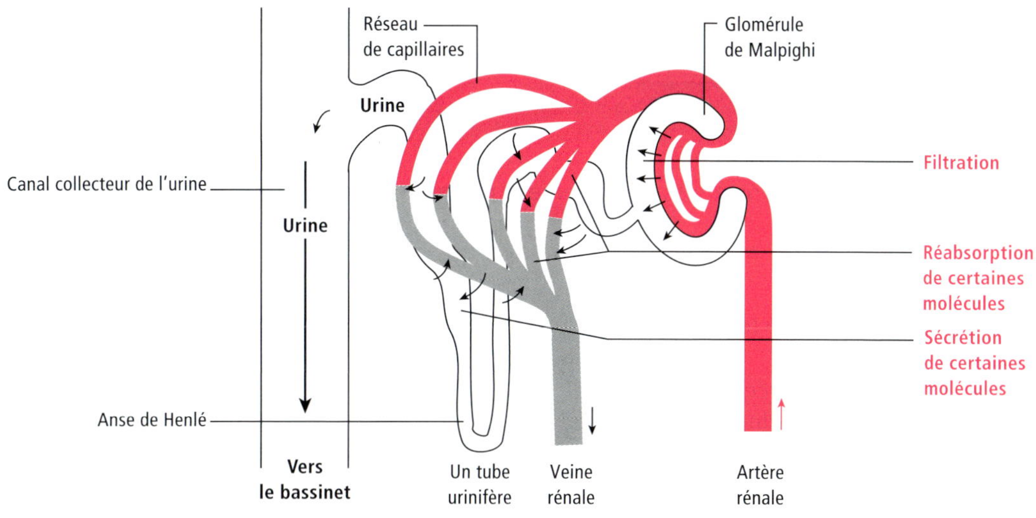

SCHÉMA N° 2. Un néphron et sa vascularisation

La physiologie des reins

En éliminant l'urine, qui vient du plasma sanguin, les reins jouent un rôle essentiel dans l'épuration de l'organisme.

L'évacuation des déchets

Liquide jaune clair, l'urine véhicule les déchets de nos cellules. Sa définition, « solution salée d'urée », résume assez bien sa composition, comme on le voit :

- solution : 1 L d'urine contient 920 mL d'eau ;
- salée : l'urine contient du chlorure de sodium (sel) en excès dans le sang ;
- d'urée : l'urée et l'acide urique sont les déchets provenant de la dégradation des matières azotées rejetées (protéines et bases azotées de l'ADN).

L'urine contient aussi des pigments biliaires qui lui donnent sa couleur.

Le choix sélectif du filtre rénal

Le néphron est l'unité fonctionnelle du rein. Il assure :

- une filtration sélective du sang qui s'effectue au niveau du glomérule : ce dernier ne laisse passer que le plasma avec toutes ses substances dissoutes (glucose, acides aminés, ions…). Les grosses molécules (les protéines comme l'albumine) et les globules demeurent dans le sang ;
- une réabsorption des substances indispensables pour l'organisme qui retournent dans le sang :
  - réabsorption totale du glucose (tant que la glycémie ne dépasse pas 1 g/L) et des acides aminés,
  - réabsorption partielle de certains ions comme le sodium ou le potassium ;
- une sécrétion (ou excrétion) de substances de déchets comme l'urée, l'acide urique, la créatinine et l'ammoniaque.

Ainsi, les reins assurent une composition du sang constante, équilibrée, indispensable à la vie.
Tout trouble dans le fonctionnement des reins entraîne de graves perturbations de santé. Un excès d'urée est signe d'urémie, souvent grave. La présence d'albumine, ou albuminurie, traduit un mauvais fonctionnement rénal.

S'ENTRAÎNER

Exercice 1

Nommez les trois substances normalement présentes dans le plasma qui doivent être absentes dans les urines.

Exercice 2

QCM : cochez la ou les bonne(s) réponse(s).

1. L'anurie :
a. est l'absence d'urée dans l'urine ☐
b. est l'absence d'urine dans la vessie ☐
c. est un excès d'urine dans la vessie ☐

2. le néphron :
a. est l'unité fonctionnelle du rein ☐
b. est situé dans la zone médullaire ☐
c. est situé dans la zone corticale ☐

3. Le rein filtre par minute :
a. 250 mL de sang ☐
b. 1,2 L de sang ☐
c. 3 L de sang ☐

4. L'albumine n'est jamais présente dans les urines :
a. car elle n'est pas filtrée au niveau du néphron ☐
b. car c'est une grosse molécule ☐
c. car elle est réabsorbée au niveau du néphron ☐

5. L'urée évacuée dans l'urine est :
a. un déchet issu de la dégradation du glucose ☐
b. un déchet issu de la dégradation des protides ☐
c. un déchet issu de la dégradation des lipides ☐

6. Au niveau des néphrons, il y a :
a. sécrétion ☐
b. réabsorption ☐
c. filtration ☐

7. Le taux normal de glucose dans les urines est de :
a. 1 g/L ☐
b. 0,5 g/L ☐
c. 0 g/L ☐

Exercice 3

Les reins, situés de chaque côté de la ...., élaborent l'......... Celle-ci s'écoule par les .... vers un organe réservoir, la ...., avant d'être rejetée vers l'extérieur par l'.........

CORRIGÉS

Exercice 1

Les trois substances absentes dans les urines sont :
- les protéines (comme l'albumine) ;
- le glucose ;
- les lipides.

Exercice 2

1. b ; **2.** a, b ; **3.** b ; **4.** a, b ; **5.** b ; **6.** a, b, c ; **7.** c.

Exercice 3

Les reins, situés de chaque côté de la **colonne vertébrale**, élaborent l'**urine**. Celle-ci s'écoule par les **uretères** vers un organe réservoir, la **vessie**, avant d'être rejetée vers l'extérieur par l'**urètre**.

CHAPITRE 7

La peau et le toucher

CE QU'IL FAUT SAVOIR

La peau, organe du toucher, recouvre tout notre corps ; chez l'adulte, sa surface peut atteindre 2 m^2. Elle donne naissance aux poils, aux cheveux et aux ongles (que l'on appelle phanères) qui constituent les annexes de la peau.

La structure de la peau

La peau se compose de deux parties : l'épiderme et le derme, eux-mêmes divisés en plusieurs couches (*voir* schéma 1).

L'épiderme

Il possède deux couches.

Une couche superficielle (dite « cornée »)

Cette couche se compose de cellules mortes, remplies de graisse et de kératine, qui desquament sous forme de pellicules. Elle est plus épaisse sur la paume des mains et la plante des pieds.

Une couche profonde (dite « épithéliale »)

Cette couche se compose de cellules jointives, avec, à la base, les mélanocytes qui ont la propriété de fabriquer de la mélanine, pigment protecteur vis-à-vis des rayons UV du soleil. L'épiderme se renouvelle tous les dix jours par sa base (couche de Malpighi).

Le derme

Situé sous l'épiderme, c'est la partie la plus importante de la peau. Il se compose de trois couches.

Une couche superficielle (dite « papillaire ») ou chorion

Cette couche très vascularisée présente des terminaisons nerveuses sensitives.

Couche moyenne (dite « conjonctive »)

Cette couche est faite de tissu conjonctif, riche en fibres élastiques entrecroisées, baignées dans un liquide nourricier (le collagène) contenant de grosses cellules isolées (fibroblastes). Quelques cellules phagocytaires (globules blancs) y sont présentes. Elle donne de la souplesse à la peau.

Couche profonde (dite « graisseuse ») ou hypoderme

Cette couche, faite de grosses cellules remplies de graisse ou cellules adipeuses, est plus ou moins épaisse selon les endroits du corps.
Les nerfs sont nombreux et localisés dans toutes les couches de la peau.

Les annexes de la peau

Des glandes et les phanères constituent les annexes de la peau.

Les glandes

les glandes sudoripares (ou sudorales) sont des glandes en tube qui s'ouvrent par les pores et qui excrètent la sueur (déchets, eau). On compte 3 millions de glandes sudoripares sur notre peau (très nombreuses aux aisselles, à la paume des mains et à la plante des pieds).
les glandes sébacées sont des glandes épidermiques en grappe, situées à la base des poils qui sécrètent le sébum, matière riche en acide gras (pH acide de la peau). Elles sont nombreuses à la surface du visage et au niveau des organes génitaux. Leur rôle est microbicide.
La production de sébum augmente en période post-pubertaire (acné) sous l'action des hormones sexuelles. L'excès de sébum (ou séborrhée) est dû à une augmentation de volume des glandes.

Les phanères (poils, ongles, cheveux)

Les poils sont des productions épidermiques qui possèdent une racine en forme de bulbe. Au poil est annexé un muscle lisse, le muscle arrecteur dit « horripilateur ».

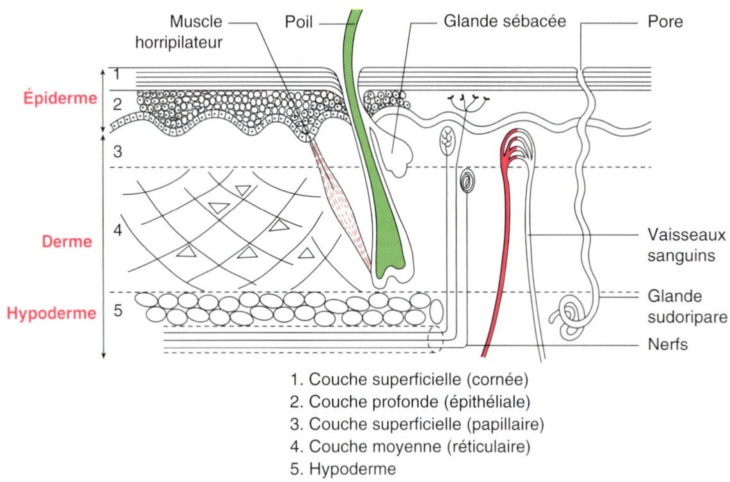

SCHÉMA N° 1. La peau

Les fonctions de la peau

Elles sont nombreuses.

Organe du toucher

Les différentes sensibilités sont dues à l'existence de corpuscules nerveux spécialisés (appelés « récepteurs »). La peau perçoit trois formes de sensations.

La sensation tactile

Elle nous informe sur la nature des objets touchés grâce à des récepteurs de pression présents dans l'hypoderme et les papilles dermiques.

La sensation thermique

Elle nous informe sur la température ambiante grâce à l'activité de récepteurs du froid présents dans l'épiderme, et de récepteurs du chaud présents dans le derme.

La sensation douloureuse

Elle nous informe sur l'intensité d'une brûlure ou d'une piqûre par les terminaisons nerveuses épidermiques.
Toutes ces sensations, enregistrées au niveau de la peau, sont communiquées au cerveau par le nerf sensitif.

Organe de protection

La peau est un bon isolant. Elle protège :

- des agressions extérieures physiques et chimiques[1] (chocs, frottements, substances acides et basiques) ;
- des agressions microbiennes ;
  - par les cellules jointives de son tissu épithélial et par le sébum,
  - par son pH acide ;
- de l'agression solaire (les rayons nocifs sont arrêtés par les mélanocytes, qui sont responsables de la pigmentation, ou hâle) ;
- contre l'excès d'humidification et de dessiccation grâce à la présence du dépôt superficiel mi-aqueux, mi-graisseux, formé par la sueur, le sébum, les cellules kératinisées.

Organe d'échanges

La peau permet plusieurs types d'échanges.

Les échanges thermiques

Les pertes de chaleur sont limitées par temps froid grâce à la présence :

- de la couche graisseuse (qui isole) ;
- du muscle horripilateur (qui redresse le poil et ferme le pore) ;
- des artères (qui se contractent = vasoconstriction).

Le phénomène inverse se produit par temps chaud : les artères se dilatent (vasodilatation) et les glandes sudoripares évacuent la sueur, qui humecte la peau et donc la refroidit.

Les échanges gazeux respiratoires

La peau respire un peu ; elle absorbe l'O_2 et rejette du CO_2. Ce phénomène est très limité chez l'adulte où ces échanges ne représentent qu'à peine 1,5 % des échanges globaux.

Organe excréteur des déchets

Le rôle des glandes sudoripares est complémentaire de celui des reins. La sueur qu'elles sécrètent est une urine très diluée (99 % d'eau, 0,5 % d'urée, 0,5 % de sels minéraux). Ces glandes jouent donc un rôle essentiel dans l'épuration de notre organisme.

Organe producteur de vitamine D

Sous l'effet des rayons solaires (surtout les UVB), les cellules de l'épiderme vont transformer leur cholestérol en vitamine D (rôle antirachitique).

1 Certaines substances sont capables de traverser la peau, de l'extérieur vers l'intérieur. Cette propriété a un grand intérêt thérapeutique : certains médicaments peuvent alors être introduits par la voie transcutanée.

Organe immunitaire

La région basse de l'épiderme renferme des cellules immunitaires spéciales capables de détecter des substances et micro-organismes étrangers et de provoquer une réaction de défense locale comme l'eczéma.

L'hygiène de la peau

Importance des pratiques d'hygiène

Les pratiques d'hygiène corporelle visent à assurer le bien-être et la santé de la peau (donc la prévention de l'irritation et de l'infection), le confort et la détente du corps.
Par ses innombrables pores, la peau élimine la sueur. En s'évaporant, la sueur laisse à la surface de la peau des déchets, urée et acide urique, qui vont provoquer des fermentations ammoniacales. S'ajoutent à cela l'accumulation du sébum, les poussières et autres débris organiques en suspension dans l'air. Si on laisse toutes ces souillures s'accumuler, elles forment la « crasse ».
La propreté est donc une nécessité individuelle et sociale.

Les agressions cutanées

La peau peut subir diverses agressions :

- les agressions d'origine thermique :
  - par le froid (les gerçures, engelures et gelures),
  - par le chaud (les coups de soleil) ;
- les agressions d'origine animale :
  - les morsures (de chien ou de chat),
  - les piqûres d'insectes (guêpes, abeilles…) ;
- les agressions d'origine parasitaire (gale et poux).

S'ENTRAÎNER

Exercice 1

Complétez les phrases suivantes.
Les cellules de l'épiderme constituent un tissu de type ....
Les cellules du tissu cartilagineux constituent un tissu de type ....

Exercice 2

QCM : cochez la ou les bonne(s) réponse(s).

1. La peau participe à la thermorégulation :

a. par l'émission de sueur ☐
b. par la sécrétion de sébum ☐
c. par la contraction des muscles horripilateurs ☐

2. La couche papillaire correspond à :

a. la couche superficielle de l'épiderme ☐
b. la couche superficielle du derme ☐
c. l'hypoderme ☐

3. Dans l'hypoderme sont situées :
a. les cellules renfermant la kératine ☐
b. les mélanocytes ☐
c. les cellules adipeuses ☐
4. La peau sécrète une substance bactéricide qui est :
a. le sébum ☐
b. la sueur ☐
c. le cérumen ☐
5. Les glandes sébacées :
a. se trouvent éparses dans la peau ☐
b. se trouvent à la base de chaque poil ☐
c. sont associées aux glandes sudoripares ☐
6. Le poil est constitué en grande partie de :
a. lipides ☐
b. kératine ☐
c. cellulose ☐

Exercice 3

Quelle substance sécrète :
- une glande sébacée ?
- une glande sudoripare ?

CORRIGÉS

Exercice 1

Les cellules de l'épiderme constituent un tissu de type **épithélial**.
Les cellules du tissu cartilagineux constituent un tissu de type **conjonctif**.

Exercice 2

1. a, c ; **2.** b ; **3.** c ; **4.** a ; **5.** b ; **6.** b.

Exercice 3

Une glande sébacée sécrète le sébum.
Une glande sudoripare (ou sudorale) sécrète la sueur.

CHAPITRE 8

L'activité sensorielle

CE QU'IL FAUT SAVOIR

L'activité sensorielle dépend d'excitations nerveuses (ou stimuli) qui agissent sur des récepteurs présents au sein des organes des sens : l'œil, l'oreille, la peau, le nez, la langue.
Les messages nerveux ainsi créés sont acheminés par des nerfs sensitifs vers le cerveau où ils sont décodés : l'homme a alors conscience d'une sensation.

L'œil et la vision

L'œil procure des sensations visuelles. Grâce à lui, nous avons les notions de lumière, de forme, de distance et de couleur des objets.

L'anatomie de l'œil

L'œil se compose de deux parties, les annexes et le globe oculaire, dont les fonctions sont très différentes (*voir* schéma n° 1).

Les annexes de l'œil

Elles sont de trois types :

- protectrices :
  - l'orbite (cavité osseuse),
  - les paupières,
  - la conjonctive (muqueuse transparente externe) ;
- motrices : six muscles qui, par leurs contractions, orientent l'œil dans les quatre directions ;
- sécrétrices : les glandes lacrymales sécrètent les larmes, qui lavent et désinfectent l'œil puis s'écoulent dans les fosses nasales.

Le globe oculaire

Il comporte trois tuniques et des milieux transparents.

Les trois tuniques

La sclérotique : fibreuse et résistante, elle assure la protection du globe oculaire et sert de point d'attache aux muscles oculaires. En avant de l'œil, elle devient la cornée transparente.
La choroïde : mince et noire, elle transforme la cavité oculaire en « chambre noire ». Très riche en vaisseaux sanguins, elle est nourricière pour l'œil. Appliquée contre la sclérotique, elle forme, à l'avant de l'œil, l'iris qui joue le rôle d'un diaphragme dont l'ouverture, variable, s'appelle la pupille[1]. Il règle la quantité de lumière qui pénètre dans l'œil. L'iris renferme deux types de muscles lisses qui sont sous le contrôle du système nerveux végétatif :

- des muscles circulaires (du type sphincter) dont la contraction permet la fermeture de la pupille (myosis) ;
- des muscles radiaires dont la contraction permet la dilatation de la pupille (mydriase).

1 La pupille est noire car c'est une ouverture qui permet de voir la choroïde (chambre noire) au travers des milieux transparents.

La rétine : mince et fragile, elle s'applique contre la choroïde. C'est la région sensitive de l'œil. Elle contient les deux catégories de récepteurs sensibles à la lumière :

- les cônes (6,5 millions), spécialisés dans la vision diurne et des couleurs ;
- les bâtonnets (130 millions), spécialisés dans la vision nocturne.

La tache jaune est une région très sensible de la rétine, riche en cônes.
Le nerf optique part du fond de la rétine et va au cerveau. Le départ du nerf optique constitue le point aveugle (dépourvu de cellules sensibles).

Les milieux transparents

De l'extérieur vers l'intérieur se trouvent :

- la cornée, très fine ;
- l'humeur aqueuse, liquide clair et fluide comme de l'eau ;
- le cristallin, lentille biconvexe qui comprend un noyau dur entouré de lamelles élastiques ; son élasticité diminue avec l'âge ;
- l'humeur vitrée, liquide épais et riche en collagène qui maintient la forme du globe oculaire.

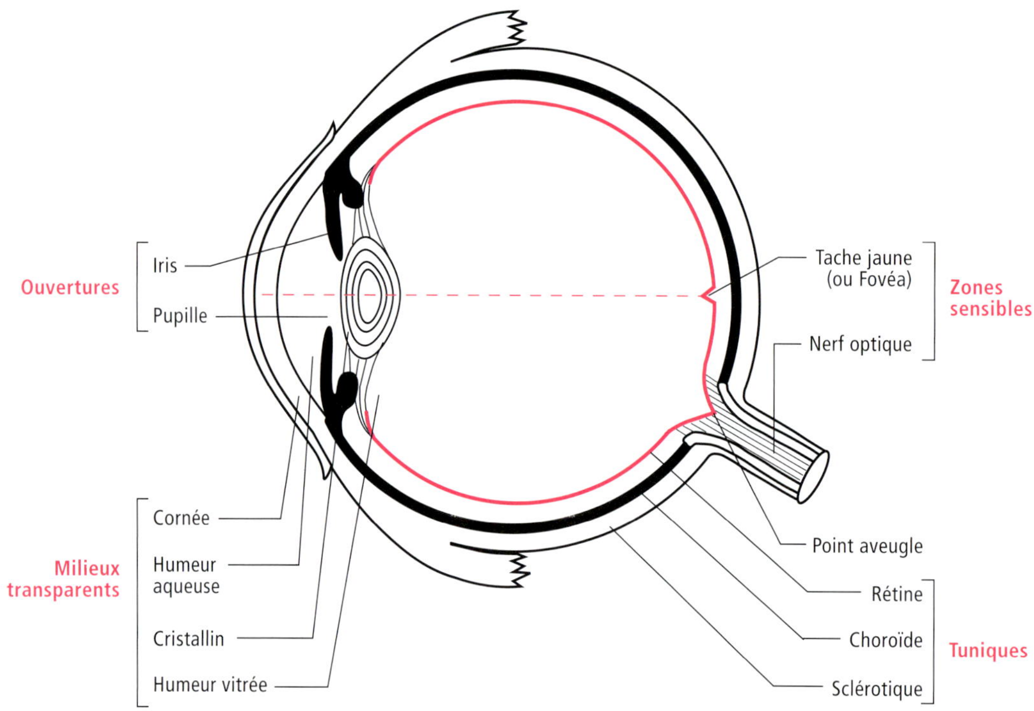

SCHÉMA N° 1. **La coupe de l'œil**

Le fonctionnement de l'œil

L'œil se compare à un appareil photographique et à un appareil sensible.

TABLEAU 1. **Fonctionnement de l'œil**

L'appareil photographique	**Comparaison** – Le globe oculaire représente la chambre noire (rôle de la choroïde). – La rétine représente la plaque sensible. – Les milieux transparents sont l'objectif. – L'iris est le diaphragme. **Mise au point** – Les images des objets éloignés viennent se former renversées au centre de la rétine, au niveau de la tache jaune. – Si l'objet se rapproche, l'image se forme en arrière de la rétine et devient floue. Le phénomène d'accommodation intervient alors : le cristallin se bombe d'autant plus que l'objet se rapproche (on dit qu'il devient « convergent »). Cette modification de l'œil est d'origine réflexe.
L'appareil sensible	Sensibles à la lumière, les cônes et les bâtonnets produisent un influx nerveux qui, par l'intermédiaire du nerf optique, aboutit au centre visuel du cerveau (région occipitale), où se produit la sensation visuelle qui nous informe sur les caractéristiques de l'objet regardé (forme, relief, couleur, distance). Cette sensation visuelle persiste un cinquantième de seconde*.

* Si les excitations visuelles se succèdent à un intervalle inférieur à un cinquantième de seconde, elles donnent une impression de sensation continue. Le principe du cinéma, une succession d'images très rapide, est fondé sur cette persistance des sensations lumineuses.

Les anomalies de la vision

TABLEAU 2. **Anomalies de la vision**

La myopie	– Globe trop allongé ou cristallin trop convergent : l'image se produit en avant de la rétine. – Défaut de la vision de loin, corrigée avec des verres divergents.
L'hypermétropie	– Globe trop court ou cristallin peu convergent : l'image se forme en arrière de la rétine. – Défaut de la vision de près corrigée avec des verres convergents.
L'astigmatisme	– Défaut de courbure du globe oculaire. – Vision des objets déformée corrigée avec des verres cylindriques.
La presbytie	– Perte d'élasticité du cristallin qui limite l'accommodation. – Vision rapprochée mauvaise.
La cataracte	– Cristallin devenu opaque. – Vision trouble.
Le daltonisme	– Défaut de vision des couleurs (le plus souvent, le rouge et le vert).

L'hygiène de l'œil

L'œil est un organe fragile qui doit être ménagé. Quelques règles d'hygiène doivent être observées.

TABLEAU 3. **Hygiène de l'œil**

Prévenir l'infection oculaire	Il ne faut jamais toucher l'œil avec des mains sales. Certains microbes et virus résistent aux larmes, d'où les conjonctivites qui peuvent évoluer en kératites (inflammation de la conjonctive puis de la cornée).
Prévenir la fatigue oculaire	La fatigue oculaire est décelée par des picotements, les paupières « lourdes », des difficultés pour la lecture voire des troubles visuels. Pour la prévenir il faut éviter : – la lecture prolongée de petits caractères, avec un éclairage défectueux et de trop près ; – les éclairages trop intenses qui altèrent la rétine.

(Suite)

TABLEAU 3. **Suite**

Entretenir le fonctionnement de l'œil	**Hygiène alimentaire** L'œil a besoin de vitamine A (principalement dans les laitages, le poisson, les œufs et le foie) utile aux bâtonnets pour la vision crépusculaire. **Hygiène de vie** Un bon éclairage favorise le confort oculaire et l'on conseille : – une lumière réfléchie et surtout diffuse ; – une lumière uniforme. **Surveillance médicale** Les troubles de la vision doivent être décelés le plus tôt possible chez le jeune enfant.

L'oreille et l'ouïe

Nos deux oreilles assurent l'ouïe, ou sens de l'audition.

Anatomie de l'oreille

L'oreille comporte trois parties (*voir* schémas n° 2 et n° 3, *voir* tableau 4).

TABLEAU 4. **Anatomie de l'oreille**

Oreille externe	– Elle est formée d'un pavillon cartilagineux au niveau duquel s'ouvre le conduit auditif qui est fermé dans sa partie profonde par le tympan (membrane bien tendue). – Les parois contiennent des poils et des glandes sébacées qui sécrètent le cérumen.
Oreille moyenne	– Elle est représentée par une cavité, la caisse du tympan, dans laquelle sont logés trois petits osselets, le marteau, l'enclume et l'étrier. – Cette cavité est fermée d'un côté, par le tympan, de l'autre par deux fenêtres, la fenêtre ovale et la fenêtre ronde. – Elle communique avec la gorge par la trompe d'Eustache.
Oreille interne	– Elle a une structure fort complexe, et comprend deux parties essentielles, le labyrinthe osseux et le labyrinthe membraneux. – Le labyrinthe osseux contient les canaux semi-circulaires, le vestibule et le limaçon (ou cochlée), la partie auditive de l'oreille interne. Dans ce labyrinthe circule un liquide, la périlymphe. – Le labyrinthe membraneux (rempli d'endolymphe) contient les cellules sensorielles ciliées qui sont reliées au nerf auditif ainsi qu'un liquide, l'endolymphe.

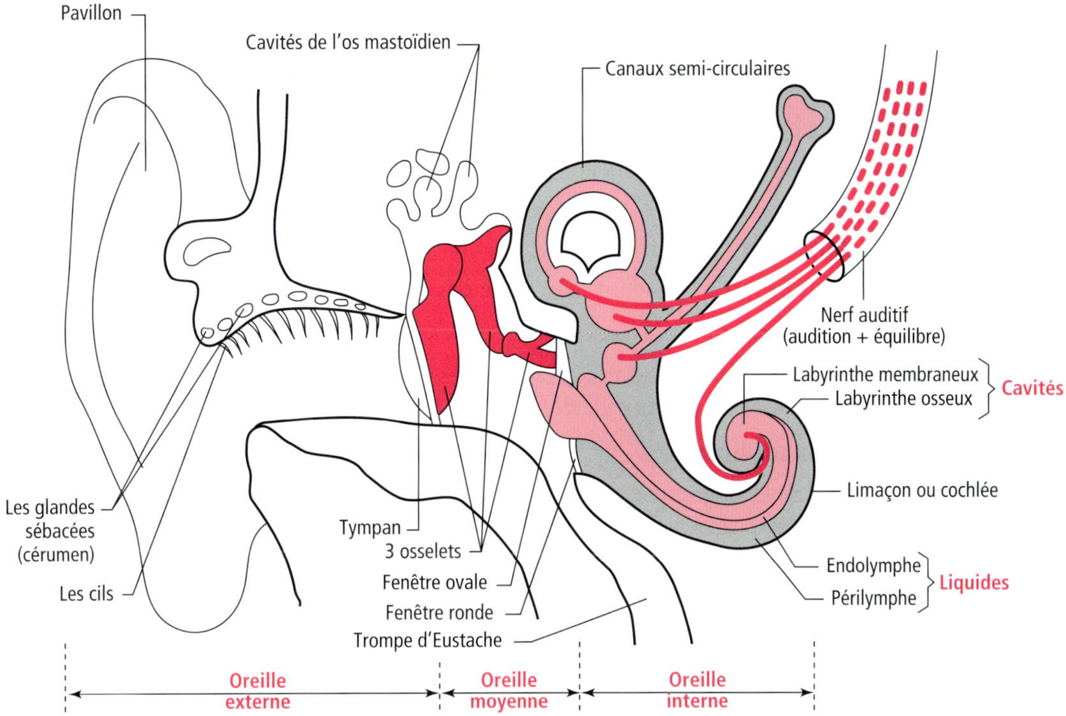

SCHÉMA N° 2. L'anatomie de l'oreille

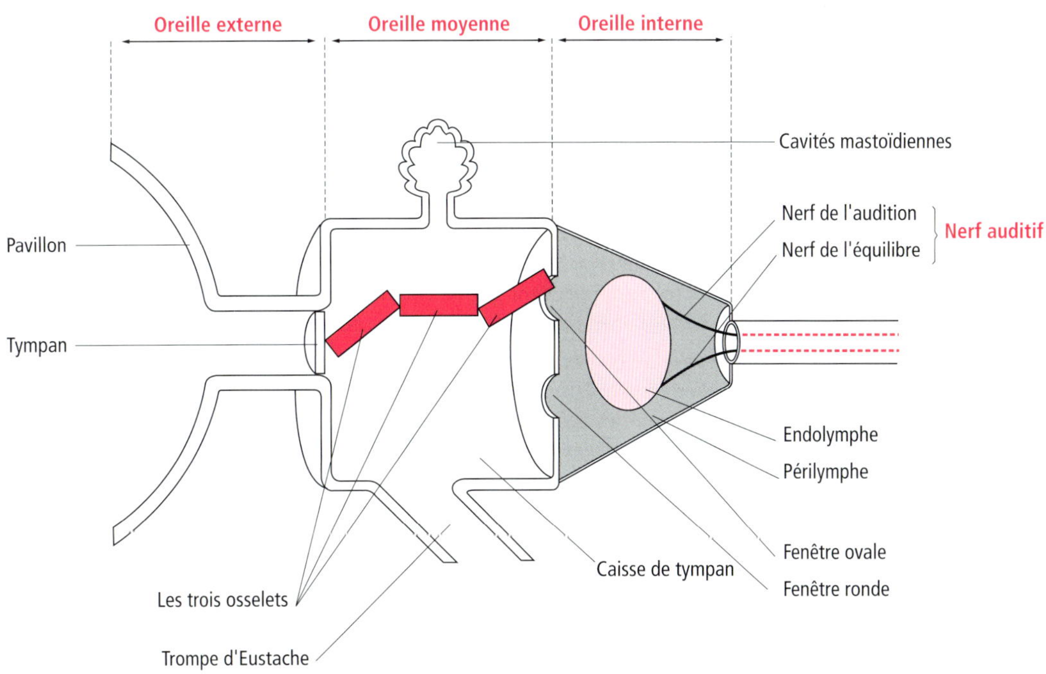

SCHÉMA N° 3. Schéma simplifié de l'oreille

Physiologie de l'oreille

L'oreille assure deux fonctions importantes : l'audition et l'équilibre.

Organe de l'audition

L'oreille nous permet de percevoir les sons, séries de vibrations qui se propagent dans trois milieux.

Vibrations dans l'air

Les vibrations sonores, captées dans l'air par le pavillon, gagnent le tympan.

Vibrations osseuses

Puis les vibrations se propagent dans la chaîne des osselets (les mouvements du tympan et des osselets sont réglés par de petits muscles) jusqu'à la fenêtre ovale.

Vibrations dans un liquide

Les vibrations sonores gagnent ensuite les milieux liquides : périlymphe puis endolymphe. Les cellules ciliées sont excitées par les vibrations des liquides. Elles créent un influx nerveux qui est transmis au cerveau par l'intermédiaire du nerf cochléaire ou nerf de l'audition.
C'est au niveau de la zone auditive de l'écorce cérébrale que l'excitation est transformée en sensation auditive.

Organe de l'équilibre

Les canaux semi-circulaires et le vestibule (situés dans l'oreille interne) contiennent des récepteurs nerveux qui informent à chaque instant le cervelet (centre nerveux de l'équilibration) des positions de notre corps. Ces informations sont transmises par le nerf vestibulaire ou nerf de l'équilibre[2].

Hygiène de l'oreille

Il est nécessaire de protéger l'oreille interne car c'est un organe très fragile ; seule l'oreille externe est en contact avec l'air et les poussières et nécessite des soins d'hygiène réguliers (*voir* tableau 5).

TABLEAU 5. **Hygiène de l'oreille**

Soins de l'oreille externe	– Le cérumen a un rôle utile : il lubrifie les parois et peut engluer les microbes, les poussières. On ne doit donc ôter que l'excès de cérumen. – Au cours de certaines maladies des voies respiratoires (rhumes, angines...), la gorge est envahie de microbes qui peuvent gagner l'oreille moyenne par la trompe d'Eustache. Une infection se déclare alors derrière le tympan : c'est l'otite.
Lutte contre le bruit	– Le bruit se mesure en décibel (db), unité de mesure de l'intensité d'un son. L'oreille étant un organe fragile, il faut la protéger des effets néfastes du bruit. Signalons en particulier le danger des appareils de musique munis d'écouteurs qui risquent de détruire irréversiblement les cellules ciliées de l'oreille interne. – Dans les lieux publics : des règlements de police* interviennent pour la lutte contre le bruit. – Dans la maison : l'adulte doit veiller à faire régner une atmosphère calme au foyer familial, particulièrement en présence de jeunes enfants.

* Circulaire du 9 août 1978, *JO* du 13 septembre 1987, articles 101 et 102, pénalités, article 154 : « La loi ayant pour but de protéger la tranquillité des habitants [...] la contravention peut être établie dès lors qu'une seule personne porte plainte. » Des amendes sont exigées des « fauteurs de bruit ».

2 Le nerf de l'équilibre (nerf vestibulaire) et le nerf de l'audition (nerf cochléaire) se rejoignent derrière l'oreille et forment le nerf auditif qui va vers les centres nerveux supérieurs.

Le nez et l'odorat

Le nez est formé de deux fosses nasales qui présentent trois replis osseux appelés cornets (*voir* schéma n° 4 et tableau 6).

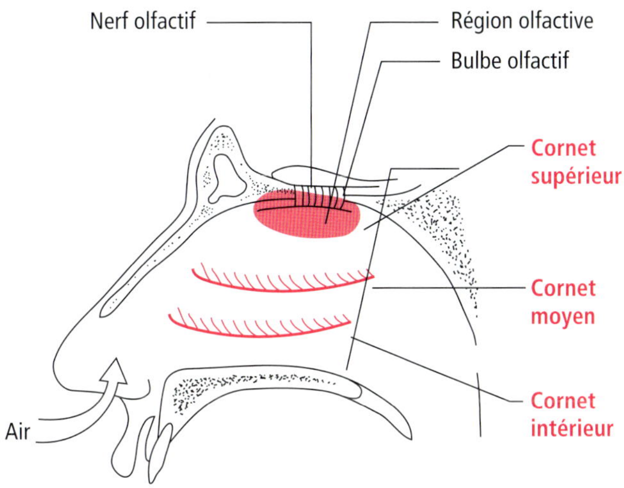

SCHÉMA N° 4. **Les fosses nasales et la région olfactive**

Anatomie-physiologie des fosses nasales

TABLEAU 6. **Anatomie et physiologie des fosses nasales**

Cornets inférieurs et moyens	Ils sont recouverts par une muqueuse rouge (très vascularisée) qui sécrète du mucus. Son rôle : – réchauffer l'air et l'humidifier ; – arrêter les poussières ; – détruire les microbes.
Cornets supérieurs	Ils sont recouverts d'une muqueuse garnie de cellules nerveuses ciliées reliées au nerf olfactif : elles permettent la perception des odeurs. Pour qu'une substance ait une odeur, il faut : – qu'elle soit de petite taille et à une concentration suffisante* ; – qu'elle soit gazeuse (vapeurs d'alcool, d'éther...) ; – qu'elle émette une vapeur capable de se dissoudre dans le mucus (café, tabac, parfums...).

* Une substance odorante faiblement concentrée sera perçue mais non reconnue. Le seuil de détection minimum correspond à des valeurs de 10^{-12} molécules par litre d'air.

Hygiène du nez

En cas de rhume, il faut savoir se moucher : une narine après l'autre.
Il faut éviter d'inhaler certains produits toxiques qui irritent la muqueuse nasale et provoquent la toux.

La bouche et le goût

Le siège du goût est principalement la langue, située dans la bouche.

Anatomie

La langue est recouverte d'une muqueuse présentant de nombreuses saillies, ou papilles, qui ont des formes et des fonctions différentes (papilles foliées, filiformes, fongiformes et corolliformes, caliciformes) qui contiennent des cellules nerveuses, ou bourgeons du goût (300 bourgeons par papille), et sont capables d'apprécier :
- les contacts (cellules tactiles) ;
- les excitations thermiques (chaud, froid...) ;
- la saveur des aliments.

Les cellules gustatives (au nombre de 50 à 100 par bourgeons) sont reliées au nerf gustatif. Elles sont spécialisées pour ce qui est des saveurs :
- les papilles situées vers la pointe de la langue sont sensibles aux saveurs salée et sucrée ;
- les papilles latérales sont sensibles aux saveurs acides ;
- les papilles les plus profondes sont sensibles à l'amertume.

Physiologie

Il existe quatre saveurs[3] fondamentales : le sucré, l'acide, le salé et l'amer.
Pour que l'on perçoive la saveur d'une substance, elle doit être de petite taille et facilement soluble dans la salive[4].
En réalité, le goût d'un aliment est complexe ; il résulte de sensations gustatives, olfactives[5] et tactiles. C'est pourquoi lorsque nous sommes enrhumés, notre goût se trouve diminué.

Hygiène de la bouche

Il faut éviter l'abus d'alcool et de tabac qui ont tendance à détruire la sensibilité gustative. Les boissons trop chaudes irritent les papilles.
Par ailleurs, nous pouvons éduquer notre goût.

3 Il existe la saveur « umami » produite par deux acides aminés (glutamate et aspartate) présents dans les viandes, les champignons et le soja.
4 Les aliments libèrent dans la salive des molécules sapides qui sont responsables de 10 % du goût.
5 L'olfaction rétronasale est responsable de 80 % du goût : les molécules volatiles stimulent les récepteurs par la voie rétronasale lors de la déglutition.

S'ENTRAÎNER

Exercice 1

Associez chiffres et lettres :

1. les paupières
2. la choroïde
3. les bâtonnets
4. l'orbite
5. l'iris

A. annexes
B. globe oculaire

Exercice 2

Complétez les phrases suivantes :
Le conduit auditif externe est fermé par ....
La mydriase est la dilatation de la ....

Exercice 3

Quelles sont les deux grandes fonctions de l'oreille ?

Exercice 4

Citez deux rôles des cornets inférieurs et moyens.

Exercice 5

Citez les quatre saveurs fondamentales.

Exercice 6

Associez chiffres et lettres :

A. nerf vestibulaire
B. nerf cochléaire

1. nerf de l'audition
2. nerf de l'équilibre

Exercice 7

QCM : cochez la ou les réponse(s) exacte(s).

1. Le cristallin :
a. est une lentille qui sépare le globe oculaire en deux parties ☐
b. est une lentille biconvexe située à l'arrière de l'iris ☐
c. perd souvent sa transparence avec l'âge ☐

2. La presbytie :
a. est due à une perte d'élasticité du cristallin ☐
b. est une vision des objets déformée ☐
c. est due à un cristallin trop convergent ☐

3. L'oreille interne :
a. est une cavité de l'oreille hermétique et pleine de liquide ☐
b. est la zone de l'équilibre ☐
c. est la zone de l'audition ☐
d. les cellules auditives se trouvent dans le colimaçon ☐

4. Les cônes :
a. sont spécialisés dans la vision nocturne ☐
b. sont spécialisés dans la vision diurne ☐
c. permettent la vision des couleurs ☐
5. Les vibrations sonores sont transmises dans l'ordre suivant :
a. pavillon, conduit auditif, tympan, osselets, fenêtre ronde, cochlée ☐
b. pavillon, conduit auditif, tympan, osselets, fenêtre ovale, canaux semi-circulaires. ☐
c. pavillon, conduit auditif, tympan, osselets, nerf auditif ☐

CORRIGÉS

Exercice 1

A-1, 4 ; B-2, 3, 5.

Exercice 2

Le conduit auditif externe est fermé par **le tympan**.
La mydriase est la dilatation de la **pupille**.

Exercice 3

Les deux fonctions de l'oreille sont d'assurer l'audition et l'équilibre.

Exercice 4

Les cornets inférieurs et moyens ont plusieurs rôles :
- réchauffer l'air ;
- humidifier l'air ;
- détruire les microbes et arrêter les poussières.

Exercice 5

Les quatre saveurs fondamentales sont : le sucré, le salé, l'amer et l'acide.

Exercice 6

A-2 ; B-1.

Exercice 7

1. a, b, c ; **2.** a ; **3.** a, b, c ; **4.** b, c ; **5.** a.

CHAPITRE 9

La reproduction

CE QU'IL FAUT SAVOIR

L'appareil génital féminin

L'appareil génital comprend différents organes aux fonctions bien déterminées (*voir* schémas n° 1 et n° 2).

Anatomie

Les ovaires

Ils sont situés de part et d'autre de l'utérus. Leur structure interne montre la présence d'un grand nombre de follicules renfermant chacun un ovule (*voir* schéma n° 3).
L'ovaire est une glande mixte qui a :

- une fonction exocrine, par la production d'un ovule à chaque cycle ;
- une fonction endocrine, par la production d'hormones responsables des caractères sexuels.

Les trompes de Fallope ou oviductes

La paroi de ces canaux est constituée de couches musculaires. Un épithélium pourvu de cils vibratiles tapisse l'intérieur de ces tubes.
L'oviducte est le lieu de la fécondation. Il dirige l'embryon vers l'utérus.

L'utérus

L'utérus est un muscle creux, constitué de plusieurs couches musculaires lisses. L'intérieur est tapissé par une muqueuse, l'endomètre, riche en vaisseaux sanguins et en glandes nourricières.
L'utérus est l'organe de la gestation (il abrite le fœtus durant la grossesse).

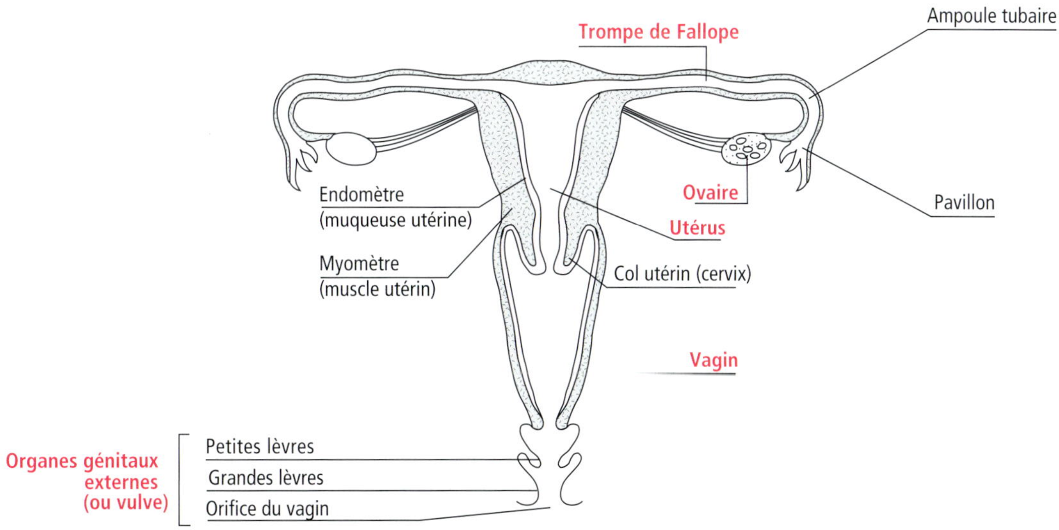

SCHÉMA N° 1. Les organes génitaux féminins (face)

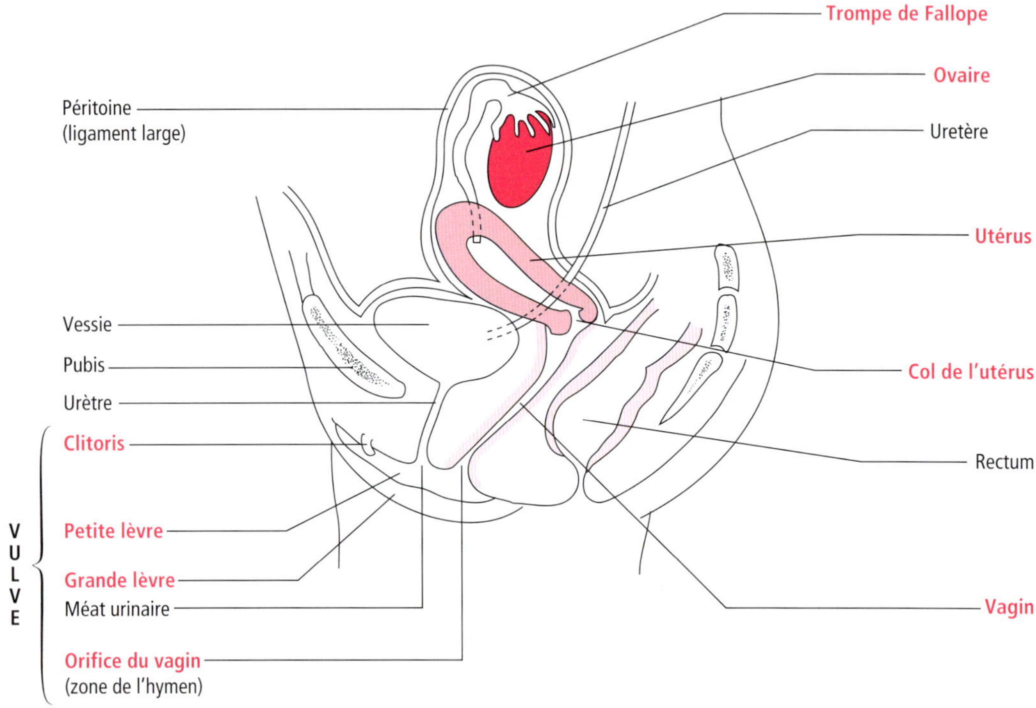

SCHÉMA N° 2. **L'appareil génital féminin dans le petit bassin (coupe de profil)**

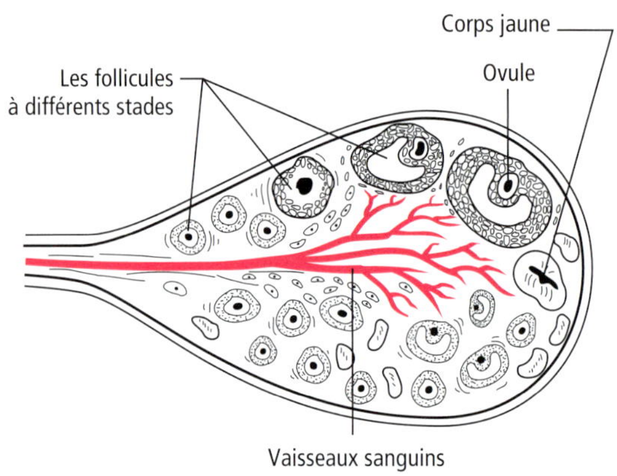

SCHÉMA N° 3. **Coupe d'un ovaire**

Le vagin

Le vagin est un conduit dont les parois sont pourvues d'une mince couche de muscles lisses et d'une muqueuse riche en glandes. Le mucus vaginal est lubrifiant et bactéricide.
Le vagin est un organe extensible permettant les rapports sexuels, le passage du nouveau-né ainsi que l'écoulement sanguin des règles.

La vulve

La vulve est l'ensemble des organes génitaux externes de la femme.
Elle est bordée extérieurement par les lèvres (petites et grandes). La région médiane comporte le clitoris (organe érectile), le méat urinaire et l'orifice vaginal.

Le cycle menstruel

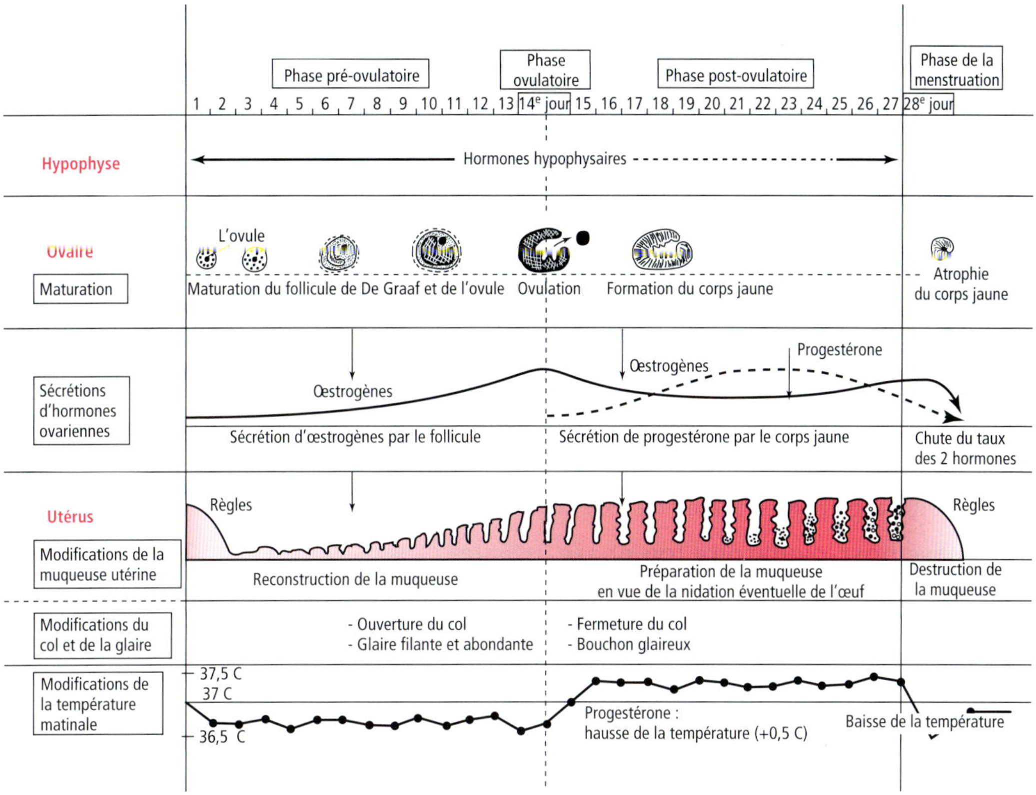

SCHÉMA N° 4. Le cycle menstruel de la femme

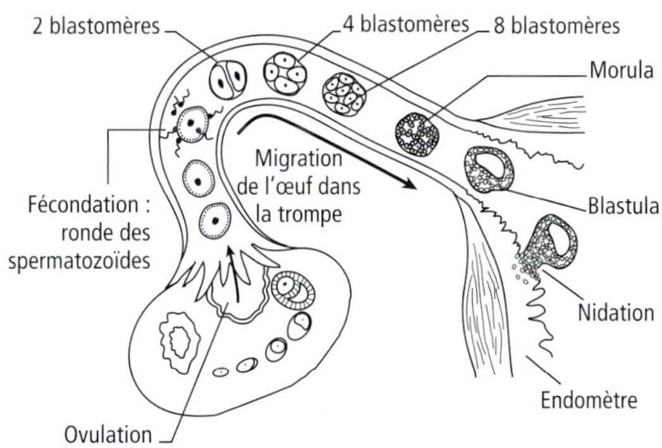

SCHÉMA N° 5. La fécondation, la migration et la nidation de l'œuf

Le cycle menstruel est l'ensemble des phénomènes physiologiques qui se reproduisent chaque mois dans l'organisme féminin, depuis la puberté jusqu'à la ménopause.

Déroulement

Le cycle menstruel a une durée moyenne de vingt-huit jours. Il commence le premier jour des règles et se termine à l'apparition des règles suivantes.

Il est sous la dépendance de l'hypophyse (petite glande endocrine située à la base du cerveau). Il se divise en quatre phases (*voir* schéma n° 4).

Phase des règles (ou menstruation)

Vers la fin du cycle, s'il n'y a pas eu de fécondation, la muqueuse utérine se décolle de l'utérus en arrachant les vaisseaux qui l'ont nourrie : ce sont les règles, constituées de sang et de débris de la muqueuse. Cette phase dure quatre à cinq jours.

Phase pré-ovulatoire (ou phase folliculaire)

Cette phase intervient du cinquième au quatorzième jour.
L'hypophyse sécrète une première hormone (la FSH) qui agit sur l'ovaire et provoque :

- la maturation d'un follicule ;
- la sécrétion des œstrogènes.

Les œstrogènes agissent sur l'utérus et provoquent la reconstruction de l'endomètre afin de le rendre apte à la nidation.

Ovulation

Cette phase arrive le quatorzième jour du cycle.
Sous l'action d'une deuxième hormone hypophysaire (la LH), le follicule se rompt et libère l'ovule qui est happé par le pavillon de l'oviducte.

Phase post-ovulatoire (ou phase lutéale)

Cette phase intervient du quatorzième au vingt-huitième jour.
L'hormone hypophysaire (LH) agit sur l'ovaire et provoque :

- la formation du corps jaune, dans le follicule rompu ;
- la sécrétion de progestérone et d'œstrogènes par le corps jaune.

La progestérone agit :

- sur l'endomètre qui prend un aspect de dentelle ;
- sur le col, en favorisant la sécrétion d'une glaire cervicale visqueuse qui va former un véritable bouchon imperméable aux spermatozoïdes ;
- sur la température du corps, en provoquant une hausse d'environ 0,5 °C[1].

Les œstrogènes continuent à faire proliférer la muqueuse utérine.
Vers la fin du cycle, le corps jaune s'atrophie et cesse de produire ses hormones. L'endomètre est alors détruit, provoquant l'apparition de nouvelles règles ; un nouveau cycle commence.

La période de fécondité

L'ovulation se produit généralement quatorze jours avant l'apparition des règles suivantes.
En période d'ovulation, la glaire secrétée par le col de l'utérus devient très fluide : cela permet aux spermatozoïdes de franchir le col.
Compte tenu de la survie de l'ovule (24 heures) et de celle des spermatozoïdes (4 à 5 jours), on considère que la période au cours de laquelle les rapports sexuels peuvent être fécondants s'étend du neuvième au quinzième jour, comptés à partir du premier jour des règles. C'est la période de fécondité de la femme (*voir* schéma n° 6).

La formation de la cellule-œuf (*voir* schéma n° 5)

La fécondation

La fécondation est l'union d'un ovule avec un spermatozoïde qui aboutit à la formation d'une cellule-œuf. Elle se réalise dans l'un des deux oviductes, au niveau de l'ampoule tubaire.

1 L'observation d'une hausse de la température matinale en cours de cycle permet de déterminer la date de l'ovulation.

Au cours du rapport sexuel, environ 300 millions de spermatozoïdes sont déposés dans le vagin. Seules quelques dizaines d'entre eux arriveront dans l'ampoule tubaire, à la rencontre de l'ovule. Un seul d'entre eux aura la primeur de pénétrer dans l'ovule : les noyaux de l'ovule et du spermatozoïde fusionnent. L'ovule fécondé devient une cellule-œuf.

La migration de l'embryon

Dès qu'elle est constituée, la cellule-œuf subit une série de divisions (mitoses).

- La première cellule se scinde et donne naissance à deux cellules-filles identiques, appelées blastomères.
- Chaque cellule se divise de la même façon. L'œuf prend l'aspect d'une petite mûre, c'est la morula.
- Le sixième jour après l'ovulation, la morula arrive dans la cavité utérine et se transforme en blastula.

La nidation de l'embryon

L'endomètre, développé au maximum et très vascularisé, est prêt à recevoir l'embryon. Il pénètre dans la muqueuse utérine : c'est la nidation.

La contraception

La contraception est l'ensemble des méthodes permettant une infécondité volontaire, temporaire et réversible. Elle permet au couple d'avoir des relations sexuelles sans la hantise d'une grossesse non désirée (*voir* schéma n° 6) : « Un enfant si je veux, quand je veux ! »

La contraception naturelle

Basée sur l'abstinence de rapports sexuels pendant la période de fécondité, elle s'appuie sur différentes méthodes peu fiables car la durée du cycle et la date de l'ovulation peuvent être très variables.

Parmi ces méthodes, citons le coït interrompu, celle des températures...

La contraception mécanique

On peut citer trois grandes formes de contraception mécanique.

- Les préservatifs (masculins et féminins) associés à un spermicide. Par ailleurs, c'est la seule méthode efficace contre les infections sexuellement transmissibles.
- La cape cervicale et le diaphragme : membranes placées au fond du vagin qui empêchent les gamètes mâles de pénétrer dans le col utérin.
- Le stérilet (ou DIU = dispositif intra-utérin) : placé dans l'utérus, son but est d'empêcher la nidation.

La contraception chimique

Les spermicides : introduits dans le vagin, ils ont pour action de tuer les spermatozoïdes. Leur durée d'efficacité est variable selon la forme utilisée.

La contraception hormonale

Cette méthode utilise des hormones de synthèse (œstrogènes et/ou progestatifs) qui agissent sur plusieurs niveaux :

- sur l'hypophyse, en bloquant l'ovulation ;
- sur le col utérin, en provoquant un épaississement de la glaire cervicale, ce qui limitera le passage des spermatozoïdes ;
- sur la muqueuse utérine : elle provoque un amincissement de l'endomètre, ce qui empêche la nidation de l'embryon.

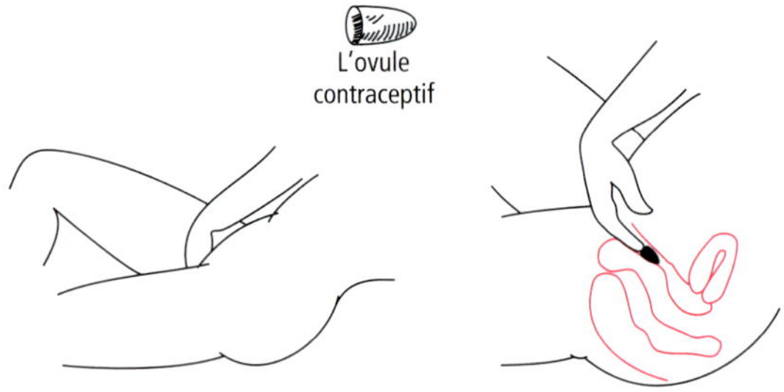

En position allongée : la pose de l'ovule spermicide dans le vagin

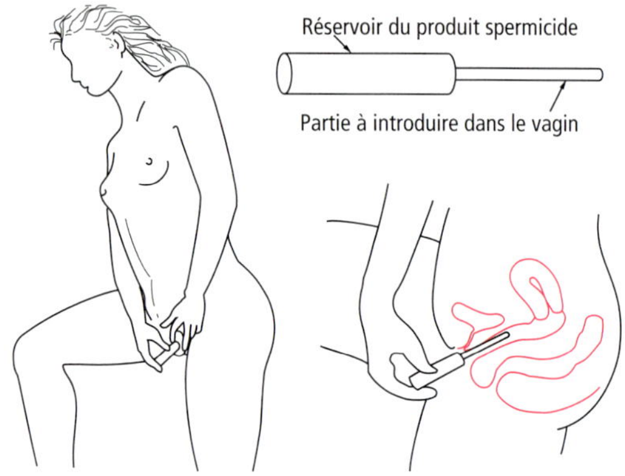

En position debout : la pose de l'unidose dans le vagin

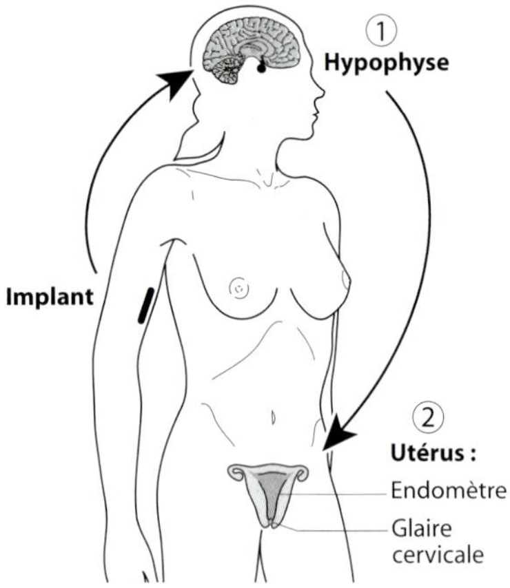

L'implant

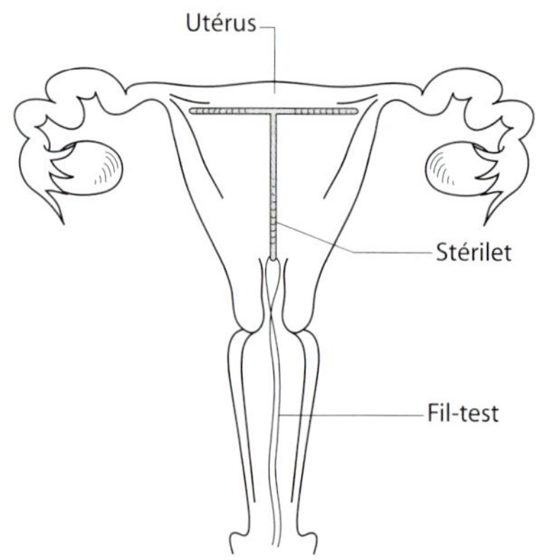

Le stérilet mis en place dans l'utérus

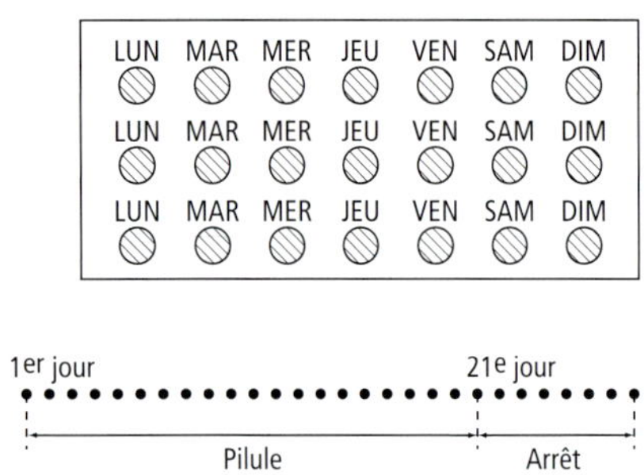

La pilule

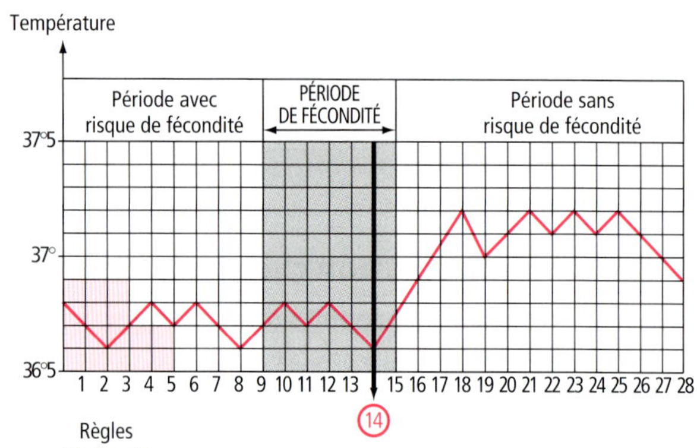

La période de fécondité au cours du cycle génital

SCHÉMA N° 6. La contraception

Trois formes

- La pilule contraceptive : sa forme et son dosage varient (pilules normodosées, minidosées, micropilules) selon les besoins et les prescriptions ; elle s'administre toujours par voie orale et nécessite une prise régulière.
- L'implant contraceptif : il a la forme d'un petit bâtonnet souple de 4 cm x 2 mm. Inséré sous la peau de la face interne du bras, il libère le principe actif progestatif pendant une longue durée (environ 3 ans).
- Le patch : timbre de 5 cm de côté, il est collé sur la peau (bras, ventre, fesse) et délivre une association d'œstrogènes et de progestérone.

Avantages et inconvénients

La pilule :

- sa fiabilité est très élevée à condition d'être prise régulièrement, sans oubli ;
- certains incidents sont mineurs et temporaires (troubles digestifs ou circulatoires, prise de poids...) ;
- il existe des contre-indications absolues : diabète, maladies cardio-vasculaires comme l'hypertension ou l'hypercholestérolémie, tabagisme (chez les plus de 35 ans), cancers (sein et utérus), d'où une surveillance médicale régulière et obligatoire.

L'implant :

- son efficacité est quasiment de 100 % sans risque d'oubli et il s'adresse aux femmes qui ne doivent pas prendre d'œstrogènes.

Le patch :

- le risque d'oubli est minimisé et sa fiabilité est relativement bonne.

En France, la contraception hormonale est utilisée par plus de 40 % des femmes.

La contraception d'urgence progestative

Non considérée comme une méthode de contraception régulière, elle permet, en cas d'urgence, d'éviter une grossesse. Elle existe principalement sous deux formes.

La pilule du lendemain :

- elle permet de réduire le risque d'une grossesse, 72 heures maximum après un rapport sexuel non (ou mal) protégé (accident de préservatif, oubli de pilule...) ;
- elle est délivrée sans ordonnance. Elle est d'autant plus efficace qu'elle est prise rapidement.

Le RU 486[2] :

- cette pilule provoque un avortement spontané et doit être utilisée jusqu'à la cinquième semaine qui suit la fécondation (soit sept semaines à dater des dernières règles) ;
- prescrite sous la forme d'un comprimé (renfermant de la progestérone), elle permet le décrochage de l'embryon dans les heures qui suivent son utilisation.

La stérilisation à visée contraceptive

La ligature des trompes ou la section des canaux déférents. Cette méthode est irréversible.

2 Mifépristone ou Mifégyne®.

L'appareil génital masculin

Anatomie

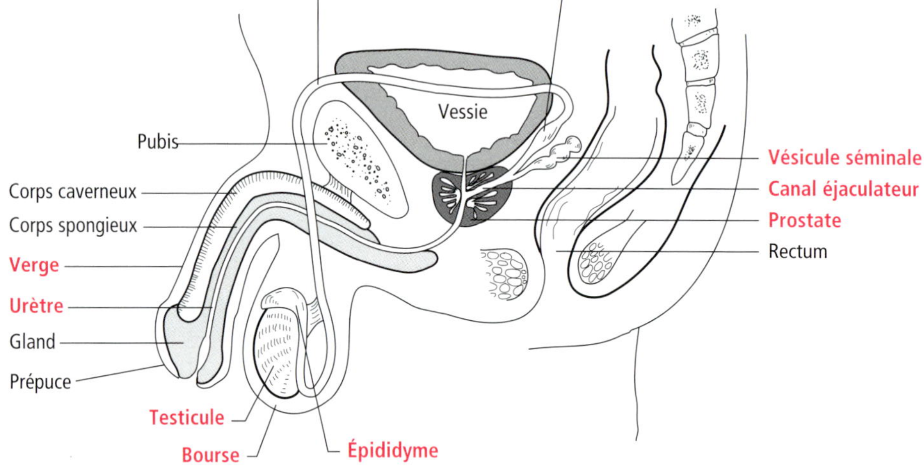

SCHÉMA N° 7. **L'appareil génital masculin**

Les testicules

Les testicules sont les gonades masculines situées dans les bourses. Leur fonction est double :

- une fonction exocrine, par la production continue des spermatozoïdes ;
- une fonction endocrine, par la sécrétion d'une hormone, la testostérone, responsable des caractères sexuels masculins.

Les épididymes

Ils coiffent les testicules et recueillent les gamètes mâles.

Les canaux déférents (ou spermiductes)

Chaque canal déférent fait suite à l'épididyme. Il remonte dans l'abdomen, passe devant la vessie et atteint la prostate. Il se termine par une « ampoule » servant de réservoir temporaire aux spermatozoïdes.

Les vésicules séminales

Chaque vésicule séminale est un petit réservoir branché sur le canal déférent correspondant. Elle sécrète le liquide séminal.

Les canaux éjaculateurs

Ce sont deux petits canaux traversant la prostate. Ils débouchent dans l'urètre.

La prostate

Cette glande, située sous la vessie, sécrète le liquide prostatique qui va, dans l'urètre, se mélanger aux spermatozoïdes et au liquide séminal pour former le sperme (1 ml de sperme renferme 100 millions de gamètes).

L'urètre

L'urètre part de la vessie, traverse la prostate et la verge et se termine par le méat urinaire.

Ce long canal est commun à l'appareil génital et à l'appareil urinaire. Au moment de l'éjaculation, le sphincter de l'urètre se ferme, empêchant la miction.

L'appareil de l'érection

La verge (ou pénis) est l'organe de la copulation chez l'homme.
Elle se termine par une portion renflée, le gland, recouvert par un repli cutané, le prépuce.
La verge renferme les organes érectiles, le « corps spongieux » et les deux « corps caverneux » qui, en se gorgeant de sang, permettent l'érection du pénis.

Physiologie de l'appareil génital masculin

La formation des spermatozoïdes commence au moment de la puberté et se poursuit d'une manière ininterrompue jusqu'à la vieillesse. Elle est sous la dépendance des hormones hypophysaires qui la favorisent.

Quelques notions de génétique

La génétique est la science de l'hérédité. Elle étudie la transmission des caractères héréditaires (normaux ou pathologiques) des parents aux enfants.

Les supports de l'hérédité

L'être humain est composé de milliards de cellules. Chaque cellule comprend deux parties, le cytoplasme et le noyau. C'est dans le noyau que se trouvent les chromosomes.

Les chromosomes

Les chromosomes ne sont visibles (au microscope) qu'au moment de la division cellulaire. Ils sont constitués par une molécule d'ADN (acide désoxyribonucléique). Chaque chromosome contient plusieurs milliers de gènes responsables de caractères précis.

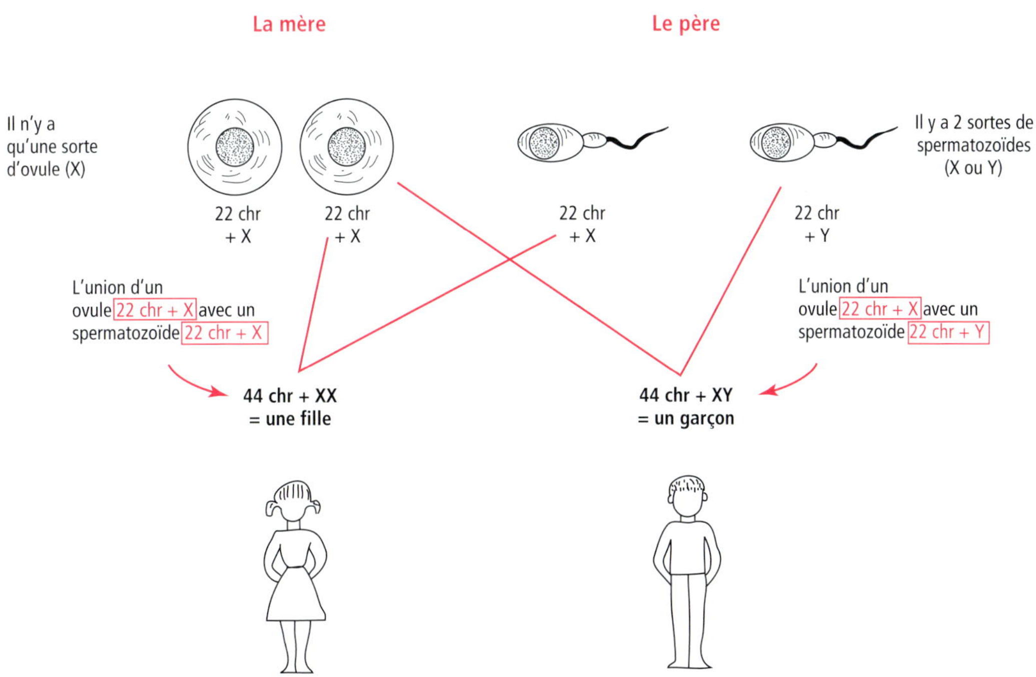

Conclusion : c'est le père qui détermine le sexe de l'enfant

SCHÉMA N° 8. **La transmission du sexe**

Dans l'espèce humaine, toutes les cellules du corps (à l'exception des cellules sexuelles) contiennent 46 chromosomes groupés par paires homologues, soit 23 paires de chromosomes. On distingue 22 paires de chromosomes ordinaires (autosomes) et 1 paire de chromosomes sexuels (gonosomes) (*voir* schéma n° 8).
Le caryotype représente l'ensemble des chromosomes d'une cellule, classés suivant leur taille et leur forme ; c'est la carte d'identité chromosomique d'une cellule.
Un individu trisomique possède 3 chromosomes homologues (donc 47 chromosomes au total).

Les gènes

Un gène est situé dans une région précise d'un chromosome. Il contient une information héréditaire qui détermine un caractère donné (la couleur des yeux, par exemple).
Chaque gène peut muter : il en résulte un changement de caractère, qui se transmettra alors héréditairement. Un même gène peut présenter plusieurs formes mutées qui seront à l'origine de caractères différents.

La transmission des caractères héréditaires

C'est au moment de la fécondation, lors de la fusion des noyaux du spermatozoïde et de l'ovule, que s'effectuent la détermination du sexe ainsi que la transmission des caractères héréditaires. Les cellules sexuelles ne possédant que 23 chromosomes, leur union aboutit à la formation d'un œuf à 46 chromosomes. L'œuf fécondé hérite donc d'un lot de chromosomes d'origine paternelle et d'un lot de chromosomes d'origine maternelle.
Certaines maladies héréditaires sont dues à une anomalie portant sur un ou plusieurs gènes. Certaines sont récessives, d'autres sont dominantes.

S'ENTRAÎNER

Exercice 1

Cochez les bonnes réponses :

	Vrai	Faux
A. La durée normale du cycle menstruel est de vingt-huit jours	☐	☐
B. En période génitale, les spermatozoïdes sont fabriqués en permanence	☐	☐
C. Les spermatozoïdes ont une durée de vie de cinq jours	☐	☐
D. Les rapports sexuels des deux premiers jours du cycle sont fécondants	☐	☐
E. L'ovulation a lieu le quatorzième jour qui précède l'apparition des règles	☐	☐
F. La qualité de la glaire du col utérin varie au cours d'un cycle menstruel	☐	☐
G. La durée de vie de l'ovule est de vingt-quatre heures	☐	☐
H. La rencontre ovule-spermatozoïde se fait dans l'ampoule tubaire	☐	☐
I. La grossesse dure quarante-deux semaines d'aménorrhée	☐	☐

Exercice 2

QCM : cochez la ou les case(s) correspondante(s).

1. La prise de la pilule est une méthode de contraception :

a. mécanique ☐
b. chimique ☐
c. naturelle ☐

2. Le stérilet :
a. se place dans le vagin ☐
b. empêche l'ovulation ☐
c. empêche la nidation ☐
3. La première mitose de l'œuf se fait :
a. dans le vagin ☐
b. dans l'endomètre ☐
c. dans la trompe ☐
4. La nidation de l'œuf dans l'utérus a lieu :
a. le dixième jour après l'ovulation ☐
b. le sixième jour après l'ovulation ☐
c. le quatrième jour après l'ovulation ☐

Exercice 3

Complétez le schéma ci-dessous.

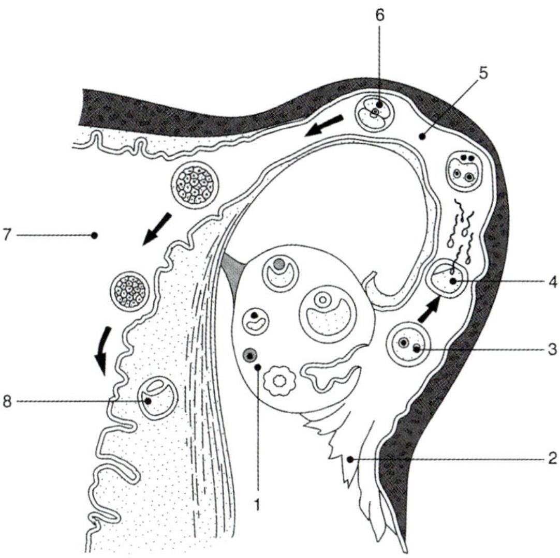

CORRIGÉS

Exercice 1

A. vrai ; **B.** vrai ; **C.** vrai ; **D.** faux (les deux premiers jours correspondent à la période des règles. La période de fécondité s'étend du neuvième au quinzième jour) ; **E.** vrai ; **F.** vrai ; **G.** vrai ; **H.** vrai ; **I.** vrai.

Exercice 2

1. b ; **2.** c ; **3.** c ; **4.** b.

Exercice 3

Légendes : **1.** Ovaire ; **2.** Pavillon de la trompe de Fallope ; **3.** Ovocyte ; **4.** Fécondation de l'ovocyte (ovule) par un spermatozoïde ; **5.** Cavité de la trompe de Fallope ; **6.** Première division (mitose) de l'œuf ; **7.** Cavité utérine ; **8.** Nidation de l'embryon.

CHAPITRE 10

Les pathologies dominantes

CE QU'IL FAUT SAVOIR

Tous les contacts sociaux favorisent l'échange de nombreux microbes. Il en est de même pour les relations sexuelles. Les infections sexuellement transmissibles sont en recrudescence dans le monde. Nous étudierons également les conséquences sur la santé publique des toxicomanies (alcool, tabac, drogues...) ainsi que le cancer, une des maladies les plus meurtrières actuellement.

Les IST (infections sexuellement transmissibles)[1]

350 millions de nouveaux cas annuels d'IST curables (hors hépatites et sida) sont recensés dans le monde.

Maladies, causes, symptômes

Les IST sont nombreuses (*voir* tableau 1) et plusieurs causes sont envisagées :

- le tourisme sexuel, les mouvements de population par le biais des voyages, de l'immigration ;
- les rapports sexuels de plus en plus précoces chez les adolescents ;
- l'ignorance concernant les IST ;
- le relâchement des pratiques sans risque.

TABLEAU 1. **Les IST, causes et symptômes**

IST	Causes	Symptômes
Blennorragie (maladie insidieuse, passe souvent inaperçue)	Le gonocoque (bactérie)	– Chez la femme : pertes, aucune douleur – Chez l'homme : mictions douloureuses (« chaudes pisses ») 2 à 6 jours après le rapport sexuel – Traitement par les antibiotiques
Syphilis (maladie longue, à épisodes variés)	Le tréponème (bactérie)	– Plaie circulaire, rosée (le chancre) au point de contact sexuel puis taches rosées 45 jours après – Traitement par la pénicilline
Herpès génital	Virus HSV	– Lésions génitales (petites vésicules)
Infection à papillomavirus	Papovavirus	– Lésions bénignes au niveau de l'endomètre utérin pouvant évoluer en cancer
Chlamydiase	Bactérie (du genre Chlamydia)	– Infections génito-urinaires
Hépatites B et C	Virus HBV (hépatite B) et HCV (hépatite C)	– Fatigue, perte d'appétit, amaigrissement, troubles digestifs
Infection à *Trichomonas*	Protozoaire flagellé (*Trichomonas vaginalis*)	– Parasites des voies urinaires et génitales à l'origine d'urétrites et de vaginites

1 Les maladies sexuellement transmissibles (MST) sont aujourd'hui appelées « infections sexuellement transmissibles » (IST). Toutefois, le mot « maladie » est encore très usité par le grand public.

Prévention des IST

Les antibiotiques ou les antiviraux notamment peuvent venir à bout de ces maladies.
Par ailleurs, sur le plan préventif, il faut vivement conseiller aux hommes (et aux femmes) les préservatifs, et aux femmes des visites régulières chez le gynécologue et une hygiène stricte. Toutes les IST fragilisent les muqueuses qui facilitent la pénétration des virus.

Le sida

Sida signifie « syndrome d'immunodéficience acquise ». Est séropositive toute personne porteuse du virus du sida.

TABLEAU 2. **Le sida**

Mode de contamination	Le VIH* est le virus responsable du sida. Il existe trois modes majeurs de contamination. – Par contact sexuel : le virus, présent dans le sperme ou les sécrétions du vagin, pénètre dans le sang du partenaire à la faveur de microlésions génitales. – Par voie sanguine : lors de transfusions sanguines et surtout lors de l'échange des seringues chez les toxicomanes. – Par voie placentaire : un traitement donné à la mère en fin de grossesse et à l'enfant dès la naissance permet de limiter la contamination du nouveau-né. L'allaitement est interdit. Les groupes les plus exposés au sida sont les toxicomanes, les homosexuels, les habitants des zones endémiques (l'Afrique, l'Asie...), les prostituées, les bébés de mères séropositives...
Conséquences	Les défenses immunitaires sont très diminuées. De ce fait, de nombreuses maladies vont se développer (bronchites graves, herpès, troubles de la peau, etc.) et vont finir par épuiser l'organisme.
Traitement	Il se fait par tri ou tétrathérapie avec des médicaments qui permettent de faire diminuer le nombre de virus dans l'organisme. Ces traitements ne permettent pas de guérir la maladie et ont des effets secondaires importants.
Prévention	Seule arme actuelle contre le sida. L'usage des préservatifs est le seul moyen fiable pour éviter la transmission du virus. Pour les objets souillés de sang, les désinfectants et les antiseptiques sont efficaces (eau de Javel, eau oxygénée, alcool...) ainsi que la stérilisation.

* VIH : Virus d'immunodéficience humaine. Le virus du sida est très fragile et ne vit que peu de temps à l'air libre.

Les toxicomanies

Il existe deux catégories de drogues :
- les drogues légales ou licites (alcool, tabac) ;
- les drogues illégales ou illicites (héroïne, cocaïne, haschisch...).

L'alcoolisme

Est alcoolique toute personne qui consomme l'alcool avec exagération et qui présente des troubles de santé caractéristiques.

Causes

L'intoxication à l'alcool peut être due à l'abus de boissons fermentées (vin, cidre, bière...), et d'alcool concentré (apéritifs, eaux-de-vie, liqueurs...).

Effets de l'alcoolisme sur l'organisme

L'alcoolisme a des répercussions graves sur tous les organes (*voir* tableau 3).

TABLEAU 3. **Les effets de l'alcoolisme sur l'organisme**

Appareils	Organes touchés	Effets de l'alcoolisme
Appareil digestif	Œsophage et estomac	Inflammations, ulcères ou cancers
	Foie	Cirrhose (destruction)
Appareil circulatoire	Globules blancs	Pouvoir phagocytaire des globules blancs diminué (ainsi, l'alcool fait le lit d'infections multiples)
	Cœur	Il s'enrobe de graisse (risque d'infarctus)
	Artères	Augmentation du risque d'athérosclérose
Appareil nerveux	Muscles	Tremblements des mains, des lèvres, crampes...
	Organes des sens	Vue, ouïe, odorat, goût altérés
	Cerveau (psychisme)	– Troubles du comportement (excitation, dépression, hallucination), coma – Colère, irritabilité – Réflexes ralentis

Conséquences sociales de l'alcoolisme

L'alcoolique revient cher à l'État, donc à la société dans son ensemble. L'alcool est responsable de nombreux accidents de la route (l'alcoolémie ne doit pas dépasser 0,5 g/L).

Prévention de l'alcoolisme[2]

Trois types de mesures sont prises pour prévenir l'alcoolisme.

- Des mesures dans le domaine social : limitation de la publicité en faveur de l'alcool, action de l'association des alcooliques anonymes, condamnation à de lourdes peines pour les chauffards, extension de l'alcootest.
- Des mesures d'ordre économique : réduction du nombre de débits de boissons, incitations à la production et consommation de jus de fruits.
- Des mesures éducatives : cours d'information à l'école, publicités (presse, radio, télé...) contre l'alcool.

Le tabagisme

Le tabagisme est une consommation de tabac excessive, ayant des effets néfastes sur l'organisme.

2 Dossier de l'assistance publique : huit cancers de l'œsophage sur dix se manifestent chez les alcooliques.

Composition de la fumée de tabac

La fumée de tabac est un mélange de plusieurs substances nuisibles : monoxyde de carbone, acide cyanhydrique, goudrons, nicotine.

Effets du tabac sur l'organisme

Le tableau 4 présente les effets nuisibles du tabac sur deux grands appareils du corps humain.

TABLEAU 4. **Les effets du tabac sur les appareils respiratoire et circulatoire**

Appareils	Organes touchés	Effets du tabac (risques)
Appareil respiratoire	– Larynx – Bronches – Poumons	– Laryngites fréquentes – Bronchites chroniques (toux) – Cancers (sur 100 morts du cancer du poumon, 90 sont des fumeurs)
Appareil circulatoire	– Globules blancs – Cœur – Artères	– Pouvoir phagocytaire diminué – Infarctus du myocarde, tachycardie – Artérite aux membres, hypertension

Par ailleurs, chez la femme enceinte, le tabac accélère les battements du cœur du fœtus et augmente le risque de prématurité.
Enfin, fumer raccourcit l'espérance de vie, d'environ trois ans pour quinze cigarettes par jour et dix ans pour quarante cigarettes par jour.

Prévention du tabagisme

Il est préférable de limiter la consommation journalière, de fumer des cigarettes à bout filtre, de ne pas inhaler la fumée, de fumer à l'extérieur ou bien d'aérer la pièce où l'on fume...

La drogue

La drogue est aujourd'hui un phénomène social dont l'évolution est très préoccupante. Elle entraîne des troubles graves et souvent irréversibles sur tout l'organisme et diminue l'espérance de vie.

Les principales drogues et leurs effets sur l'organisme

Il n'existe pas de drogues douces ; toutes les drogues sont dangereuses pour l'homme[3].

TABLEAU 5. **Les principales drogues illicites et leurs effets sur l'organisme**

Principales drogues	Voie	Effets toxiques sur l'organisme
Cannabis (ou joint) : – haschisch (shit) – marijuana	– inhalation	– légère euphorie immédiate – diminution de l'attention, somnolence – dépendance faible
Héroïne	– intraveineuse	– agitation, extase (le flash) – dépendance forte – toxicité générale forte : dégradation de l'état général
– Cocaïne – Crack (dérivé)	– nasale – ingestion	– excitant physique et intellectuel – toxicité générale forte : troubles psychiques (paranoïa)
– Ecstasy – LSD	– ingestion	– hallucinations – dépendance psychique forte – toxicité générale forte : troubles psychiques, folie

3 *Hachchachi*, qui signifie « fumeur de haschich » en arabe, est à l'origine du mot « assassin ».

Les causes de la toxicomanie sont diverses :

- la solitude due à l'effondrement d'une famille (divorce, disputes...), au chômage et au désœuvrement ;
- l'affaiblissement des « valeurs » (foi religieuse) ;
- le désir d'évasion (pour échapper à certaines situations pénibles) ;
- les rencontres de hasard, les vacances dans des pays où les drogues sont légalisées ;
- l'absence de communication du jeune avec ses parents.

Le cancer

Le cancer se manifeste par une prolifération anarchique de cellules anormales, en un point quelconque du corps. C'est la deuxième cause de mortalité après les maladies cardio-vasculaires.
Faute de moyens curatifs efficaces, le dépistage précoce du cancer est une nécessité :

- surveillance médicale annuelle chez les femmes : frottis (pour dépister le cancer de l'utérus) et mammographie (pour dépister le cancer du sein) ;
- surveillance redoublée pour les personnes ayant un terrain propice au cancer ;
- la médecine du travail a un rôle important de surveillance pour certains métiers considérés dangereux (contact avec des goudrons, avec la radioactivité, etc.).

Un cancer pris à temps a des chances de guérir. À titre préventif, il faut :

- surveiller la qualité de son alimentation ;
- éviter les traitements à base d'hormones œstrogènes, les expositions prolongées au soleil, l'abus de tabac et d'alcool ;
- avoir une bonne hygiène corporelle.

S'ENTRAÎNER

Exercice 1

Citez deux IST.

Exercice 2

Citez les trois modes majeurs de contamination par le virus du sida.

Exercice 3

Quels sont les trois appareils de notre organisme les plus touchés par l'alcoolisme ?

Exercice 4

Quels sont les deux appareils de notre organisme les plus touchés par le tabagisme ?

Exercice 5

Citez deux drogues légales et deux drogues illégales.

Exercice 6

Cochez les réponses exactes — Vrai / Faux

A. L'eau de la piscine peut transmettre le virus du sida ☐ ☐

B. Le virus de l'hépatite B se transmet par le sang ☐ ☐

C. Le monoxyde de carbone n'entre pas dans la composition de la fumée de cigarette ☐ ☐

D. Le taux de prématurité est augmenté chez les femmes qui fument pendant la grossesse ☐ ☐

Exercice 7

QCM : cochez la ou les bonne(s) réponse(s).

1. Chez les individus atteints du VIH, la tri–ou tétrathérapie :

a. permet une diminution de la charge virale ☐

b. permet de prolonger l'espérance de vie ☐

c. permet de retrouver une activité sexuelle courante ☐

2. VIH signifie :

a. virus de l'immunodéficience humaine ☐

b. virus immunodéficient humain ☐

c. virus infectieux de l'homme ☐

3. Le VIH se transmet par différents moyens :

a. le contact ☐

b. l'air ☐

c. les rapports sexuels ☐

4. L'alcoolisme :

a. ne peut pas déclencher d'intoxication ☐

b. est synonyme d'ivresse ☐

c. est une consommation de plus en plus importante d'alcool, provoquant une dépendance ☐

Exercice 8

Citez :

- un exemple d'infection sexuellement transmissible (ou IST) causée par une bactérie que vous nommerez.
- un exemple d'infection sexuellement transmissible causée par un virus que vous nommerez.

CORRIGÉS

Exercice 1

Les deux infections sexuellement transmissibles les plus répandues sont la blennorragie et la syphilis.

Exercice 2

les trois modes majeurs de contamination par le virus du sida sont le contact sexuel, la voie sanguine et la voie placentaire.

Exercice 3

Les trois appareils les plus touchés par l'alcoolisme sont l'appareil digestif, l'appareil circulatoire et l'appareil nerveux.

Exercice 4

Les deux appareils les plus touchés par le tabagisme sont l'appareil respiratoire et l'appareil circulatoire.

Exercice 5

Deux drogues légales : l'alcool et le tabac.
Deux drogues illégales : l'héroïne et la cocaïne.

Exercice 6

A. faux ; **B.** vrai ; **C.** faux ; **D.** vrai.

Exercice 7

1. a, b ; **2.** a ; **3.** c ; **4.** c.

Exercice 8

- La blennorragie est causée par la bactérie gonocoque (ou la syphilis causée par la bactérie tréponème).
- L'herpès génital causé par le virus HSV (ou le sida causé par le virus VIH).

CHAPITRE 11

Le système endocrinien

CE QU'IL FAUT SAVOIR

Le système endocrinien est constitué de glandes qui déversent leurs sécrétions (les hormones) dans le sang. Il a pour rôle de réguler les grandes fonctions de l'organisme : métabolisme, croissance, reproduction...
Les glandes endocrines sont réparties à divers endroits du corps (*voir* schéma n° 1).

Les principales glandes endocrines et leur action dans l'organisme

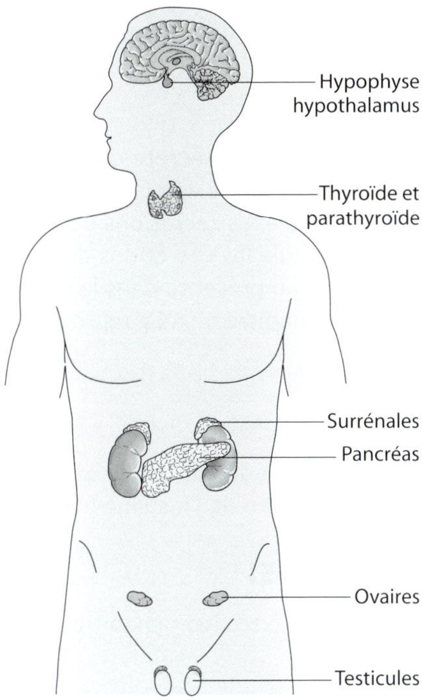

SCHÉMA N° 1. **Les glandes endocrines**

Rappelons que, parmi les glandes endocrines :

- certaines sont uniquement endocrines. Elles ne sécrètent que des hormones ;
- d'autres sont mixtes car elles renferment à la fois des cellules endocrines et des cellules exocrines (qui déversent leurs substances ailleurs que dans le sang, par l'intermédiaire d'un canal excréteur).

Par exemple, le pancréas est une glande mixte :
- action endocrine : sécrétion de deux hormones (l'insuline et le glucagon),
insuline → sang → « cellules cibles »;
- action exocrine : sécrétion du suc pancréatique (enzymes),
suc pancréatique → canal pancréatique → intestin grêle.

La glande thyroïde et les parathyroïdes

Située à la base du cou, devant le larynx, la thyroïde sécrète la thyroxine qui a un rôle thermorégulateur.
Les parathyroïdes sont présentes contre la thyroïde. Elles sécrètent la parathormone qui joue un rôle important dans la minéralisation du squelette en régulant les taux de calcium et de phosphore.

Les glandes surrénales

Elles coiffent chaque rein et sécrètent plusieurs hormones :
- le cortisol (ou cortisone) : régule la glycémie par son effet hyperglycémiant ;
- l'aldostérone : régule les taux sanguins de sodium Na et de potassium K ainsi que l'élimination de l'eau par les reins ;
- l'adrénaline : régule la tension artérielle, la glycémie (effet hyperglycémiant) et accélère les battements cardiaques (lors d'un stress).

L'hypophyse

Située à la base du cerveau, cette glande sécrète de nombreuses hormones :
- l'hormone de croissance (GH), qui stimule la croissance osseuse ;
- l'hormone thyréotrope, qui stimule les sécrétions de la glande thyroïde ;
- l'hormone corticotrope, qui stimule les sécrétions des glandes corticosurrénales ;
- l'ADH, qui régule la quantité d'eau présente dans le corps ;
- les hormones FSH et LH (*voir* chapitre 9 : « La reproduction »).

Le pancréas

C'est une glande mixte :
- à fonction exocrine par la sécrétion du suc pancréatique ;
- à fonction endocrine par la sécrétion de l'insuline et du glucagon.

Les glandes sexuelles

Elles sont également des glandes mixtes (*voir* chapitre 9 : « La reproduction »).

Étude d'un exemple : la régulation endocrine de la glycémie

Le glucose est le nutriment fondamental utilisé par les cellules à des fins énergétiques.
La glycémie est le taux de sucre dans le sang dont la valeur doit se situer autour de 1 g/L. Son taux est rigoureusement contrôlé par l'action de certaines hormones qui ont des actions antagonistes (hyperglycémiantes et hypoglycémiantes).

L'hormone hypoglycémiante : l'insuline

Sécrétée par le pancréas au moment des repas (riches en sucres), elle régule la glycémie en favorisant :

- le stockage du glucose excédentaire dans le foie et les muscles (sous forme de glycogène) ;
- la consommation du glucose par la plupart de nos cellules.

Si cette fonction ne s'accomplit pas, le taux du glucose augmente dans le sang (1,5 à 2 g/L), il y a hyperglycémie (c'est le diabète). Du sucre se retrouve dans les urines (il y a glycosurie).

Les hormones hyperglycémiantes

Ces hormones entrent en action dès que la glycémie est inférieure à 1 g/L (l'individu est alors en hypoglycémie). Citons :

- l'hormone pancréatique : glucagon ;
- les hormones surrénales : adrénaline et cortisol (sécrétées lors de stress).

S'ENTRAÎNER

Exercice 1

Le système endocrinien et la régulation du milieu intérieur.
Faites correspondre les chiffres et les lettres du tableau ci-après.

	Mécanismes régulateurs		Hormones
1	Régulation de l'équilibre minéral	A	Adrénaline
2	Action hypoglycémiante	B	Glucagon
3	Action hyperglycémiante	C	Insuline
4	Régulation de l'équilibre hydrique	D	Thyroïdienne
5	Régulation de l'équilibre thermique	E	Antidiurétique
6	Régulation de l'élimination du sel	F	Aldostérone

Exercice 2

QCM : cochez la ou les bonne(s) réponse(s).

1. L'hyperglycémie, c'est trop de :
a. glycérol dans les cellules ☐
b. glycogène dans le foie ☐
c. glucose dans le sang ☐
2. L'insuline est :
a. une hormone ☐
b. un médicament ☐
c. une glande ☐

3. Le pancréas sécrète :
a. l'adrénaline ☐
b. la thyroxine ☐
c. le glucagon ☐
d. l'insuline ☐
4. Dans le diabète, on constate :
a. une hyperglycémie ☐
b. une hypoglycémie ☐
c. une glycosurie ☐
5. Le taux normal de glucose dans le sang est de :
a. 10 g/L ☐
b. 1 g/L ☐
c. 0,1 g/L ☐
6. Une glande mixte est une glande à fonction :
a. exclusivement endocrine ☐
b. exclusivement exocrine ☐
c. à la fois endocrine et exocrine ☐
7. Est considéré(e) comme hormone à effet hyperglycémiant :
a. le glucagon ☐
b. l'adrénaline ☐
c. l'insuline ☐
d. la thyroxine ☐

CORRIGÉS

Exercice 1

1-F, 2-C, 3-B, 4-E, 5-D, 6-F.

Exercice 2

1. c ; **2.** a ; **3.** c, d ; **4.** a (une glycosurie n'apparaît que lorsque la glycémie atteint 1,8 g/l) ; **5.** b ; **6.** c ; **7.** a, b, d.

CHAPITRE 12

Les moyens de défense de notre organisme

CE QU'IL FAUT SAVOIR

Notre organisme est constamment agressé par des microbes de très petite taille (de l'ordre du micromètre ou 1/1 000 de mm) appartenant au groupe des protistes.

Microbiologie

Classification des micro-organismes

On peut distinguer trois catégories de micro-organismes :

- les protistes à noyau (protozoaires, champignons) ;
- les protistes dépourvus de noyau (bactéries) ;
- les virus, dépourvus de cytoplasme et de noyau.

Les bactéries

Les conditions de vie des bactéries

Les bactéries se développent et se multiplient lorsque les conditions de vie sont favorables : température (entre 18 et 40 °C), pH (neutre), degré d'humidité (milieu riche en eau), besoins nutritifs.
Lorsque le milieu s'épuise en éléments nutritifs, que les conditions de vie deviennent défavorables (manque d'eau, température élevée...), les bactéries ont la capacité de se transformer en spores (c'est la sporulation) qui constituent une forme de survie des bactéries. Dès que les conditions s'améliorent, la spore redonne une bactérie. C'est la germination.

La virulence et le pouvoir toxique des bactéries

La virulence ou pouvoir invasif (capacité à se multiplier rapidement) et le pouvoir toxique (capacité à synthétiser des toxines) sont les principaux responsables du pouvoir pathogène d'une bactérie. On distingue deux types de toxines.
Les exotoxines libérées par les bactéries vivantes et qui agissent à distance sur des organes cibles. Citons :

- les entérotoxines qui agressent l'intestin et provoquent des diarrhées (toxine du choléra) ;
- les neurotoxines qui agressent le système nerveux (toxine du tétanos, de la diphtérie, du botulisme).

Les endotoxines qui ne sont libérées qu'à la mort de la bactérie.

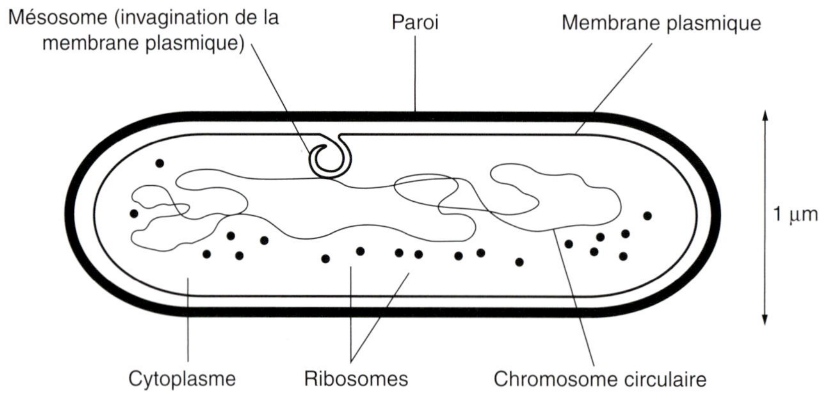

Source : *Biologie cellulaire* de M. Maillet, Masson, 8e édition, 2000.

SCHÉMA N° 1. Bactérie

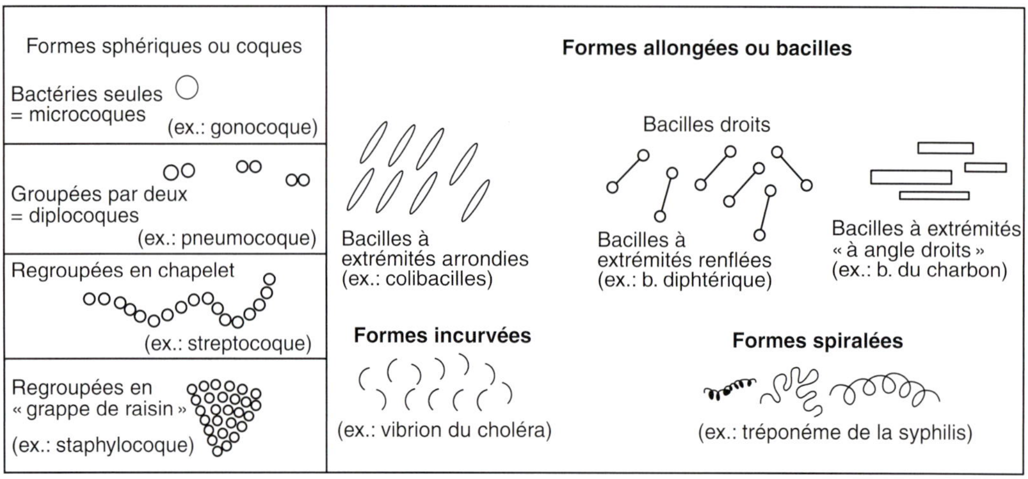

Source : *Dictionnaire de biologie, Concours paramédicaux* de J. Gassier, Masson, 2000.

SCHÉMA N° 2. Classement des bactéries selon leur forme

Les virus

Structure des virus

En raison de leur très petite taille, l'étude des virus nécessite l'utilisation du microscope électronique. Les virus ont des caractéristiques communes :

- pas de membrane, mais une capside protéique qui protège le matériel génétique (ADN...) ;
- absence de cytoplasme.

Certains virus possèdent en plus une enveloppe hérissée de spicules protéiques permettant la fixation du virus sur les cellules (grippe, HIV, rubéole...) (*voir* schéma n° 3).

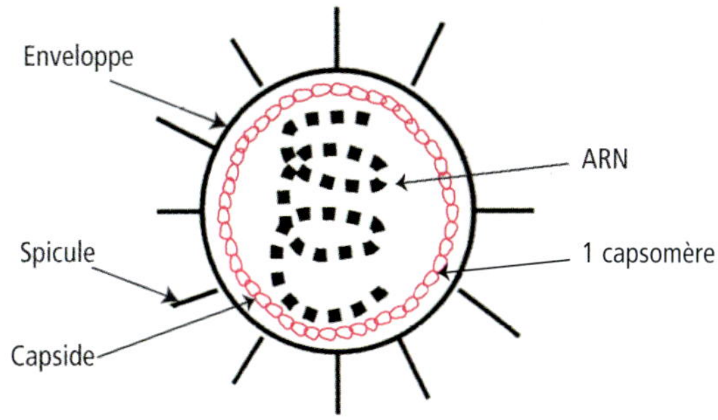

SCHÉMA N° 3. **Schéma du virus de la grippe**

Les relations virus/organismes

La transmission des virus peut se faire :

- par contact direct : digestif par l'eau et les aliments (poliomyélite), aérien (grippe, rubéole), sexuel (herpès, sida, hépatite B), cutané (herpès), sanguin (sida, hépatite B et hépatite C) ;
- par voie transplacentaire (rubéole, sida, herpès) ;
- par voie indirecte : piqûre (fièvre jaune), morsure (rage).

Système immunitaire

Les modes de transmission des microbes

La contagion indirecte

Les microbes sont transmis par l'intermédiaire de supports (ou vecteurs) :

- l'air et les poussières ;
- les selles (d'où l'intérêt du lavage des mains) ;
- le matériel de soins, par exemple les seringues ;
- les végétaux, les fruits… peuvent être pollués par de l'eau souillée ;
- les insectes (cafards, mouches, moustiques…).

La contagion directe

Les microbes sont transmis directement d'un sujet porteur du germe à un sujet sain, par :

- la toux, les particules de salive (d'où l'intérêt de porter un masque) ;
- les mains du personnel (d'où l'intérêt du lavage des mains fréquent) ;
- le sang (d'où l'intérêt de matériel à usage unique) ;
- les rapports sexuels (d'où l'intérêt des préservatifs).

Les moyens de défense de l'organisme

Défense externe

La peau, les muqueuses ou les sécrétions glandulaires (larmes, salive…) sont les premières barrières que les microbes ont à franchir. Ces barrières sont appelées « barrières naturelles ».

Défense interne

Les barrières naturelles franchies, deux types de défenses internes interviennent.

Défenses non-spécifiques : la réaction inflammatoire

Les globules blancs (granulocytes) sont les premiers « gardes du corps » auxquels se heurtent les microbes. Ils ont la propriété de tuer les microbes par phagocytose (*voir* p. 148).
La plupart du temps, ils réussissent à nous défendre et l'infection ne progresse pas.

Défenses spécifiques : les anticorps

Les micro-organismes passent dans les vaisseaux lymphatiques puis dans les ganglions lymphatiques. Ils sont alors mis en contact avec certains lymphocytes qui réagissent en se multipliant puis en sécrétant (8 jours plus tard) des anticorps, qui neutralisent le développement de ces microbes.
Une mémoire immunitaire est mise en place : l'organisme est alors immunisé contre ces micro-organismes.
En cas d'échec, les micro-organismes continuent de se multiplier ; s'ils passent dans le sang, c'est la septicémie, avec risque de mort.

Les mesures prophylactiques individuelles

Les vaccinations

Les vaccinations ont pour but d'assurer la protection de l'individu contre certaines maladies.
Les vaccins sont des préparations réalisées à partir d'antigènes (bactéries, virus, toxines) rendus inoffensifs pour l'organisme.
Vacciner consiste à introduire dans l'organisme d'un sujet des antigènes afin de lui permettre d'acquérir une mémoire immunitaire. Le sujet est alors immunisé contre une (ou plusieurs) maladie(s), selon la nature du vaccin.

Caractéristiques de l'immunité

L'immunité obtenue par la vaccination est :

- active : l'organisme fabrique lui-même ses propres anticorps ;
- tardive : l'immunité est effective huit jours après la première injection, elle est de vingt-quatre heures après chaque rappel ;
- durable : son action dure plusieurs années si les rappels sont faits dans les délais prescrits.

Calendrier des vaccinations

C'est seulement à partir de 3 ou 4 mois que l'enfant est capable de fabriquer ses propres anticorps. On ne commence donc pas les vaccinations avant cette date. C'est au cours des deux premières années de la vie que se pratiquent la plupart des vaccinations.
Certaines vaccinations sont légalement obligatoires : DT Polio (diphtérie, tétanos, poliomyélite).
D'autres vaccinations sont facultatives, mais très vivement conseillées : contre l'hépatite B, la coqueluche, la méningite, la rougeole, la rubéole, les oreillons.

La sérothérapie

La sérothérapie est l'introduction dans l'organisme de sérums (d'origine animale ou humaine) contenant des anticorps. Son action est immédiate. Elle peut être curative ou préventive selon le sérum utilisé.

Caractéristiques de l'immunité

L'immunité obtenue par la sérothérapie est :

- passive : l'organisme reçoit les anticorps prêts à l'emploi ;

- immédiate : elle commence dès l'injection ;
- temporaire : elle dure environ trois semaines.

La sérothérapie ne protège pas durablement le sujet. Il faudra donc qu'il soit vacciné par la suite pour être protégé contre la maladie.

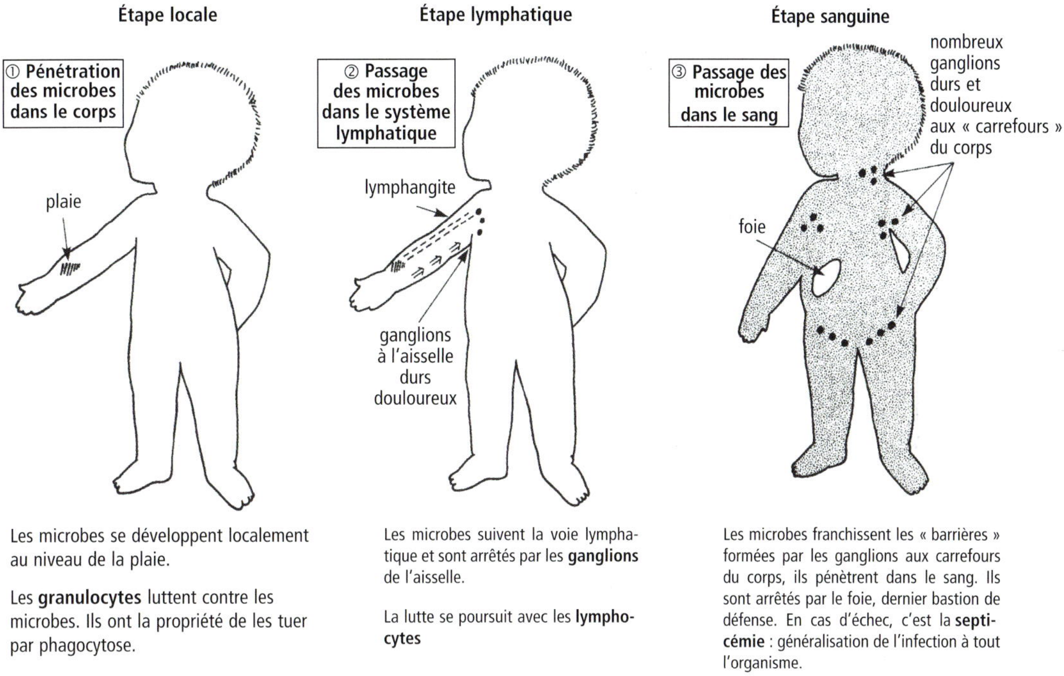

SCHÉMA N° 2. **Les étapes de l'infection microbienne et les moyens de défense de l'organisme (schéma simplifié)**

S'ENTRAÎNER

Exercice 1

Énoncez les conditions favorisant la sporulation bactérienne.

Exercice 2

Qu'est-ce que la contagion indirecte ?

Exercice 3

1

Quel est le principe de la vaccination ?

2

Pour chacun des vaccins suivants : ROR, DTP, BCG, précisez contre quelle(s) maladie(s) ils protègent et s'il est obligatoire ou facultatif.

Exercice 4

QCM : Cochez la ou les bonne(s) réponse(s).

1. L'injection d'un sérum :
a. assure une protection immédiate ☐
b. assure une protection de longue durée ☐
c. déclenche une immunité active ☐

2. Les anticorps :
a. circulent dans le sang ☐
b. sont sécrétés par certains globules blancs ☐
c. sont apportés par le vaccin ☐

3. Est considéré comme forme de transmission directe des micro-organismes :
a. serrer les mains de quelqu'un de malade ☐
b. manger des crudités mal lavées ☐
c. tousser sur son voisin de table ☐
d. toucher une poignée de porte ☐

4. Les infections nosocomiales sont :
a. des infections du nez ☐
b. des maladies professionnelles ☐
c. des maladies contractées en milieu hospitalier ☐

Exercice 5

L'organisme se défend contre l'agresseur grâce à plusieurs mécanismes mettant en jeu des cellules et des mécanismes bien spécifiques. Complétez le texte ci-dessous à l'aide de mots clés choisis ci-après : œdème – inflammatoire – granulocytes – pouvoir pathogène – diapédèse – phagocytose – les muqueuses – microbe saprophyte – anticorps – iatrogène – rougeur – lymphocytes – spécifique

« Notre organisme est la proie fréquente de micro-organismes pathogènes, mais il a des moyens de défense grâce à son système immunitaire qui agit en deux temps.

Si les barrières naturelles que sont la peau et .... sont franchies par un microbe, il prolifère, ce qui entraîne dans un premier temps une réaction .... qui se manifeste notamment par une .... due à une vasodilatation, un .... dû au passage des .... à travers la paroi des capillaires pour se rendre sur le lieu de l'infection. Ce phénomène porte le nom de .... Il existe aussi une douleur due à l'excitation des terminaisons nerveuses.

Arrivés sur le lieu de l'infection, les granulocytes et ensuite les macrophages éliminent les microbes par ....

Cette première ligne de défense parfois ne suffit pas. L'organisme fait alors appel à un système de défense spécifique assuré par les .... qui sécrètent les .... »

CORRIGÉS

Exercice 1

Conditions favorables à la sporulation bactérienne : température inadéquate, manque d'eau, pauvreté du milieu nutritif.

Exercice 2

Il y a contagion indirecte lorsque les microbes sont transmis par l'intermédiaire de vecteurs (supports).

Exercice 3

1

La vaccination consiste à inoculer des microbes atténués d'une maladie infectieuse ou des antigènes provenant de ces mêmes microbes afin d'immuniser l'organisme contre cette maladie.

2

- ROR : rubéole, oreillons, rougeole ; facultatif.
- DTP : diphtérie, tétanos, poliomyélite ; obligatoire.
- BCG (bacille Calmette Guerin), tuberculose ; facultatif, mais recommandé chez les enfants exposés à un risque élevé.

Exercice 4

1. a, b ; **2.** a, c ; **3.** c ; **4.** c.

Exercice 5

« Notre organisme est la proie fréquente de micro-organismes pathogènes, mais il a des moyens de défense grâce à son système immunitaire qui agit en deux temps.
Si les barrières naturelles que sont la peau et **les muqueuses** sont franchies par un microbe, il prolifère, ce qui entraîne dans un premier temps une réaction **inflammatoire** qui se manifeste notamment par une **rougeur** due à une vasodilatation, un **œdème** dû au passage des **granulocytes** à travers la paroi des capillaires pour se rendre sur le lieu de l'infection. Ce phénomène porte le nom de **diapédèse**. Il existe aussi une douleur due à l'excitation des terminaisons nerveuses.
Arrivés sur le lieu de l'infection, les granulocytes et ensuite les macrophages éliminent les microbes par **phagocytose**.
Cette première ligne de défense parfois ne suffit pas. L'organisme fait alors appel à un système de défense spécifique assuré par **les lymphocytes** qui sécrètent les **anticorps**. »

CHAPITRE 13

Les aliments et les besoins nutritionnels

CE QU'IL FAUT SAVOIR

L'alimentation doit être équilibrée, c'est-à-dire apporter tous les éléments nécessaires à notre organisme, afin :

- d'assurer une bonne croissance pendant l'enfance et l'adolescence ;
- de prévenir certaines maladies de l'âge adulte (maladies cardio-vasculaires, obésité…) ;
- de lutter contre les carences responsables de maladies dites « nutritionnelles » ;
- de se sentir en forme grâce à un bon fonctionnement de l'organisme.

Les groupes d'aliments et leurs équivalences

Les aliments sont classés en six grands groupes. Les aliments d'un même groupe possédant des caractéristiques communes et l'utilisation des équivalences dans la ration alimentaire journalière permettent de les remplacer l'un par l'autre et donc de varier les menus (*voir* tableaux 1 et 2).

TABLEAU 1. **Les groupes d'aliments**

	Principaux éléments énergétiques	Principaux éléments non énergétiques
Lait et produits laitiers	– Protéines animales – Lipides animaux	– Vitamines A, B12, D – Minéraux (calcium, phosphore)
Viande, poisson et œuf (VPO)	– Protéines animales – Lipides animaux	Vitamines A, D, B12
Féculents : pâtes, riz, farine, lentilles, petits pois	– Glucides complexes – Protéines végétales	– Vitamine B – Fibres – Minéraux
Végétaux frais : fruits et légumes verts	Glucides simples	– Vitamines C, A – Fibres – Minéraux – Eau
Corps gras : beurre, margarine, huiles (origine animale et végétale)	– Lipides animaux – Lipides végétaux	Vitamines A, D, E et K
Produits sucrés (bonbons, miel…)	Glucides simples	Minéraux
Eau (apports variables)		Minéraux

TABLEAU 2. Les équivalences

Équivalence énergétiques	– 1 g de protide fournit 17 kJ (environ 4 kcal) – 1 g de glucide fournit 17 kJ (environ 4 kcal) – 1 g de lipide fournit 38 kJ (environ 9 kcal)
Équivalences protidiques	10 g de protéines sont apportés par : – 50 g de viande – ou 50 g de poisson – ou 40 g de jambon ou 1 œuf
Équivalences calciques	150 mg de calcium sont apportés par : – 125 mL de lait – ou 100 g de fromage frais – ou 1 yaourt

REMARQUES

La quantité d'énergie minimale (ou de chaleur) produite par le corps humain, au repos, à jeun, dans une pièce de 18 à 20 °C représente le métabolisme basal : sa valeur est de l'ordre de 5 000 kJ (soit 1 200 kcal).
Le dépense énergétique journalière d'un organisme exerçant une activité moyenne est de l'ordre de 10 450 kJ (soit 2 500 kcal).

Les besoins nutritionnels

Au cours de la croissance et de l'âge adulte, les besoins nutritionnels sont importants et doivent répondre à certains principes.

Besoins en aliments énergétiques

Les nutriments énergétiques sont les matières organiques (*voir* tableau 3).

TABLEAU 3. Les nutriments énergétiques

Aliments	Sources	Rôles
Protéines (on ne fait pas de réserves de protéines)	– Protéines animales (lait et produits laitiers, VPO) – Protéines végétales (céréales, légumes)	– Fabrication des tissus du corps – Croissance (apport d'acides aminés) – Entretien, réparation
Glucides (réserves dans le foie et les muscles)	– Glucide complexe (glucide des féculents dit « amidon ») – Glucides simples (sucre du lait dit « lactose », sucre des fruits dit « fructose », sucre ordinaire dit « saccharose »)	– Source d'énergie pour le fonctionnement du cerveau, des muscles…
Lipides (réserves dans les adipocytes, le foie et les muscles)	– Lipides animaux (lait et produits laitiers, VPO) – Lipides végétaux (huiles végétales, tournesol, olive, arachide)	– Croissance osseuse – Absorption des vitamines liposolubles (A, D, E, K) – Croissance cérébrale (apport d'acides linoléique et linolénique)

Besoins en aliments non énergétiques

Ces nutriments ne sont pas source d'énergie, mais ils sont indispensables à la bonne utilisation des autres nutriments (*voir* tableau 4).

TABLEAU 4. **Les aliments non énergétiques***

Aliments	Source	Rôle
Sels minéraux et oligo-éléments Exemples : – Calcium – Fer	– Lait, produits laitiers – Foie, viandes, légumes verts	– Croissance osseuse – Rôle antirachitique – Rôle anti-anémique
Vitamines liposolubles : – vitamine A** – vitamine D – vitamine E – vitamine K	– Lait – Poisson – Foie – Œuf – Carottes, légumes verts (vitamine A) – Huiles végétales (vitamine E)	– Vitamine A : nécessaire à la synthèse des pigments visuels – Vitamine D : antirachitique, croissance osseuse – Vitamine E : anti-infectieuse et antioxydante – Vitamine K : antihémorragique
Vitamines hydrosolubles : – vitamine C – vitamine B (B1, B2, B6, B12)	– Fruits acides, crudités – Céréales, lait, poisson, foie, œuf	– Anti-infectieux – Croissance physique et cérébrale
Eau (l'apport d'eau est très important)	– Eau de boisson – Eau des aliments	– Transport des aliments et évacuation des déchets – Apport de minéraux
Fibres (cellulose)	– Fruits et légumes – Légumineuses, céréales complètes	– Régulation du transit

* Cette liste n'est pas exhaustive. Le tableau est simplifié pour une mémorisation plus facile. Par exemple, parmi les sels minéraux, il faudrait aussi citer le phosphore, le potassium, le sodium, le magnésium, le soufre… ; parmi les oligo-éléments, il faudrait citer le cuivre, le zinc, le fluor, l'iode, le chrome, le manganèse, le sélénium, le valadium, que l'on retrouve pour la plupart dans les laits premier âge et deuxième âge.
** L'ensemble des vitamines (A, D, E, K) se trouve dans les aliments cités en regard : lait, poisson, foie, œuf (les carottes contiennent plus particulièrement de la vitamine A, et les huiles de la vitamine E).

Pour s'assurer qu'un menu correspond à l'alimentation équilibrée, on vérifie que tous les groupes d'aliments sont présents sur la journée. Plus particulièrement, il est nécessaire de prévoir :
- un produit laitier (calcium) et un fruit cru (vitamine C), à chaque repas ;
- d'alterner féculent et légume cuit entre déjeuner et dîner ;
- de varier les modes de cuisson et les assaisonnements pour limiter la consommation de lipides.

Les troubles du comportement alimentaire et les maladies nutritionnelles

Les troubles du comportement alimentaire

L'anorexie est une perte de l'appétit d'origine physique ou psychologique.
La boulimie est une faim excessive et incontrôlable d'origine physique ou psychologique.

Les maladies nutritionnelles

Les maladies nutritionnelles sont des maladies résultant de déséquilibres alimentaires : prise alimentaire excessive ou au contraire en quantité insuffisante.

Citons les conséquences des excès en :

- graisse (alimentation hyperlipidique) : obésité, hypertension, athérosclérose, diabète ;
- sucre (alimentation hyperglucidique) : obésité, caries.

Citons les conséquences des carences en :

- fer : anémie ;
- calcium : rachitisme ;
- vitamine C : scorbut ;
- vitamine D : rachitisme ;
- protides : kwashiorkor (rare).

Les contaminations alimentaires et leur prévention

On distingue les parasitoses digestives et les toxi-infections alimentaires.

Les parasitoses digestives

Les principales parasitoses digestives sont l'oxyurose, l'ascaridiose et le taeniasis (*voir* tableau 5).

TABLEAU 5. **Parasitoses digestives**

Oxyurose	– L'oxyure est un petit ver qui vit dans l'intestin. La femelle descend pondre ses œufs au niveau de l'anus – Les symptômes : démangeaisons au niveau de l'anus, vers ou œufs retrouvés dans les selles
Ascaridiose	– L'ascaris est un ver qui se développe dans l'intestin grêle. – Les symptômes : démangeaisons cutanées, toux avec douleurs thoraciques, douleurs abdominales, vers ou œufs retrouvés dans les selles
Taeniasis	– Le taenia (ver solitaire) est un ver plat pouvant mesurer plusieurs mètres de long, segmenté en anneaux qui vit dans l'intestin de l'homme. À l'état larvaire, il vit dans les muscles du porc – Les symptômes : on retrouve des anneaux dans les selles

L'ingestion d'œufs de parasites se fait :

- soit par des aliments souillés (fruits, légumes mal lavés, viande mal cuite) ;
- soit par des mains sales.

Toxi-infections alimentaires

Selon les germes, on distingue quatre symptomatologies différentes (*voir* tableau 6).

TABLEAU 6. **Les toxi-infections alimentaires**

Salmonellose	– Les salmonelles sont des bactéries que l'on retrouve souvent dans les aliments mal conservés ou mal préparés (viande hachée, charcuterie, crèmes et glaces, mayonnaise faite maison). – Les signes : vomissements et nausées, diarrhée et douleurs abdominales, fièvre parfois élevée (39 à 40 °C)
Botulisme	– Le germe responsable* sécrète une toxine très dangereuse que l'on retrouve dans les charcuteries mal préparées et les conserves mal stérilisées – Les signes : au bout de 48 heures, des troubles oculaires et neurologiques apparaissent et des paralysies peuvent atteindre le pharynx, l'œsophage, et menacent le malade d'accidents cardiaques et respiratoires

Choc histaminique	– L'histamine** est présente dans les poissons frais mis en conserve, les coquillages, et parfois les crustacés – Les signes : chez un sujet sensible, des troubles apparaissent une demi-heure après les repas (malaise, rougeur de la face et du cou, baisse de la tension artérielle)
Listériose	– L'agent responsable est une bactérie, *Listeria monocytogenes,* que l'on retrouve dans les fromages à pâte molle et le lait cru, dans la viande crue et la charcuterie, ainsi que dans le poisson – Cette maladie est très dangereuse pour les femmes enceintes, les nouveau-nés et les personnes souffrant d'immunodéficience

* Le *Clostridium botulinum*.
** Différentes bactéries transforment l'histidine du muscle en histamine.

Pour prévenir les toxi-infections alimentaires, il faut :
- choisir des produits frais ;
- vérifier les dates de péremption ;
- suivre les indications de conservation des produits ;
- ne jamais recongeler un aliment décongelé ;
- veiller à l'application des règles d'hygiène dans les cuisines (matériel, mains propres, préparation des aliments).

S'ENTRAÎNER

Exercice 1

Donnez les équivalences énergétiques :
- des lipides ;
- des glucides.

Exercice 2

Le rachitisme est une maladie consécutive à une avitaminose. Citez la vitamine carencée et indiquez ses principales sources.

Exercice 3

Citez les nutriments non énergétiques.

Exercice 4

Citez quatre toxi-infections alimentaires.

Exercice 5

100 g de poisson équivalent en protéines à un œuf : vrai ou faux ?

Exercice 6

QCM : cochez la ou les bonne(s) réponse(s).

1. Les nutriments énergétiques courants sont :

a. les lipides ☐
b. les glucides ☐
c. les vitamines ☐

2. Les corps gras fournissent :
a. la vitamine A ☐
b. la vitamine D ☐
c. la vitamine C ☐
d. la vitamine K ☐
3. Toutes les vitamines :
a. sont hydrosolubles ☐
b. sont liposolubles ☐
c. ne sont pas énergétiques ☐
4. Les protides dans l'alimentation courante sont utilisés comme :
a. molécules de réserve ☐
b. molécules de construction ☐
c. molécules énergétiques ☐

CORRIGÉS

Exercice 1

Équivalences énergétiques :
- 1 g de lipides apporte 9 kcal (38 kJ) ;
- 1 g de glucides apporte 4 kcal (17 kJ).

Exercice 2

Le rachitisme est une maladie due à une carence en vitamine D. Cette vitamine est particulièrement présente dans les laitages et le beurre. L'exposition au soleil est également source de vitamine D.

Exercice 3

Nutriments non énergétiques : eau, sels minéraux, oligo-éléments, vitamines, fibres.

Exercice 4

Les principales toxi-infections alimentaires sont : la salmonellose, le botulisme, le choc histaminique et la listériose.

Exercice 5

Faux : 100 g de poisson équivalent à 2 œufs.

Exercice 6

1. a, b ; **2.** a, b, d ; **3.** c ; **4.** b, c.

PARTIE

3 Mathématiques

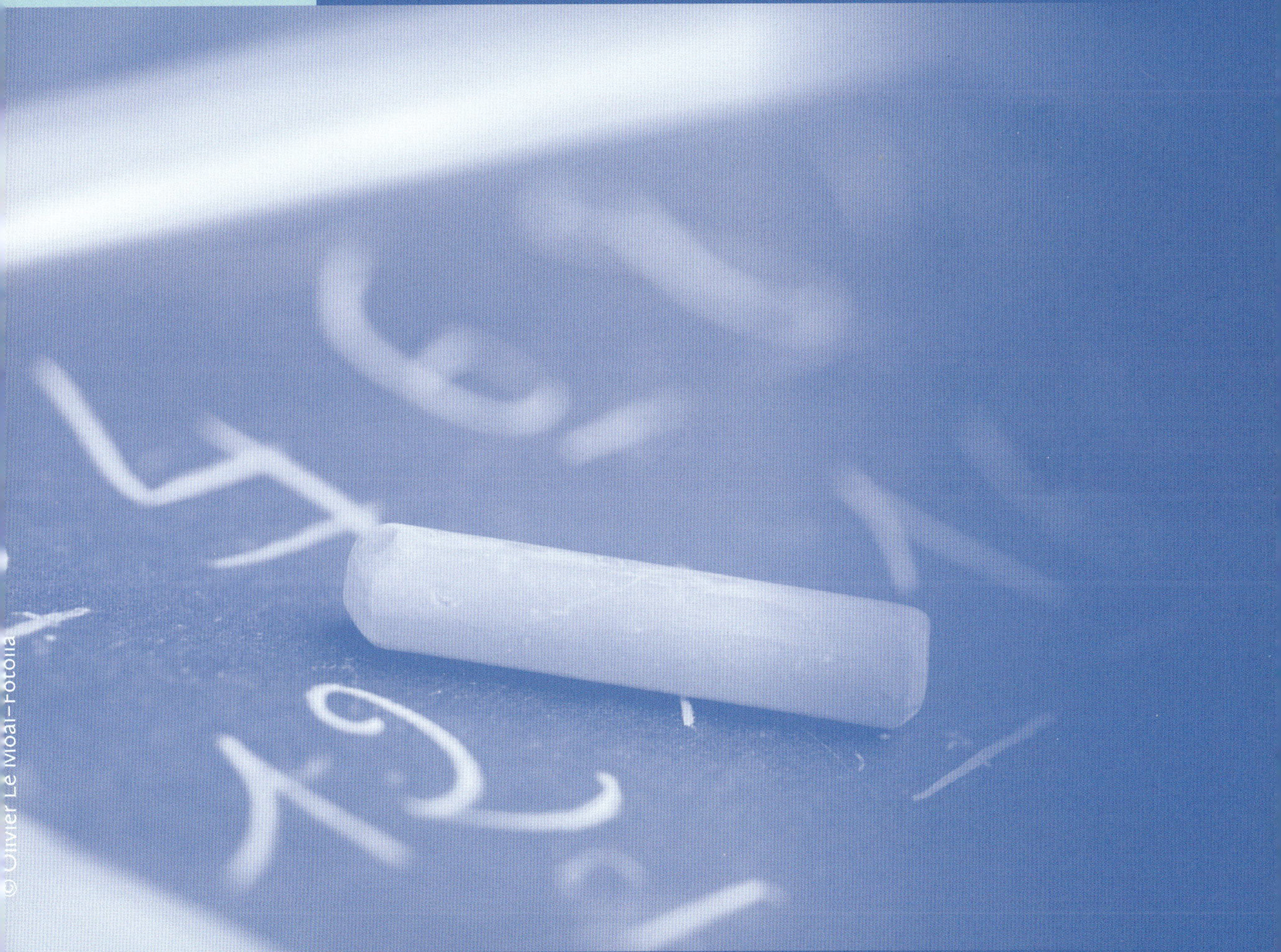

CHAPITRE 1

Numérations – Valeurs approchées

CE QU'IL FAUT SAVOIR

Dans la vie quotidienne, les nombres nous permettent de mesurer des quantités, des grandeurs avec leurs unités. Il convient ici de rappeler la façon de les écrire pour pouvoir ensuite les comparer.

Numération

Écriture d'un nombre entier

On utilise un tableau dans lequel on classe les chiffres selon leur classe et leur rang.

Classe des milliards			Classe des millions			Classe des mille			Classe des unités simples		
centaines	dizaines	unités	centaines	dizaines	unités	centaines	dizaines	unités	centaines	dizaines	unités
					3	0	1	0	4	0	5

Chaque classe a trois rangs.
Ce nombre entier se lit : « trois millions dix mille quatre cent cinq ».
Il s'écrit : 3 010 405.

MÉTHODES ET CONSEILS

Pour une meilleure lecture des nombres, il faut laisser un espace entre chaque classe.

Écriture d'un nombre décimal

Un nombre décimal est un nombre avec une virgule. La partie décimale est celle qui se trouve à droite de cette virgule.

Partie entière			Partie décimale		
centaines	dizaines	unités	dixièmes	centièmes	millièmes
4	2	7	8	3	6

Ce nombre décimal se lit : « quatre cent vingt-sept virgule huit cent trente-six ».
Il s'écrit : 427,836.

Comparaison des nombres

Nombres entiers

Exemples

235 est plus petit que 378, ce qui s'écrit : 235 < 378
7 329 est plus grand que 7 139, ce qui s'écrit : 7 329 > 7 139.

Nombres décimaux

Exemple

Comparer 4,7 et 4,78.
Ces deux nombres ont la même partie entière : 4.
Pour comparer la partie décimale, il faut ajouter un zéro à la fin de celle-ci : 4,7 = 4,70.
4,70 est plus petit que 4,78, ce qui s'écrit : 4,70 < 4,78.

Exercice d'application

Classez par ordre croissant[1] : 2,4 ; 2,04 ; 2,24 ; 2,204.
Exprimer ces nombres avec trois chiffres dans la partie décimale permet de les comparer. Ils deviennent : 2,400 ; 2,040 ; 2,240 ; 2,204.
Ils ont la même partie entière : 2.
Comparer leurs chiffres des dixièmes (premier chiffre après la virgule) permet un premier classement :

2,**2**40
2,**0**40 < ? < 2,**4**00
2,**2**04

Comparer leurs chiffres des centièmes permet de terminer le classement.
2,040 < 2,2**0**4 < 2,2**4**0 < 2,400

Valeurs approchées

Arrondir à l'unité, c'est tenir compte du premier chiffre après la virgule (chiffre des dixièmes).
Deux cas se présentent :

- chiffre des dixièmes inférieur à 5 : il faut arrondir à l'unité inférieure ;
- chiffre des dixièmes supérieur à 5 : il faut arrondir à l'unité supérieure.

Exemples

438,37 → 438 arrondi à l'unité
694,71 → 695 arrondi à l'unité

REMARQUE Si le chiffre des dixièmes est 5, il faut tenir compte du deuxième chiffre à droite de la virgule…

Arrondir au dixième, c'est tenir compte du deuxième chiffre après la virgule (chiffre des centièmes).
Si le chiffre des centièmes est 5, il faut tenir compte du troisième chiffre après la virgule.

1 Ordre croissant : du plus petit au plus grand. Ordre décroissant : du plus grand au plus petit.

Exemple récapitulatif

564,823 → 565 arrondi à l'unité
→ 564,8 arrondi au dixième
→ 564,82 arrondi au centième

S'ENTRAÎNER

Exercice 1

Classez les nombres suivants dans l'ordre décroissant : 110 000 ; 010 000 ; 1 000 000 ; 100 100 ; 101 000.

Exercice 2

À la station-service, sur un panneau, on lit : 1,657 euros le litre de supercarburant. Arrondissez cette valeur au centime d'euro.

Exercice 3

Lors d'un calcul de prix, taxes comprises, on obtient la somme de 3 546,718 euros.
a. Arrondissez ce montant au centime d'euro.
b. Arrondissez ce résultat à l'euro.

CORRIGÉS

Exercice 1

1 000 000 > 110 000 > 101 000 > 100 100 > (0)10 000

Exercice 2

Valeur approchée : 1,66 euros, car 1,657 est plus près de 1,660 que de 1,650.

Exercice 3

a. Valeur approchée au centime : 3 546,72 euros
b. Valeur approchée à l'euro : 3 547 euros.

CHAPITRE 2

Addition – soustraction

CE QU'IL FAUT SAVOIR

Additionner veut dire **ajouter** (signe +). On calcule alors une **somme**.
Soustraire, c'est **retrancher** (signe -). On calcule alors une **différence**, un **reste**.

Addition

Addition de nombres entiers avec retenue

Exemple

68 + 25

d : dizaines

u : unités

```
 d u
 ❶6 8
+2 5
 ---
 9 3
```

Étape 1. Poser l'addition :
les unités sous les unités, les dizaines sous les dizaines.

Étape 2. Additionner les unités :

8 + 5 = 13
= 1 dizaine + 3 unités

On pose 3 (unités) et on retient ❶ (dizaine) (la retenue)

Étape 3. Additionner les dizaines :

6 + 2 + ❶ (la retenue) = 9

On pose 9 (dizaines).

68 + 25 a pour somme : 93

MÉTHODES ET CONSEILS

Pour vérifier une addition, il faut la recommencer dans l'autre sens.
Exemple : pour l'addition 68 + 25, on calcule 25 + 68. Il faut naturellement aboutir au même résultat !

Addition de nombres décimaux avec retenue

Exemple

6,3 + 47,58 + 0,796

MÉTHODES ET CONSEILS

Il ne faut pas hésiter à ajouter des zéros à la fin de la partie décimale afin de pouvoir bien disposer l'opération en colonnes.

partie entière / partie décimale

```
 ❶ ❶  6,❶300
    + 4 7,5 8 0
    +   0,7 9 6
    -----------
      5 4,6 7 6
```

Étape 1. Poser l'addition

Les unités sous les unités, les virgules sous les virgules.

Étape 2. Additionner les chiffres en commençant à droite :

Ici, on commence par les millièmes, puis les centièmes, puis les dixièmes, puis les unités.

Étape 3. Placer la virgule du résultat, sous les autres virgules.

La somme est : 54,676.

Soustraction

Soustraction de nombres entiers

Premier exemple

98 – 53

Le plus grand nombre est à gauche du signe – (ou en haut en posant l'opération).

```
  9 8
– 5 3
  4 5
```

Étape 1. Soustraire les unités :

8 moins 3 égale 5

Étape 2. Soustraire les dizaines :

9 moins 5 égale 4

La différence est : 45.

MÉTHODES ET CONSEILS

Pour vérifier une soustraction, il faut effectuer l'addition correspondante. Pour vérifier notre exemple, 98 – 53 = 45, il suffit de réaliser l'addition : 53 + 45 = 98.

Deuxième exemple

54 – 29 = 25

```
  5  ❶4
           la retenue
– 2❶ 9
  2   5
```

Étape 1. Soustraire les unités :

4 moins 9 est impossible

Ajouter une dizaine (la retenue)

14 moins 9 égale 5

Retirer cette dizaine (la retenue)

on retient ❶

Étape 2. Soustraire les dizaines en prenant en compte la retenue

5 moins (2 + ❶) , soit 5 moins 3 égale 2

La différence est : 25.

Soustraction de nombres décimaux

Exemple

83,4 – 8,762

83,4 devient 83,400 pour pouvoir poser l'opération.

```
  8 3, 4 0 ❶0
–   8, 7 6❶ 2
             8
```

Étape 1. Soustraire les millièmes :

0 *moins 2 est impossible*

Ajouter un centième en haut (la retenue)

10 moins 2 égale 8

Retirer ce centième en bas (la retenue)

on retient ❶

```
  8 3, 4 ❶0 ❶0
–   8, 7❶ 6❶ 2
           3  8
```

Étape 2. Soustraire les centièmes

0 moins (6 + ❶), soit 0 moins 7 est impossible

Ajouter un dixième en haut (la retenue)

10 moins 7 égale 3

Retirer ce dixième en bas (la retenue)

on retient ❶

```
  8 ❶3 ,❶4 ❶0 ❶0
–❶  8❶,  7❶ 6❶ 2
  7  4 ,  6  3  8
```

Étapes suivantes

Soustraire les dixièmes (une retenue) puis les unités (une retenue) puis les dizaines (une retenue)

La différence est : 74,638.

Cas particulier

La différence de deux nombres décimaux peut être un nombre entier.

$$\begin{array}{r} 76{,}125 \\ -\ 32{,}125 \\ \hline 44{,}000 \end{array}$$

La virgule et les zéros sont alors inutiles, la différence est donc de 44.

S'ENTRAÎNER

Exercice 1

Loïc a acheté une baguette de pain à 0,75 euro, une boisson à 2,80 euros et des fruits à 2,54 euros.
Combien a-t-il dépensé ?

Exercice 2

Alexander Fleming (1881-1955) a observé qu'un champignon empêchait le développement de certaines bactéries. Il a isolé une substance qu'il a nommée « pénicilline ». Il était alors âgé de 47 ans.
Quelle est l'année de la découverte de la pénicilline ?

Exercice 3

Lors d'une exposition, un musée a enregistré 35 425 entrées payantes. 8 148 visiteurs ont bénéficié d'un tarif réduit.
Calculez le nombre d'entrées plein tarif.

Exercice 4

Profitant des soldes, une personne achète quatre articles valant respectivement : 37,45 euros ; 21,65 euros ; 19,85 euros ; 17,90 euros. Elle donne en paiement un billet de 100 euros.
Quelle somme doit-on lui rendre ?

Exercice 5

Une structure hospitalière compte 2 850 employés toutes catégories confondues. À ce jour, le directeur du personnel dénombre :

- 80 médecins ;
- 340 infirmiers(es) ;
- 938 aides-soignants(es) ;
- autres personnels.

a. Combien de femmes occupent un poste au sein de cette structure sachant que l'on dénombre 948 hommes ?
b. Combien dénombre-t-on de personnels paramédicaux ?

CORRIGÉS

Exercice 1

Loïc a dépensé :

$$\begin{array}{r} 0,75 \\ +\ 2,80 \\ +\ 2,54 \\ \hline 6,09 \end{array}$$

Soit : 6,09 euros.

Exercice 2

Année de la découverte :

$1881 + 47 = 1928$

Soit : 1 928.

Exercice 3

Nombre d'entrées plein tarif :

$35\,425 - 8\,148 = 27\,277$

Soit : 27 277 entrées plein tarif.

Exercice 4

Somme dépensée :

$37,45 + 21,65 + 19,85 + 17,90 = 96,85$

Soit : 96,85 euros.
Somme rendue :

$100 - 96,85 = 3,15$

Soit : 3,15 euros.

Exercice 5

a. Nombre de femmes au sein de cette structure :

$2\,850 - 948 = 1\,902$

Soit : 1 902 femmes
b. Nombre de personnels paramédicaux (infirmiers + aides-soignants) :

$340 + 938 = 1\,278$

Soit : 1 278 personnes

CHAPITRE 3

Multiplication

CE QU'IL FAUT SAVOIR

Dans le langage courant, multiplier signifie « accroître, augmenter ».
En mathématiques, une multiplication (signe x) est composée de deux facteurs, appelés le **multiplicande** et le **multiplicateur**. Le résultat d'une multiplication est un **produit**.
Les tables de multiplication sont des outils indispensables. Il faut les apprendre par cœur.

Multiplication de nombres entiers

Exemple

52 x 34
Le multiplicateur est 34, soit 30 + 4 (3 dizaines et 4 unités).

```
   5 2  ← Multiplicande
×  3 4  ← Multiplicateur
 -----
 2 0 8
```

Étape 1 . Multiplier 52 par 4 (les unités) :
52 fois 4 égale 208
On écrit le premier résultat.

```
     5 2
×    3 4
 -------
   2 0 8  →  52 x 4 = 208
 1 5 6 ⓿ →  52 x 30 = 1 560
```

Étape 2. Multiplier 52 par 3 (les dizaines) :
52 fois 3 égale 156
On écrit le deuxième résultat en ajoutant un ⓿ à droite puisqu'il s'agit de dizaines.

```
     5 2
×    3 4
 -------
   2 0 8
 1 5 6 ⓿
 -------
 1 7 6 8
```

Étape 3.
On additionne les deux résultats par colonnes.

Remarque : un point peut remplacer un ⓿

Le produit est : 1 768.
On dénombre quelques cas particuliers.

Multiplication de deux nombres qui se terminent par des zéros

On écrit autant de zéros à la droite du produit qu'il y en a au total à la droite des deux nombres.

Exemple

multiplicande		multiplicateur	
1500	×	30	$=15\times100\times3\times10$
			$=(15\times3)\times100\times10$
–		–	$=45\times1000$
			$=45000$
2 zéros		1 zéro	3 zéros au produit

Un zéro intercalé au multiplicateur

Exemple

2 345 × 705

Le multiplicateur est 705, soit 700 + 5 (7 centaines et 5 unités, pas de dizaine).

```
   2345
×   705
  11725
```

Étape 1. Multiplier les unités :
2 345 x 5 = 11 725
On écrit ce premier résultat.

Étape 2. Pas de dizaine à multiplier.

```
    2345
×    705
   11725   →2 345 x 5
 1641500   →2 345 x 700
 1653225
```

Étape 3. Multiplier les centaines :
2 345 x 7 = 16 415
On écrit ce résultat en ajoutant deux 0 à droite puisqu'il s'agit de centaines.

Étape 4. Additionner par colonne.

Le produit est : 1 653 225.

Multiplication de nombres décimaux

Le produit de deux nombres décimaux a autant de chiffres décimaux qu'il y en a en tout au multiplicande et au multiplicateur.

Exemple

4,82	×	1,5	=	7,230
2 chiffres décimaux		1 chiffre décimal		3 chiffres décimaux

Multiplications particulières

Multiplication par 10, 100, 1 000

Nombres entiers

Multiplier un nombre entier par 10, 100 ou 1 000, c'est ajouter 1, 2 ou 3 zéros à la fin du nombre.

Exemples

$12 \times \mathbf{100} = 1\,2\mathbf{00}$

$35 \times 1\,\mathbf{000} = 35\,\mathbf{000}$

Nombres décimaux

Multiplier un nombre décimal par 10, 100 ou 1 000, c'est décaler la virgule de 1, 2 ou 3 rangs vers la droite.

Exemples

$0{,}42 \times 10 = 4{,}2$

$3{,}14 \times 1\,000 = 3\,140$

Multiplication par 0,1, 0,01 ou 0,001

Multiplier un nombre par 0,1, 0,01 ou 0,001, c'est déplacer la virgule de 1, 2 ou 3 rangs vers la gauche.

Exemples

$53 \times 0{,}1 = 5{,}3 \left(\text{car } 53 = 53{,}0\right)$

$1\,234 \times 0{,}001 = 1{,}234 \left(\text{car } 1\,234 = 1\,234{,}0\right)$

$3{,}5 \times 0{,}01 = 0{,}035$

Application : calcul mental

Multiplier un nombre par 400 ou 5 000, c'est :
- d'abord multiplier ce nombre par 4 ou 5 ;
- puis multiplier le résultat obtenu par 100 ou 1 000.

Exemples

$$\begin{aligned} 3{,}2 \times 400 &= (3{,}2 \times 4) \times 100 \\ &= 12{,}8 \times 100 \\ &= 1280 \end{aligned}$$

$0{,}8 \times 5\,000 \quad = (0{,}8 \times 5) \times 1\,000$

$= 4{,}0 \times 1\,000$

$= 4\,000$

MÉTHODES ET CONSEILS

Ces calculs mentaux permettent de gagner énormément de temps, mais pour les réaliser, il faut bien entendu connaître ses tables de multiplication par cœur !

S'ENTRAÎNER

Exercice 1

Posez et effectuez les opérations suivantes.

a. $4\,260 \times 7$
b. $6{,}42 \times 5{,}3$
c. 304×205
d. $2\,894 \times 607$
e. $4{,}57 \times 0{,}3$

Exercice 2

Cochez les multiplications dont le produit est inférieur à 25,8.

$25{,}8 \times 0{,}3$ ☐
$25{,}8 \times 3$ ☐
$25{,}8 \times 0{,}03$ ☐

Exercice 3

1 200 personnes assistent à un match de football. 800 personnes ont acheté des billets à 15 euros, et 400 personnes des billets à 8 euros.
Quelle est la somme encaissée ?

Exercice 4

Pour un spectacle, on a vendu 4 379 billets au prix unitaire de 12,50 euros.
Quel est le montant de la recette ?

Exercice 5

À chaque battement, le cœur chasse 0,10 L de sang dans l'aorte. S'il bat 70 fois par minute chez un homme au repos, quel volume de sang chasse-t-il en 5 minutes ?

CORRIGÉS

Exercice 1

a.

```
  4 2 6 0
×       7
---------
 2 9 8 2 0
```

Soit : 29 820

b.

```
    6,42   ← 2 chiffres après la virgule
×    5,3   ← 1 chiffre après la virgule
--------
   1 9 2 6
 3 2 1 0 0 ← 3 chiffres après la virgule
----------
 3 4,0 2 6
```

Soit : 34,026

c.

```
      3 0 4
×     2 0 5 ← attention, 0 dizaine
-----------
    1 5 2 0
  6 0 8 0 0
-----------
  6 2 3 2 0
```

Soit : 62 320

d.

```
        2 8 9 4
×         6 0 7 ← attention, 0 dizaine
---------------
      2 0 2 5 8
  1 7 3 6 4 0 0
---------------
  1 7 5 6 6 5 8
```

Soit : 1 756 658

e.

```
  4,57
× 0,3
------
 1,371
```

Soit : 1,371

Exercice 2

☒ $25{,}8 \times 0{,}3$ car : $7{,}74 < 25{,}8$

☐ $25{,}8 \times 3$ car : $77{,}4 > 25{,}8$

☒ $25{,}8 \times 0{,}03$ car : $0{,}774 < 25{,}8$

Remarque : « multiplier » ne veut pas toujours dire « augmenter ». En effet, quand le multiplicateur est compris entre 0 et 1, le résultat est plus petit que le multiplicande.

Exercice 3

Somme encaissée :

$(800 \times 15) + (400 \times 8) = 12\,000 + 3\,200 = 15\,200$

Soit 15 200 euros

Exercice 4

Montant de la recette = $4\,379 \times 12{,}50$

$$\begin{array}{rl} & 4\,3\,7\,9 \\ \times & 1\,2{,}5\,0 \quad \leftarrow \text{deux chiffres à droite de la virgule} \\ \hline & 2\,1\,8\,9\,5\,0 \\ & 8\,7\,5\,8\,0\,0 \\ & 4\,3\,7\,9\,0\,0\,0 \quad \leftarrow \text{deux chiffres à droite de la virgule} \\ \hline & 5\,4\,7\,3\,7{,}\,5\,0 \end{array}$$

Soit : 54 737,50 euros

Exercice 5

Volume de sang chassé en 5 minutes :

$0{,}10 \times 70 \times 5 = 35$

Soit : 35 L

CHAPITRE 4

Division

CE QU'IL FAUT SAVOIR

Diviser, dans le langage ordinaire, signifie « séparer, partager, rendre plus petit » (signe :).
On pose une division pour trouver la valeur d'une part ou le nombre de parts. Le résultat de la division est appelé **quotient**.

Division de nombres entiers

Premier exemple

C'est le cas le plus simple : soit la division 36 : 4

dividende diviseur

36	4
0	9

reste quotient

En 36 combien de fois 4 ? 9 fois (car 9 fois 4 égale 36).

9 est le quotient de la division de 36 par 4.

Ainsi 36 : 4 = 9

On remarque là encore combien il est important de connaître ses tables de multiplication par cœur…

Deuxième exemple

Soit la division 987 : 12

9 8 7	12
– 9 6	8
2	

Étape 1. Chercher le chiffre des dizaines du quotient :
en 98, combien de fois 12 ?
8 fois 12 font 96, 98 moins 96 reste 2

9 8 7	12
– 9 6 ↓	82
2 7	
–2 4	
3	

Étape 2. Chercher le chiffre des unités du quotient :
On abaisse 7, le chiffre des unités du dividende.
En 27, combien de fois 12 ?
2 fois 12 font 24, 27 moins 24 reste 3
La division ne tombe pas juste, c'est un quotient **approché**.

MÉTHODES ET CONSEILS

Pour vérifier une division, on pratique la multiplication inverse et on ajoute le reste.
Ainsi, pour vérifier la division 987 : 12 = 82 reste 3, on calcule $(82 \times 12) + 3 = 987$.

Cas particulier

Soit la division 1 270 : 28

```
  1 2 7 0 | 28
- 1 1 2   |----
  -----   | 4
    1 5   |
```

Étape 1.Chercher le chiffre des dizaines du quotient :
en 12, combien de fois 28 ? Impossible.
En 127, combien de fois 28 ?
4 fois 28 font 112, 127 moins 112 reste 15.

```
  1 2 7 0 | 28
  1 1 2 ↓ |----
  -----   | 45
    1 5 0 |
  - 1 4 0 |
    -----
      1 0 |
```

Étape 2. Chercher le chiffre des unités du quotient :
On abaisse 0, le chiffre des unités du dividende.
En 150, combien de fois 28 ?
5 fois 28 font 140, 150 moins 140 reste 10.

On peut simplifier l'opération en n'y faisant pas figurer les soustractions, on obtient alors :

```
1 2 7 0 | 28
  1 5   |----
        | 45
    1 0 |
```

Vérification :

$28 \times 45 = 1260$ (multiplication inverse)

$1260 + 10 = 1270$ (addition du reste)

NB : dans la suite du cours, les opérations de division seront posées sans les soustractions.

Division de nombres décimaux

Pour effectuer la division, il faut que le diviseur soit un nombre entier. On supprime donc la virgule au diviseur.
Étape 1 : au diviseur, compter le nombre de chiffres de la partie décimale, puis multiplier par 10, 100 ou 1 000…
Étape 2 : au dividende, déplacer la virgule vers la droite, d'autant de rangs qu'il y avait de chiffres décimaux au diviseur.
Étape 3 : effectuer la division.
Étape 4 : placer la virgule au quotient avant d'abaisser le premier chiffre décimal du dividende obtenu.

Exemple

Soit la division : 26,972 : 2,08
Étape 1 : le diviseur 2,08 a deux chiffres décimaux. Il faut donc le multiplier par 100, en déplaçant la virgule de deux rangs vers la droite (2,08 x 100 = 208).
Étape 2 : le dividende 26,972 doit être lui aussi multiplié par 100 (26,972 x 100 = 2 697,2).

Étape 3 : La division devient :

```
2 6 9 7, 2  |  2 0 8
0 6 1 7     |---------
  2 0 1 2   | 1 2, 9 6 7
    1 4 0 0 |
      1 5 2 0
        0 6 4
```

Étape 4 : attention à la virgule du dividende. Avant d'abaisser le chiffre des dixièmes du dividende (2), placer la virgule au quotient.

Valeurs approchées :
- résultat arrondi à l'unité : 13 ;
- arrondi au dixième : 13,0 (car 12,96 est plus près de 13,00 que de 12,90) ;
- arrondi au centième : 12,97.

Quotients décimaux

Exemple

Soit la division 58 : 16

```
5 8 | 16
1 0 | 3
```

Étape 1. Calculer le quotient entier :
58 : 16 = 3, reste 10.

```
 partie  ¦ partie
 entière ¦ décimale
  5 8    ¦   |1 6
  1 0    ¦ 0 |3 ,6
    0    ¦ 4 |
```

Étape 2. Calculer le quotient au dixième :
Placer la virgule à droite de la partie entière du quotient.
Placer un 0 à la droite du reste.
En 100, combien de fois 16 ?
6 fois 16 font 96, 100 moins 96, reste 4.

```
5 8 ¦       | 1 6
1 0 ¦ 0     | 3 , 6 2
  0 ¦ 4 0   |
    ¦   0 8 |
```

Étape 3. Calculer le quotient au centième :
Placer un 0 à la droite du reste.
En 40, combien de fois 16 ?
2 fois 16 font 32, 40 moins 32, reste 8.

```
5 8 ¦           | 1 6
1 0 ¦ 0         | 3 , 6 2 5
    ¦ 4 0       |
    ¦     8 0   |
          0 0   |
```

Étape 4. Calculer le quotient au millième :
Placer un 0 à la droite du reste.
En 80, combien de fois 16 ?
5 fois 16 font 80 → la division tombe juste, il reste 0.

Ainsi, 58 : 16 = 3,625. Le quotient est exact.

Valeurs approchées
- résultat arrondi à l'unité : 4 (car 3,6 est plus près de 4 que de 3) ;
- résultat arrondi au dixième : 3,6 (car 3,62 est plus près de 3,60 que de 3,70) ;
- résultat arrondi au centième : le chiffre des millièmes étant 5, on peut arrondir soit par défaut (3,62), soit par excès (3,63).

Cas particulier

Le dividende est plus petit que le diviseur. Soit la division 13 : 24

```
partie  ¦ partie
entière ¦ décimale
 1 3    ¦   0 | 2 4
        ¦     |------
        ¦     | 0 ,
```

Étape 1. Calculer le quotient entier :
En 13, combien de fois 24 ?
0 fois, donc 0 unité au quotient.
Placer la virgule au quotient, à droite du 0.
Placer un 0 à droite du dividende.

```
 1 3  ¦  0 | 2 4
   1  ¦  0 | 0 , 5
      ¦
```

Étape 2. Calculer le quotient au dixième :
En 130, combien de fois 24 ?
5 fois 24 font 120, 130 moins 120 reste 10…

… et ainsi de suite. On obtient finalement :

```
1 3 ¦ 0          | 2 4
                 |----------
  1 ¦ 0 0        | 0 , 5 4 1 6
    ¦ 0 4 0      |
    ¦   1 6 0    |
          1 6    |
```

C'est un quotient approché.
Valeurs approchées :

- résultat arrondi à l'unité : 1 (car 0,54 est plus près de 1 que de 0) ;
- résultat arrondi au dixième : 0,5 (car 0,54 est plus près de 0,50 que de 0,60) ;
- résultat au centième : 0,54 (car 0,541 est plus près de 0,540 que de 0,550) ;
- résultat au millième : 0,542 (car 0,5416 est plus près de 0,5420 que de 0,5410).

Divisions particulières

Division par 10, 100 ou 1 000

Diviser un nombre par 10, 100 ou 1 000, c'est déplacer la virgule de 1, 2 ou 3 rangs vers la gauche.

Exemples

$8 : 10 = 0,8$ (car $8 = 8,0$)

$72 : 1000 = 0,072$ (car $72 = 72,0$)

$876,5 : 100 = 8,765$

REMARQUE Diviser par 10, 100 ou 1 000 revient à multiplier par 0,1, 0,01 ou 0,001.

Application : calcul mental

Par exemple, diviser un nombre par 60 ou 500, c'est :

- d'abord diviser par 10 ou 100 ;
- puis diviser par 6 ou 5.

Exemples

420 : 60	4 500 : 500
420 : 10 = 42	4 500 : 100 = 45
42 : 6 = 7	45 : 5 = 9
Donc420 : 60 = 7	Donc 4 500 : 500 = 9

S'ENTRAÎNER

Exercice 1

Effectuez les opérations suivantes :

13 536 : 24

59 631 : 417

Exercice 2

Effectuez les opérations suivantes :

368,35 : 25

324,6 : 18

7,12 : 0,14

Les résultats sont à donner au centième par défaut.

Exercice 3

Lors d'un voyage en compagnie de trois amis, vous avez dépensé 36 euros d'essence pour effectuer le trajet. Vous partagez équitablement les frais d'essence avec vos amis.
Quelle somme totale recevez-vous de vos trois amis ?

Exercice 4

À la rentrée de septembre 2011, la promotion d'aides-soignants compte 104 élèves. Parmi ces élèves, on compte 8 garçons.
Combien y a-t-il de filles pour un garçon ?

Exercice 5

Vous préparez un biberon de 180 g. Pour reconstituer le lait, il faut une mesurette de poudre de lait pour 30 g d'eau.
Combien faut-il de mesurettes pour ce biberon ?

Exercice 6

La consommation en lait d'un groupe de crèches est de 52 bouteilles de lait par jour. Celles-ci sont expédiées par cartons de 8 bouteilles.

a. Combien faut-il commander de cartons par jour pour satisfaire la consommation du groupe de crèches ?

b. Le lait étant de longue conservation et les commandes de plusieurs jours pouvant être groupées, combien de cartons doit-on commander pour satisfaire la consommation en lait du groupe de crèches durant une période de 14 jours ?

CORRIGÉS

Exercice 1

```
 1 3 5 3 6 | 2 4
-1 2 0     |------
 -----     | 5 6 4
 0 1 5 3   |
  -1 4 4   |
   -----   |
   0 0 9 6 |
     - 9 6 |
     -----  |
       0 0 |
```

```
  5 9 6 3 1 | 4 1 7
 -4 1 7     |-------
  -----     | 1 4 3
  1 7 9 3   |
 -1 6 6 8   |
  -------   |
  0 1 2 5 1 |
   -1 2 5 1 |
   -------  |
    0 0 0 0 |
```

Exercice 2

```
3 6 8, 3 5 | 2 5
1 1 8      |--------
  1 8 3    | 1 4, 7 3
      8 5  |
      1 0  |
```

En 36, combien de fois 25 ? 1 fois.
En 128, combien de fois 25 ? 4 fois.
Placer la virgule au quotient. Abaisser le 3.
En 183, combien de fois 25 ? 7 fois.
En 85, combien de fois 25 ? 3 fois.

```
3 2 4, 6   | 1 8
1 4 4      |--------
  0 0 6 0  | 1 8, 0 3
      0 6  |
```

En 32, combien de fois 18 ? 1 fois.
En 144, combien de fois 18 ? 8 fois.
Placer la virgule au quotient. Abaisser le 6.
En 6, combien de fois 18 ? 0 fois.
Abaisser un 0.
En 60, combien de fois 18 ? 3 fois.

7,12 : 0,14

Le diviseur (0,14) ayant deux chiffres dans sa partie décimale, on le multiplie par 100.
Le dividende (7,12) est donc lui aussi multiplié par 100.
La division est alors :

partie entière	partie décimale	
7 1 2		1 4
0 1 2	0	5 0, 8 5
0	8 0	
	1 0	

Exercice 3

Nombre de personnes : 1 + 3 = 4, soit 4 personnes
Somme à payer par personne :

$36 : 4 = 9$

Soit : 9 euros
Somme totale reçue des trois amis :
$3 \times 9 = 27$

Soit : 27 euros

Exercice 4

Nombre de filles :
$104 - 8 = 96$

Nombre de filles pour un garçon :
$96 : 18 = 12$

Soit 12 filles pour 1 garçon

Exercice 5

Nombre de mesurettes de poudre de lait :

$$\frac{\text{Quantité totale}}{\text{Quantité pour un carton}} = \frac{180}{30} = 6$$

Soit 6 mesurettes

Exercice 6

a. Nombre de cartons à commander par jour :

$$\frac{\text{Quantité totale}}{\text{Quantité pour un carton}} = \frac{52}{8} = 6,5$$

Plus de 6 cartons étant nécessaires, il faudra en commander 7.
b. Consommation de lait pour 1 jour : 52 litres.
Consommation de lait pour 14 jours :
$14 \times 52 = 728$

Soit 728 litres de lait
Nombre de cartons à commander pour 14 jours :

$$\frac{728}{8} = 91$$

Soit 91 cartons

CHAPITRE 5

Fractions

CE QU'IL FAUT SAVOIR

Les exemples d'utilisation des fractions sont nombreux dans la vie de tous les jours.
Exemples : attendre un quart d'heure, boire un demi-litre de lait, manger un quatre-quarts...
Une fraction correspond à une partie, une portion d'un tout, divisée en un certain nombre de parts égales.

Comparaison de fractions

Exemple

Une prescription médicale : sur une ordonnance, on lit pour un médicament « $\frac{1}{4}$ de comprimé matin et soir », ce qui se lit « un quart de comprimé ». C'est une fraction de comprimé :

- 1 est le numérateur de la fraction ;
- 4 est le dénominateur de la fraction ;
- 1 et 4 sont les deux termes de la fraction.

Ce médicament en comprimé peut être fractionné (sécable), c'est-à-dire séparé en parties égales (dans l'exemple : 4 parties égales).

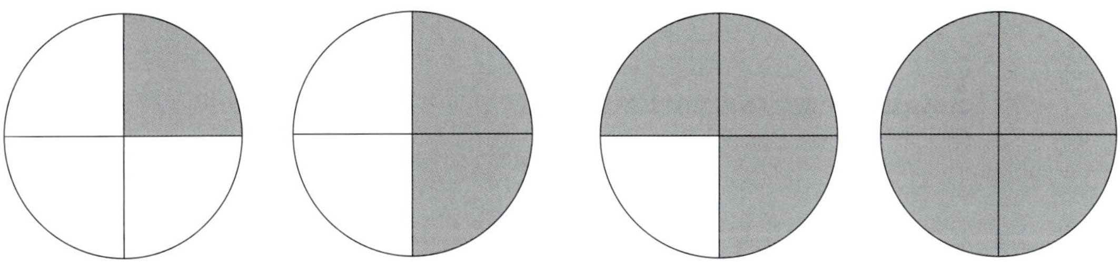

$\frac{1}{4}$ de comprimé — $\frac{2}{4}$ de comprimé ou $\frac{1}{2}$ de comprimé — $\frac{3}{4}$ de comprimé — $\frac{4}{4}$ de comprimé ou 1 comprimé

Comparaison de ces fractions

Elles ont le même dénominateur. La plus petite est celle qui a le plus petit numérateur.

$$\frac{1}{4} < \frac{2}{4} < \frac{3}{4} < \frac{4}{4}$$

REMARQUE Si le numérateur de la fraction est plus grand que son dénominateur, la fraction est alors plus grande que l'unité.

Exemple

$\frac{7}{4}$ de comprimé

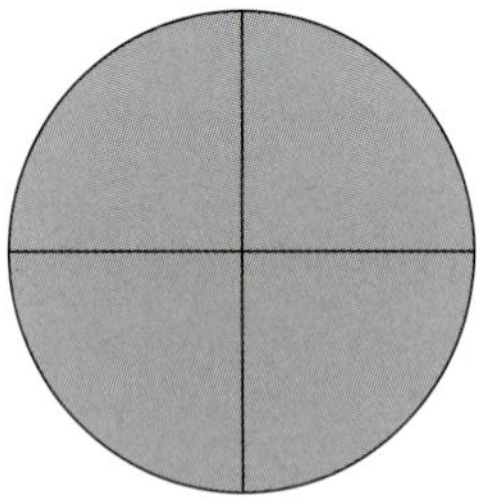

1 comprimé ou $\frac{4}{4}$

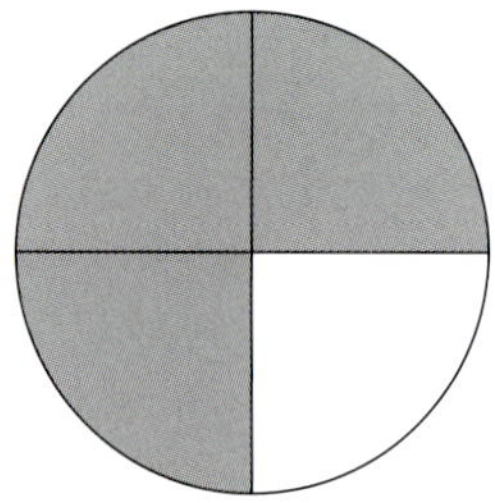

$\frac{3}{4}$ de comprimé

Fractions décimales

Une fraction décimale peut être représentée par un nombre décimal et inversement.

Exemples

$\frac{7}{10} = 0,7$ (se lit « sept dixièmes »)

24centièmes $= 0,24 = \frac{24}{100}$

Quelques fractions particulières

un quart : $\frac{1}{4} = 0,25$

un demi : $\frac{1}{2} = 0,5$

trois quarts : $\frac{3}{4} = 0,75$

un cinquième : $\frac{1}{5} = 0,2$

un dixième : $\frac{1}{10} = 0,1$

un vingtième $\frac{1}{20} = 0,05$

un centième : $\frac{1}{100} = 0{,}01$

un millième : $\frac{1}{1000} = 0{,}001$

Fractions égales

On considère les deux gâteaux identiques suivants :

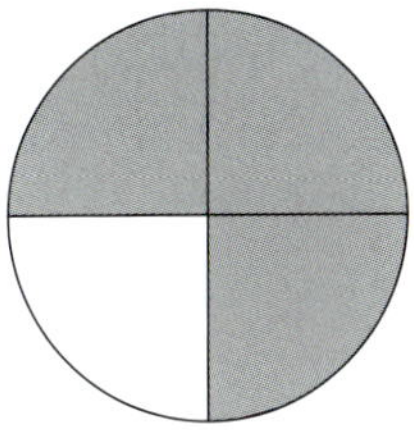

1er gâteau, 4 parts égales
partie grisée, $\frac{3}{4}$ du gâteau

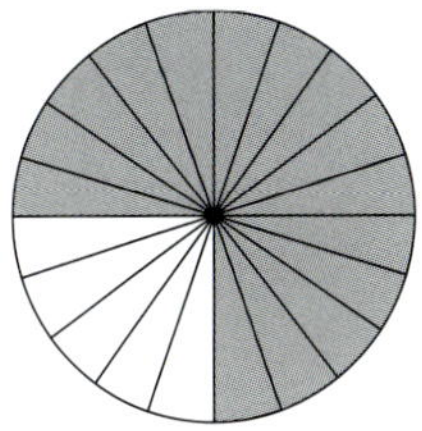

2e gâteau, 20 parts égales
partie grisée, $\frac{15}{20}$ du gâteau

Ces deux fractions représentent la même quantité de gâteau. Donc :

$$\frac{3}{4} = \frac{15}{20} = \frac{3 \times 5}{4 \times 5}$$

Si on multiplie ou si on divise les deux termes d'une fraction par un même nombre (ici 5), on obtient une fraction égale.
Cette caractéristique permet de **simplifier** une fraction ou de **réduire** plusieurs fractions au même dénominateur.

Simplification d'une fraction

Simplifier une fraction, c'est la rendre **irréductible.**

Exemple

$$\frac{480}{360} = \frac{48 \times 10}{36 \times 10} = \frac{48}{36}$$

$$\frac{48}{36} = \frac{24 \times 2}{18 \times 2} = \frac{24}{18}$$

$$\frac{24}{18} = \frac{4 \times 6}{3 \times 6} = \frac{4}{3}$$

La fraction $\frac{4}{3}$ est irréductible, c'est-à-dire qu'elle ne peut plus être simplifiée.

Réduction des fractions au même dénominateur

Réduire des fractions au même dénominateur permet de les **comparer**.

Exemple

Les fractions $\frac{2}{3}$ et $\frac{4}{5}$

Les deux dénominateurs étant 3 et 5, le dénominateur commun correspond à leur produit : 3 x 5, soit 15. On réduit chaque fraction à ce dénominateur commun 15.

$$\frac{2}{3}=\frac{2\times5}{3\times5}=\frac{10}{15}$$

$$\frac{4}{5}=\frac{4\times3}{5\times3}=\frac{12}{15}$$

On peut alors comparer ces deux fractions en les classant d'après leurs numérateurs.
Ainsi :

$$\frac{12}{15}>\frac{10}{15}$$

Et donc : $\frac{4}{5}>\frac{2}{3}$ (classement par ordre croissant)

Addition de fractions

Pour additionner des fractions :

- il faut qu'elles aient le **même dénominateur** ;
- on peut alors **additionner les numérateurs**.

Exemple

On donne $\frac{1}{4}$ d'un gâteau à Doriane et $\frac{2}{5}$ de ce même gâteau à Esline. Quelle fraction du gâteau a-t-on distribué ?

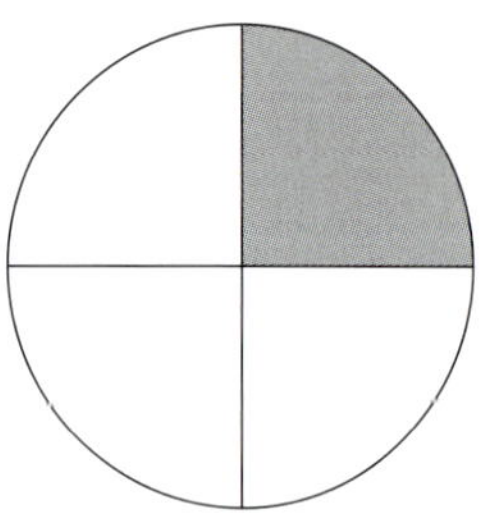

Doriane a reçu $\frac{1}{4}$ du gâteau

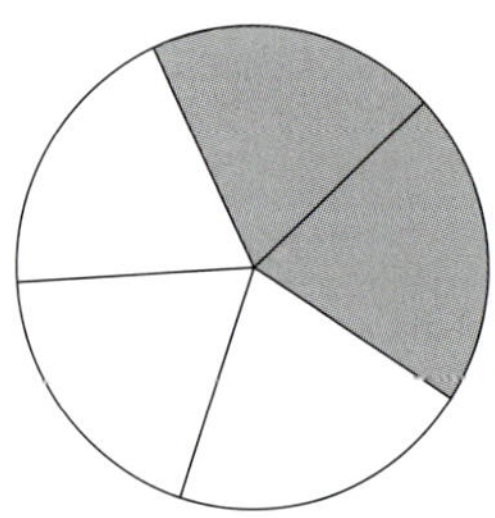

Esline a reçu $\frac{2}{5}$ du gâteau

Les deux fractions ont des dénominateurs différents. Pour les additionner, il faut leur trouver un dénominateur commun :

Étape 1 : réduire les fractions au même dénominateur, le dénominateur commun étant le produit des deux dénominateurs 4 et 5, soit 20 (ce qui revient à partager le gâteau en 20 parts égales).

$$\frac{1}{4}=\frac{1\times 5}{4\times 5}=\frac{5}{20}$$

$$\frac{2}{5}=\frac{2\times 4}{5\times 4}=\frac{8}{20}$$

Étape 2 : additionner les numérateurs.

$$\frac{5}{20}+\frac{8}{20}=\frac{5+8}{20}=\frac{13}{20}$$

Soit : $\frac{13}{20}$ du gâteau ont été distribués.

Soustraction de fractions

Pour soustraire des fractions :

- il faut qu'elles aient **le même dénominateur** ;
- **on soustrait alors les numérateurs.**

Reprenons l'exemple du paragraphe précédent.

Exemple

On a distribué $\frac{13}{20}$ du gâteau. Le gâteau (20 parts égales) correspond à l'unité, soit $\frac{20}{20}$.

Il reste donc :

$$\frac{20}{20}-\frac{13}{20}=\frac{20-13}{20}=\frac{7}{20}$$

Soit : $\frac{7}{20}$ du gâteau.

MÉTHODES ET CONSEILS

Pour l'addition et la soustraction de fractions, pensez à :
- simplifier chaque fraction, si possible (la rendre irréductible);
- réduire les rapports au même dénominateur;
- effectuer l'opération (addition ou soustraction des numérateurs);
- simplifier la fraction si possible.

Multiplication par une fraction

Produit d'un nombre entier par une fraction

Pour multiplier un nombre entier par une fraction, **on multiple ce nombre par le numérateur de la fraction,** puis **on divise par le dénominateur de la fraction.**

Exemple

$$42\times\frac{5}{4}$$

$42 \times 5 = 210$
$210 : 4 = 52,5$

D' où : $42 \times \frac{5}{4} = 52,5$

MÉTHODES ET CONSEILS

A et B étant deux nombres réels, prendre le $\frac{1}{6}$ de A, c'est multiplier A par $\frac{1}{6}$ soit A x $\frac{1}{6}$

- A est la **moitié** de B $(A = \frac{1}{2}B)$ veut dire que B est le **double** de A (B = 2 x A);
- A est le **tiers** de B $(A = \frac{1}{3}B)$ veut dire que B est le **triple** de A (B = 3 x A);
- A est le **quart** de B $(A = \frac{1}{4}B)$ veut dire que B est le **quadruple** de A (B = 4 x A).

Exemple

Prendre les deux tiers de 150, c'est multiplier 150 x $\frac{2}{3}$

$150 \times 2 = 300$
$300 : 3 = 100$

D' où : $150 \times \frac{2}{3} = 100$

Produit d'une fraction par une fraction

Pour multiplier une fraction par une fraction, **on multiplie les numérateurs entre eux et les dénominateurs entre eux.**

Exemple

$$\frac{3}{7} \times \frac{2}{5} = \frac{3 \times 2}{7 \times 5} = \frac{6}{35}$$

Division par une fraction

Pour diviser par une fraction, **on multiplie le nombre par l'inverse de la fraction.**

Premier exemple

$$\frac{360}{\frac{2}{5}} = 360 \times \frac{5}{2}$$

$$= \frac{360 \times 5}{2}$$

$$= \frac{1800}{2} = 900$$

Deuxième exemple

$$\frac{2}{3} : \frac{5}{7} = \frac{2}{3} \times \frac{7}{5}$$
$$= \frac{2 \times 7}{3 \times 5} = \frac{14}{15}$$

S'ENTRAÎNER

Exercice 1

Calculez :

- les $\frac{4}{9}$ de 74,25
- les $\frac{5}{8}$ de 0,96
- $17 \times \frac{1}{3}$ (résultat arrondi au centième)

Exercice 2

Calculez : $\frac{1}{2} + \frac{2}{3} - \frac{5}{6}$

Exercice 3

Calculez et rendez irréductible :

$$\frac{14}{15} \times \frac{12}{7}$$

Exercice 4

Un bassin circulaire de 6 400 L est construit sur une aire de loisirs. Il est rempli d'eau aux trois quarts.
Quel est, en litres, le volume d'eau contenu dans le bassin ?

Exercice 5

Un équipage de bateau n'a plus que 20 jours de vivres. Il doit cependant rester en mer pendant encore 35 jours.
Quelle fraction de la ration habituelle prévue devra-t-on distribuer à chaque membre de l'équipage, par jour ?

Exercice 6

Un agent de service utilise $\frac{4}{5}$ du volume d'un flacon de 600 mL.

Calculez le volume restant dans le flacon.

Exercice 7

Lucas a un régime antidiarrhéique. Le pédiatre a prescrit un biberon de 220 mL dans lequel il y a $\frac{1}{5}$ de lait en poudre et $\frac{4}{5}$ de soupe de carottes.

Calculez les différentes quantités de lait et de soupe de carottes.

Exercice 8

Une auxiliaire de puériculture gagne 1 152 euros. Elle dépense $\frac{1}{3}$ de son salaire pour sa nourriture, $\frac{3}{10}$ pour son loyer et $\frac{1}{5}$ pour sa voiture.

a. Quelle fraction de son revenu mensuel représente ce qui lui reste à la fin du mois ?
b. Calculer la somme qui lui reste.

CORRIGÉS

Exercice 1

- $74{,}25 \times \frac{4}{9} = \frac{74{,}25 \times 4}{9} = \frac{297}{9} = 33$
- $0{,}96 \times \frac{5}{8} = \frac{0{,}96 \times 5}{8} = \frac{4{,}8}{8} = 0{,}6$
- $17 \times \frac{1}{3} = \frac{17 \times 1}{3} = 5{,}6666\ldots$ soit 5,67 arrondi au centième

Exercice 2

Il faut d'abord réduire au même dénominateur. Ici, le dénominateur commun est 6 :

$$\frac{1}{2} = \frac{3 \times 1}{3 \times 2} = \frac{3}{6}$$

$$\frac{2}{3} = \frac{2 \times 2}{2 \times 3} = \frac{4}{6}$$

On additionne et on soustrait ensuite les numérateurs :

$$\frac{3}{6} + \frac{4}{6} - \frac{5}{6} = \frac{3+4-5}{6} = \frac{2}{6}$$

Enfin, on simplifie le résultat pour obtenir une fraction irréductible :

$$\frac{2}{6} = \frac{2 \times 1}{2 \times 3} = \frac{1}{3}$$

Exercice 3

On multiplie les numérateurs et les dénominateurs entre eux.

$$\frac{14}{15}\times\frac{12}{7}=\frac{14\times 12}{15\times 7}$$

On décompose l'expression obtenue pour simplifier la fraction. Ici, on peut simplifier par 3 et par 7 :

$$\frac{14\times 12}{15\times 7}=\frac{(2\times 7)\times(3\times 4)}{(3\times 5)\times 7}=\frac{2\times 4}{5}=\frac{8}{5}$$

On obtient une fraction irréductible.

Exercice 4

Volume d'eau :

$$6400\times\frac{3}{4}=4800$$

Soit : 4 800 L

Exercice 5

20 jours de vivres pour 35 jours en mer.
Chaque jour, un membre d'équipage recevra $\frac{20}{35}$ de la ration habituelle. Or :

$$\frac{20}{35}=\frac{4\times 5}{7\times 5}=\frac{4}{7}$$

Soit : $\frac{4}{7}$ de la ration habituelle

Exercice 6

- Volume du flacon utilisé :

$$\frac{600\times 4}{5}=480$$

Soit 480 mL

- Volume restant dans le flacon :

$$600-480=120$$

Soit : 120 mL

Exercice 7

- Quantité de lait :

$\frac{1}{5}$ du biberon, soit $\frac{1}{5}$ de 220 mL

C'est-à-dire :

$$220\times\frac{1}{5}=44$$

Soit : 44 mL de lait

■ Quantité de soupe de carottes :

$\frac{4}{5}$ du biberon, soit $\frac{4}{5}$ de 220 mL

C'est-à-dire :

$$220 \times \frac{4}{5} = 176$$

Soit : 176 mL de soupe de carottes

Exercice 8

a. La fraction de la somme dépensée correspond à l'addition :

$$\frac{1}{3} + \frac{3}{10} + \frac{1}{5}$$

On réduit les trois fractions au même dénominateur. Ici, le dénominateur commun est 30 (car 3 x 10 = 6 x 5 = 30).

$$\frac{1}{3} = \frac{1 \times 10}{3 \times 10} = \frac{10}{30}$$

$$\frac{3}{10} = \frac{3 \times 3}{10 \times 3} = \frac{9}{30}$$

$$\frac{1}{5} = \frac{1 \times 6}{5 \times 6} = \frac{6}{30}$$

On additionne ensuite les numérateurs et on simplifie le résultat :

$$\frac{10}{30} + \frac{9}{30} + \frac{6}{30} = \frac{10+9+6}{30} = \frac{25}{30} = \frac{5 \times 5}{5 \times 6} = \frac{5}{6}$$

La somme totale correspond à $\frac{6}{6}$.

La fraction de la somme qui lui reste à la fin du mois est donc :

$$\frac{6}{6} - \frac{5}{6} = \frac{1}{6}$$

Soit : $\frac{1}{6}$ de son salaire

b. Somme restant à la fin du mois :

$$\frac{1152 \times 1}{6} = 192$$

Soit : 192 euros

CHAPITRE 6

Grandeurs proportionnelles

CE QU'IL FAUT SAVOIR

La plupart des situations de la vie courante et professionnelle font appel à la proportionnalité. Après avoir rappelé quelques notions fondamentales, puis commenté trois exemples, on traitera différentes méthodes de résolutions de problèmes de proportionnalité.

Rappels : rapports et proportions

Un **rapport de deux nombres** est le quotient de la division du premier par le second.

Exemple

Le rapport $\frac{8}{5}$

- 8 est le **numérateur** du rapport ;
- 5 est le **dénominateur** du rapport ;
- 8 et 5 sont les deux **termes** du rapport.

Une **proportion** est une égalité de deux rapports.

Exemple

$\frac{2}{5}=\frac{4}{10}$

- 2 et 10 sont les termes **extrêmes** ;
- 5 et 4 sont les termes **moyens**.

Propriété

Dans toute proportion, le produit des termes extrêmes est égal au produit des termes moyens. On a donc :

2×10	=	5×4
produit des extrêmes		produits des moyens

C'est ce qu'on appelle le **produit en croix**.

Application

Dans une proportion, si trois valeurs sont connues, il est possible de calculer la quatrième en utilisant le produit en croix.

Exemple

$$\frac{8}{3} = \frac{24}{x}$$

$$8 \times x = 3 \times 24$$

$$x = \frac{72}{8}$$

$$x = 9$$

Exemples

La croissance en taille des garçons de la naissance jusqu'à 1 an

Âge (en mois)	3	6	12
Taille (en cm)	60	66	71

On compare deux grandeurs;
- l'âge (unité : le mois) ;
- la taille (unité : le cm).

Il n'existe pas de relation simple entre l'âge et la taille du nourrisson : quand on multiplie l'âge par 2, la taille n'est pas multipliée par 2.
Il n'y a donc **pas de proportionnalité** entre ces deux grandeurs.

Les prix à la vitrine d'un marchand de glaces

Nombre de glaces	1	2	3	4	5
Prix (en euros)	2,20	4,40	6,60	8,80	11,00

Il existe une relation simple entre le nombre de glaces et le prix : quand on multiplie le nombre de glaces par 2, on multiplie le prix par 2.
Le prix est donc **proportionnel au nombre de glaces**.

REMARQUE Par colonne, on peut passer de la première ligne (nombre de glaces) à la deuxième ligne (le prix) en multipliant par 2,20 (le prix d'une glace).

Inversement, par colonne, on peut passer de la deuxième ligne à la première en divisant par 2,20.
On obtient alors **un tableau de proportionnalité**.

La consommation d'essence d'une automobile

Distance (en km)	100	200	400	1
Consommation d'essence (en l)	5	10	20	0,05

Quand la distance est multipliée par 2 ou par 4, la consommation d'essence est aussi multipliée par 2 ou par 4.
La consommation d'essence est donc **proportionnelle à la distance**. La consommation d'essence et la distance sont **deux grandeurs proportionnelles**.

REMARQUE

Par colonne, on peut passer de la première ligne (distance) à la deuxième ligne (consommation d'essence) en multipliant par 0,05 (consommation d'essence pour 1 km). On dit que le **coefficient de proportionnalité** est 0,05.

Inversement, par colonne, on peut passer de la deuxième ligne à la première en divisant par 0,05.
On obtient alors un **tableau de proportionnalité** :

Coefficient de proportionnalité : × 0,05 (de la première ligne à la deuxième) ; : 0,05 (de la deuxième ligne à la première)

Distance (en km)	100	200	400	1
Consommation d'essence (en L)	5	10	20	0,05

Vérification : pour 200 km, la consommation d'essence est de $200 \times 0{,}05 = 10$ L.
La publicité indiquera pour la voiture une consommation d'essence de « 5 L aux 100 km ».

Différentes techniques de résolution

Dans un problème de proportionnalité, on recherche une valeur, une quantité inconnue. Pour la trouver, il existe trois techniques.

Première technique : le coefficient de proportionnalité

Dans un tableau de proportionnalité, le **coefficient de proportionnalité** est le nombre par lequel il faut multiplier une valeur de la première ligne pour trouver la valeur correspondante de la deuxième ligne.

Exemple

Dans une grande surface, une même qualité de viande est présentée sous emballage portant une étiquette sur laquelle sont écrits :

- la masse en kg ;
- le prix en euros.

On lit les étiquettes de trois emballages :

× 15 (de la première ligne à la deuxième) ; : 15 (de la deuxième ligne à la première)

Masse (en kg)	0,950	1,270	y
Prix (en €)	14,25	x	19,80

Le prix de la viande est proportionnel à sa masse.
Soit x le prix de 1,270 kg de viande
Soit y la masse de viande correspondant à 19,80 euros

- Calcul du coefficient de proportionnalité c :

$$0{,}950 \times c = 14{,}25$$
$$c = \frac{14{,}25}{0{,}950}$$
$$c = 15$$

Cette valeur correspond au prix de 1 kg de viande.

- Calcul du prix de 1,270 kg de viande :

$$x = 1{,}270 \times 15 = 19{,}05$$

Soit : 19,05 euros

- Calcul de la masse de viande dont le prix est 19,80 euros :

$$y = \frac{19{,}80}{15} = 1{,}32$$

Soit : 1,320 kg (3 chiffres dans la partie décimale)

Deuxième technique : la règle de trois

Exemple

Sloane a acheté 4 CD. Elle a dépensé 48 euros. Combien aurait-elle dépensé si elle avait acheté 5 CD ?

4 CD coûtent 48 euros

$$1\text{CD coûte} \frac{48}{4} = 12, \text{soit } 12 \text{euros}$$

$$5\text{CD coûtent donc } 12 \times 5 = 60, \text{soit } 60 \text{euros}$$

Troisième technique : le produit en croix

Exemple

Une bouteille de 1,5 L d'eau minérale coûte 0,54 euros. Quel est le prix du litre d'eau minérale ?

Soit x le prix du litre d'eau minérale.

On fait un tableau de proportionnalité :

Volume (en L)	1,5	1
Prix (en euros)	0,54	x

La proportion est :

$$\frac{1{,}5}{0{,}54} = \frac{1}{x}$$

Le produit en croix se calcule de la sorte :

$$1{,}5 \times x = 0{,}54 \times 1$$
$$1{,}5 \times x = 0{,}54$$
$$x = \frac{0{,}54}{1{,}5} = 0{,}36$$

Le litre d'eau minérale coûte 0,36 euros.

Un exemple de synthèse lié à la profession

Exemple

Un flacon de 5 mL renferme 125 mg de médicament en solution. Combien de mL doit-on prélever pour n'avoir que 100 mg de ce médicament ?
Le volume de liquide (en mL) est proportionnel à la masse de médicament (en mg)

Première technique de résolution : le coefficient de proportionnalité

Soit x le volume de liquide pour 100 mg de médicament

× 0,04

Masse de médicament (en mg)	125	100
Volume de liquide (en mL)	5	x

: 0,04

- Calcul du coefficient de proportionnalité :

$$125 \times c = 5$$
$$c = \frac{5}{125}$$
$$c = 0{,}04$$

- Calcul du volume de liquide :

$x = 100 \times 0{,}04 = 4$

Soit : 4 mL de la solution

Deuxième technique : la règle de trois

125 mg de médicament $\rightarrow$ 5 mL

1 mg de médicament $\rightarrow \frac{5}{125}$

100 mg de médicament $\rightarrow \frac{5}{125} \times 100$

Soit : $\frac{500}{125} \times 4$

Soit : 4 mL de la solution

Troisième technique : le produit en croix

Soit x le volume de liquide cherché.

Masse de médicament (en mg)	125	100
Volume de liquide (en mL)	5	x

La proportion est : $\frac{125}{5} = \frac{100}{x}$

Le produit en croix se calcule de la sorte :

$$125 \times x = 5 \times 100$$
$$x = \frac{500}{125}$$
$$x = 4$$

Soit : 4 mL de solution
Il faudra donc prélever 4 mL dans le flacon pour avoir 100 mg de médicament.

S'ENTRAÎNER

Exercice 1

Un morceau de viande de 1,250 kg vaut 18 euros.
Quel est le prix de 1 kg de viande ?

Exercice 2

Au supermarché, une eau minérale est vendue 2,97 euros le pack de 6 bouteilles de 1,5 L.
Quel est le prix de 1 L d'eau minérale ?

Exercice 3

Une recette de crème au caramel indique les ingrédients à prévoir pour 5 personnes :
- 200 g de sucre ;
- 225 g de beurre ;
- 25 cL de crème fraîche.

Quels sont les ingrédients à prévoir pour 7 personnes ?

Exercice 4

Un flacon de 20 mL de Stérogyl contient 10 mg de vitamine D2. Ce flacon correspond à 1000 gouttes de Stérogyl. On ajoute 3 gouttes de Stérogyl au jus d'orange d'un enfant, chaque jour.

a. Quelle est la quantité de Stérogyl donnée par jour, exprimée en mL ?
b. Quelle est la quantité journalière de vitamine D2, exprimée en mg ?

Exercice 5

On prépare un biberon à partir de :
- 210 mL d'eau minérale ;
- 7 mesures de lait contenant chacune 5 g de poudre.

a. Quel est le coût de revient d'un biberon sachant que la bouteille de 1,5 L d'eau minérale coûte 0,49 euro et la boîte de 400 g de poudre de lait 15,20 euros ? Arrondir au centime d'euro.
b. Quel est le coût de revient de la consommation de ce lait pour un mois de 30 jours, à raison de 2 biberons par jour ?

CORRIGÉS

Exercice 1

Prix du kg de viande :
1,250 kg de viande → 18 euros
1 kg → x

$$x = \frac{1 \times 18}{1,250}$$

$$x = 14,40$$

Soit : 14,40 euros

Exercice 2

Nombre de litres d'eau que représente un pack :

$$6 \times 1,5 = 9$$

Soit : 9 L
Prix de 1 L d'eau minérale :
9 L d'eau → 2,97 euros
1 L d'eau → x

$$x = \frac{1 \times 2,97}{9}$$

$$x = 0,33$$

Soit : 0,33 euros

Exercice 3

La quantité de chaque ingrédient est proportionnelle au nombre de personnes.
- Quantité de sucre

Pour 5 personnes : 200 g de sucre
Pour 1 personne :

$$\frac{200}{5} = 40$$

Soit : 40 g de sucre
pour 7 personnes :

$40 \times 7 = 280$

Soit : 280 g de sucre

- Quantité de beurre

Pour 5 personnes : 225 g de beurre
Pour 1 personne :

$$\frac{225}{5} = 45$$

Soit : 45 g de beurre
Pour 7 personnes :

$45 \times 7 = 315$

Soit : 315 g de beurre

- Quantité de crème fraîche

Pour 5 personnes : 25 cL de crème fraîche
Pour 1 personne :

$$\frac{25}{5} = 5$$

Soit : 5 cL de crème fraîche
Pour 7 personnes :

$5 \times 7 = 35$

Soit 35 cL de crème fraîche

Exercice 4

20 mL de Stérogyl correspondent à 1 000 gouttes de ce liquide. La quantité de Stérogyl est proportionnelle au nombre de gouttes.

Nombre de gouttes	1 000	3
Quantité de Stérogyl en mL	20	*x*

$$\frac{1000}{20} - \frac{3}{x}$$

$$x = \frac{20 \times 3}{1000}$$

$$x = 0{,}06$$

Soit : 0,06 mL de Stérogyl
La masse de vitamine D2 est proportionnelle à la quantité de Stérogyl.

Quantité de Stérogyl en mL	20	0,06
Masse de vitamine D2 en mg	10	x

$$\frac{20}{10}=\frac{0,06}{x}$$

$$20\times x=10\times 0,06$$

$$x=\frac{10\times 0,06}{20}$$

$$x=0,03$$

Soit : 0,03 mg de vitamine D2

Exercice 5

a.

■ Pour l'eau :

1,5 L (ou 1500 mL) d'eau coûte 0,49 euro.

Le prix de l'eau est proportionnel à la quantité d'eau.

$$\frac{0,49}{1500}=\frac{x}{210}$$

$$x=\frac{0,49\times 210}{1500}$$

$$x=0,0686$$

Soit : 0,07 euro arrondi au centime d'euro.

■ Pour la poudre de lait :

Masse totale de poudre : 7 x 5 = 35, soit 35 g de poudre.

Le prix de la poudre de lait est proportionnel à la quantité de poudre.

$$\frac{15,20}{400}=\frac{x}{35}$$

$$x=\frac{15,20\times 35}{400}$$

$$x=1,33$$

Soit : 1,33 euro

■ Coût de revient d'un biberon :

$$0,07+1,33=1,40$$

Soit : 1,40 euro

b.

Nombre de biberons pour un mois : 2 x 30 = 60

Coût de revient pour un mois :

$$60\times 1,40=84$$

Soit : 84 euros

CHAPITRE 7

Pourcentages

Exprimer une valeur en pourcentage est une application de la proportionnalité. C'est la comparaison de deux grandeurs proportionnelles dont l'une aurait une valeur de 100.
Dans ce chapitre, la technique de résolution choisie est le produit en croix. On peut aussi utiliser les deux autres techniques exposées au chapitre précédent.

Calculs simples de pourcentages

Premier exemple

Lors d'un concours, 48 candidats sur 240 ont été reçus. Quel est le pourcentage de réussite ?
Le nombre de candidats reçus est proportionnel au nombre total des candidats.
Le texte indique « 48 sur 240 » : il s'agit d'un **rapport** entre ces deux grandeurs.
Pour trouver le pourcentage de reçus, on compare :

- le nombre de reçus ;
- le nombre total de candidats.

On en déduit le **tableau de proportionnalité** suivant, où x est le nombre de reçus pour 100 candidats inscrits.

Nombre de reçus	48	x
Nombre total de candidats	240	100

La proportion est de :

$$\frac{48}{240}=\frac{x}{100}$$

Le produit en croix se calcule de la sorte :

$$240\times x=48\times 100$$

$$x=\frac{4800}{240}$$

$$x=20$$

Le pourcentage de reçus (ou de réussite) est de 20 %.

Deuxième exemple

Un hôpital compte 850 employés, toutes catégories confondues. Les femmes représentent 80 % des employés. Calculez le nombre de femmes occupant un poste dans cet hôpital.
D'après le texte, 80 % des employés sont des femmes, ce qui signifie que pour 100 employés, on compte 80 femmes.

Pour trouver le nombre de femmes travaillant dans cet hôpital, on compare :
- le nombre de femmes ;
- le nombre total d'employés.

On en déduit le **tableau de proportionnalité** suivant, où *x* est le nombre de femmes pour 850 employés.

Nombre de femmes	80	*x*
Nombre total d'employés	100	850

La proportion est de :

$$\frac{80}{100} = \frac{x}{850}$$

Le produit en croix se calcule de la sorte :

$$100 \times x = 80 \times 850$$
$$x = \frac{68000}{100}$$
$$x = 680$$

Le nombre de femmes travaillant à l'hôpital est de 680.

REMARQUE

Dans cet exemple, le pourcentage est connu. On peut donc calculer directement le nombre de femmes. On dit qu'on « prend 80 % de 850 ».

Prendre 80 % de 850, c'est multiplier 850 par $\frac{80}{100}$, soit :

$$\frac{850 \times 80}{100} = 680$$

Pourcentages directs

Premier exemple

Une marchandise est affichée au prix de 130 euros. On obtient une réduction de 10 %. Quel sera le prix payé ?

Une réduction de 10 % signifie que pour un prix affiché de 100 euros, la réduction sera de 10 euros.

Dans l'exercice, le prix affiché est de 130 euros.

Soit *x* le prix payé correspondant.

MÉTHODES ET CONSEILS

Respecter l'ordre chronologique
- lecture du prix affiché ;
- réduction à la caisse ;
- paiement.

Il s'agit d'une réduction, donc 100 – 10 = 90

Prix affiché	130	100
Réduction		10
Prix payé	x	90

$$\frac{130}{x} = \frac{100}{90}$$

$$x = \frac{130 \times 90}{100} = 117$$

Le prix payé est de 117 euros.

Deuxième exemple

En février 2011, le montant mensuel du loyer d'un appartement était de 520 euros. Sachant que le 1er mars 2011, il a été augmenté de 2,5 %, quel est son montant en mars 2011 ?

MÉTHODES ET CONSEILS Respecter l'ordre chronologique.

Il s'agit ici d'une augmentation, donc 100 + 2,5 = 102,5
Une augmentation de 2,5 % signifie que pour un loyer de 100 euros, l'augmentation est de 2,50 euros.
Dans l'exercice, le montant du loyer en février 2011 est de 520 euros.
Soit x le montant du loyer en mars 2011.

Montant du loyer en février 2011	520	100
Augmentation		2,5
Montant du loyer en mars 2011	x	102,5

$$\frac{520}{x} = \frac{100}{102{,}5}$$

$$x = \frac{520 \times 102{,}5}{100} = 533$$

Le montant du loyer en mars 2011 est de 533 euros.

S'ENTRAÎNER

EXERCICE 1

Calculez :
a. 45 % de 68
b. 36 % de 1
c. 0,10 % de 1 200

EXERCICE 2

Calculez :
a. 25 % de 0,840 L
b. 96 % de 7,5 m
c. 9 % de 6 200 kg

EXERCICE 3

Un centre hospitalier compte 2 850 employés . Lors du bilan de fin d'année, le directeur du personnel recense 6,75 % d'arrêts de travail sur l'ensemble du personnel.
À combien de personnes ce taux correspond-il ? Arrondir à l'unité la plus proche.

EXERCICE 4

Sur 110 élèves qui se présentent à un concours, 22 ont été reçus.
Quel est le pourcentage d'élèves reçus ?

EXERCICE 5

Hugo, qui a 1 an, dort chaque jour pendant 16 heures.
Exprimer ce temps de sommeil journalier sous forme de pourcentage (arrondir à l'unité).

EXERCICE 6

Lorsqu'on brûle un os (calcination), l'osséine est détruite et seuls les sels minéraux sont récupérés. Un os pèse 80 g. Après calcination, il ne pèse plus que 52 g.
Quel pourcentage de la masse initiale représente la perte de masse ?

EXERCICE 7

Vous voulez acheter une cuisinière coûtant 1 600 euros . Le vendeur vous fait 8 % de réduction. Vous payez 40 % du prix final à la commande et le reste à la livraison.
a. Quel est le prix payé de la cuisinière après réduction ?
b. Combien payez-vous à la commande ?
c. Combien paierez-vous à la livraison ?

CORRIGÉS

EXERCICE 1

a. $68 \times \frac{45}{100} = 30{,}60$

b. $1 \times \frac{36}{100} = 0{,}36$

c. $1200 \times \frac{0{,}10}{100} = 1{,}2$

EXERCICE 2

a. $0{,}840 \times \frac{25}{100} = 0{,}21$

Soit : 0,21 L

b. $7{,}5\times\frac{96}{100}=7{,}2$

Soit : 7,2 m

c. $6200\times\frac{9}{100}=558$

Soit : 558 kg

EXERCICE 3

Nombre de personnes ayant eu un arrêt de travail :

$$\frac{2850\times6{,}75}{100}=192{,}375$$

Soit : 192 personnes (résultat arrondi à l'unité)

EXERCICE 4

Le nombre d'élèves reçus est proportionnel au nombre d'élèves présentés.

$$\frac{22}{110}=\frac{x}{100}$$

$$110\times x=22\times100=2200$$

$$x=\frac{2200}{110}=20$$

Soit : 20 % d'élèves reçus

EXERCICE 5

Temps de sommeil exprimé en pourcentage :

Nombre d'heures de sommeil	16	x
Nombre d'heures par jour	24	100

$$\frac{16}{24}=\frac{x}{100}$$

$$24\times x=16\times100=1600$$

$$x=\frac{1600}{24}$$

$$x=66{,}666\ldots$$

Soit : 67 %

EXERCICE 6

Perte de masse :
80 – 52 = 28
Soit : 28 g

Pourcentage de la masse initiale :
80 g $\rightarrow$ 100 %
28 g $\rightarrow$ x
D'où :
$80 \times x = 28 \times 100$
Et donc :

$$x = \frac{2800}{80} = 35$$

Soit : 35 %

EXERCICE 7

a. Prix payé de la cuisinière (après réduction)

Prix avant la réduction	1 600	100
Réduction		8
Prix payé après la réduction	*x*	92

Il s'agit d'une réduction, donc 100 – 8 = 92
La proportion est de :

$$\frac{1600}{x} = \frac{100}{92}$$

$$100 \times x = 1600 \times 92$$

$$x = 1472$$

Le prix payé de la cuisinière (après réduction) est : 1 472 euros

b. Prix payé à la commande

$$\frac{1472 \times 40}{100} = 588{,}80$$

Soit : 588,80 euros

c. Prix à payer à la livraison
1 472 – 588,80 = 883,20

Soit : 883,20 euros

CHAPITRE 8

Conversions

Dans la vie pratique et professionnelle, on mesure des grandeurs en utilisant des **unités** (exemple : une longueur en mètres). À chaque unité principale se rapportent des **multiples** (plus grands) et des **sous-multiples** (plus petits). Pour pouvoir comparer ces valeurs, les additionner et les soustraire, il est nécessaire de les exprimer à l'aide d'une unité commune, donc de les **convertir**.

Unités de longueur, de capacité, de masse

Abréviations légales

Une colonne par unité donc **un chiffre par unité** :

Unités de longueur	km	hm	dam	m	dm	cm	mm
Unités de capacité	–	hL	daL	L	dL	cL	mL
Unités de masse	kg	hg	dag	g	dg	cg	mg

NB : 1 tonne (t) = 1 000 kg.
Chaque unité équivaut à 10 unités de l'ordre immédiatement inférieur.

Exemples

1 km = 10 hm ;
1 L = 10 dL ;
1 dag = 10 g.

Conversions

Pour chaque grandeur, changer d'unité, c'est **déplacer la virgule de 1, 2, 3, ..., n rangs** :

- vers la gauche, si on prend une unité 10 fois, 100 fois, 1 000 fois plus grande ;
- vers la droite, si on prend une unité 10 fois, 100 fois, 1 000 fois plus petite.

MÉTHODES ET CONSEILS

- Commencer par repérer l'unité donnée (à convertir).
- Placer les valeurs dans le tableau.
- Repérer l'unité demandée (en gras dans les tableaux suivants).
- Compléter les colonnes.

Exemples

- Convertir 3 hectomètres en mètres, et 12,4 centimètres en décamètres.

Km	hm	dam	m	dm	cm	mm
	3					
	3	**0**	**0**			
				1	2,	4
		0,	**0**	**1**	**2**	**4**

3 hm = 300 m
12,4 cm = 0,0124 dam

- Convertir 8 kilogrammes en grammes, et 67,5 centigrammes en décigrammes.

Kg	hg	dag	g	dg	cg	mg
8						
8	**0**	**0**	**0**			
				6	7,	5
				6,	**7**	**5**

8 kg = 8 000 g
67,5 cg = 6,75 dg

- Convertir 5 décalitres en litres et 237 millilitres en litres.

hL	daL	L	dL	cL	mL
	5				
	5	**0**			
			2	3	7
		0,	**2**	**3**	**7**

5 daL = 50 L
237 mL = 0,237 L

Unités d'aire

Chaque unité d'aire équivaut à 100 unités de l'ordre immédiatement inférieur.

Exemples

1 km² = 100 hm²
1 m² = 10 000 cm²

Conversions

Changer d'unité d'aire, c'est **déplacer la virgule de 2, 4, ..., 2n rangs** :
- vers la gauche, si on prend une unité 100 fois, 10 000 fois, 1 000 000 fois plus grande ;
- vers la droite, si on prend une unité 100 fois, 10 000 fois, 1 000 000 fois plus petite.

Exemples

- Convertir 3,245 hectomètres carrés en décamètres carrés, et 65,4 centimètres carrés en mètres carrés.

2 colonnes par unité, donc 2 chiffres par unité.

km^2		hm^2		dam^2		m^2		dm^2		cm^2		mm^2	
			3,	2	4	5							
			3	**2**	**4,**	**5**							
										6	5,	4	
							0,	**0**	**0**	**6**	**5**	**4**	

3,245 hm^2 = 324,5 dam^2
65,4 cm^2 = 0,00654 m^2

Unités de volume

Chaque unité équivaut à 1 000 unités de l'ordre immédiatement inférieur.

Exemples

1 dm^3 = 1 000 cm^3
1 m^3 = 1 000 000 cm^3

Conversions

Changer d'unité de volume, c'est **déplacer la virgule de 3, 6, ..., 3n rangs** :
- vers la gauche, si on prend une unité 1 000 fois, 1 000 000 fois plus grande ;
- vers la droite, si on prend une unité 1 000 fois, 1 000 000 fois plus petite.

Exemples

- Convertir 0,054 mètres cubes en décimètres cubes et 147,8 centimètres cubes en mètres cubes.

3 colonnes par unité, donc 3 chiffres par unité.

m^3			dm^3			cm^3			mm^3		
		0,	0	5	4						
				5	**4,**						
						1	4	7,	8		
		0,	**0**	**0**	**0**	**1**	**4**	**7**	**8**		

0,054 m^3 = 54 dm^3
147,8 cm^3 = 0,0001478 m^3

Correspondance entre les unités de capacité et les unités de volume

La capacité (ou la contenance d'un récipient) est le volume de liquide qu'il peut contenir.

m^3			dm^3			cm^3		
			hL	daL	L	dL	cL	mL
					1			
								1
				3	4	5		
				3	**4**	5		
							2	8
							2	8

1 L = 1 dm^3
1 mL = 1 cm^3
1 m^3 = 1 000 L

Exemples

Ils sont indiqués dans le tableau ci-dessus :
34,5 L = 34,5 dm^3
28 mL = 28 cm^3

S'ENTRAÎNER

Exercice 1

Complétez :
a. 5,36 cm^3 = ... mL
b. 15 g = ... kg
c. 35 cm^2 = ... m^2
d. 3,1 dm^3 = ... cm^3

Exercice 2

On doit mesurer un quart de litre de lait.
Jusqu'à quelle graduation versera-t-on le lait si l'on dispose d'un récipient gradué en cm^3 ?

Exercice 3

Effectuez les opérations suivantes :
a. $600\,g + 3{,}2\,dag + 6{,}85\,kg =$
Exprimez le résultat en kilogrammes, puis en grammes.

b. 5 kg + 2 dag − (6 hg + 8 g) =

Exprimez le résultat en kilogrammes.

c. 5 L + 3 dL 75 cL =

Exprimez le résultat en litres.

Exercice 4

Un bonbon pèse 3,5 g.
Combien y a-t-il de bonbons dans un sachet pesant 120 g, si le sachet vide pèse 150 dg ?

Exercice 5

Vous relevez, à votre compteur d'eau, une consommation de 55,3 m^3.
Combien avez-vous utilisé d'eau, en litres et en décimètres cubes ?

Exercice 6

Vous transvasez 5 L de savon liquide dans des flacons d'une capacité de 250 mL.
Combien de flacons emplissez-vous ?

Exercice 7

Avec une bouteille d'eau de 1,5 L, on a rempli trois verres de 20 cL.
Combien de verres de 15 cL pourra-t-on encore remplir ?

Exercice 8

Pour faire un cake, Amel utilise 160 g de farine, 1,25 hg de beurre, autant de sucre que de beurre, 0,5 dag de levure et 3 œufs pesant chacun 70 g.
Quelle est la masse de la pâte obtenue, exprimée en kilogrammes ?

Exercice 9

Un bol contient 30 cL, un verre 1,5 dL et une assiette à soupe 250 mL.
Quelle est la quantité de liquide absorbée par une personne qui a bu : 1 bol de café, 5 verres d'eau et 1 assiette de soupe ? Exprimez la réponse en litres.

CORRIGÉS

Exercice 1

a. 5,36 cm^3 = 5,36 mL
b. 15 g = 0,015 kg
c. 35 cm^2 = 0,0035 m^2
d. 3,1 dm^3 = 3 100 cm^3

Exercice 2

Un quart de litre de lait s'écrit :
$\frac{1}{4}$ L, ou 0,25 L, ou 250 mL, ou 250 cm^3.

On versera donc le lait jusqu'à la graduation « 250 ».

Exercice 3

a. Conversions :
600 g = 0,600 kg
3,2 dag = 0,032 kg

$$\begin{array}{r} 0,600 \\ +0,032 \\ +6,850 \\ \hline 7,482 \end{array}$$

Soit : 7,482 kg, soit 7 482 g

b. Conversions :
2 dag = 0,02 kg
6 hg = 0,6 kg
8 g = 0,008 kg

$$5+0,02-(0,6+0,008)=4,412$$

Soit : 4,412 kg

c. Conversions :
3 dL = 0,3 L
75 cL = 0,75 L

$$5+0,3-0,75=4,55$$

Soit 4,55 L

Exercice 4

- Conversion du poids du sachet vide :

150 dg = 15 g

- Masse des bonbons :

$$120-15=105$$

Soit : 105 g

- Nombre de bonbons dans le sachet :

$$\frac{105}{3,5}=30$$

Soit : 30 bonbons

Exercice 5

Consommation d'eau :
55,3 m^3 = 55 300 L = 55 300 dm^3

Exercice 6

- Conversion :

5 L = 5 000 mL

- Nombre de flacons :

$$\frac{5000}{250}=20$$

Soit : 20 flacons

Exercice 7

■ Conversion :
1,5 L = 150 cL
■ Contenance des trois verres :

$3 \times 20 = 60$

Soit : 60 cL
■ Il reste dans la bouteille :
150–60 = 90
Soit : 90 cL
■ Nombre de verres de 15 cL remplis avec ce reste :

$$\frac{90}{15} = 6$$

Soit : 6 verres

Exercice 8

■ Conversions :
1,25 hg = 125 g
0,5 dag = 5 g

■ Masse de la pâte obtenue (masse de beurre = masse de sucre = 125 g) :

$160 + 125 + 125 + 5 + (3 \times 70) = 625$

Soit : 625 g, c'est-à-dire 0,625 kg

Exercice 9

■ Conversions en litres :
30 cL = 0,30 L (1 bol)
1,5 dL = 0,15 L (1 verre)
250 mL = 0,250 L (1 assiette)
■ Quantité de liquide absorbé :
0,30 + (5 x 0,15) + 0,250 = 1,3
Soit : 1,3 L de liquide

CHAPITRE 9

Temps

S'organiser nécessite un repérage dans le temps (exemples : temps de cuisson, durée d'un soin...). Il faut donc savoir utiliser et convertir les unités de temps.

Unités de temps

1 an = 12 mois ou 52 semaines ou 365 jours (366 jours les années bissextiles).
1 jour = 24 heures.
1 heure = 60 minutes (en notation abrégée : 1 h = 60 min).
1 minute = 60 secondes (1 min = 60 s).
1 semestre = 6 mois ou 0,5 an.
1 trimestre = 3 mois ou 0,25 an.
1 quart d'heure ou ¼ h ou 0,25 h.
1 demi-heure ou ½ h ou 0,5 h.
trois quarts d'heure ou ¾ h ou 0,75 h.

Opérations

Attention, quand on effectue des opérations sur des durées, il faut se souvenir qu'il y a 60 secondes dans une minute et 60 minutes dans une heure. **Une dernière étape de conversion s'impose** afin de simplifier le résultat. Les exemples suivants vont vous aider à y voir plus clair.

Addition

	6 h	39 min	46 s
+	2 h	52 min	57 s
	8 h	91 min	103 s

Mais il y a au moins 1 minute dans 103 secondes. Il faut donc retirer 60 secondes et ajouter 1 minute au résultat.

8 h	91 min	103 s
	+ 1 min	− 60 s
8 h	92 min	43 s

Mais il y a au moins 1 heure dans 92 minutes. Il faut donc retirer 60 minutes et ajouter 1 heure au résultat.

8 h	92 min	43 s
+ 1 h	− 60 min	
9 h	32 min	43 s

MÉTHODES ET CONSEILS Pour convertir, il faut partir de l'unité la plus petite (ici, la seconde).

Soustraction

6 h	14 min	27 s
– 1 h	37 min	13 s
		14 s

Dans cette soustraction, les valeurs en minutes nécessitent une conversion avant même la réalisation de l'opération.
On peut ici retirer 1 heure et ajouter 60 minutes à la première durée, afin de rendre possible la soustraction des minutes. L'opération devient alors :

5 h	74 min	27 s
– 1 h	37 min	13 s
4 h	37 min	14 s

Multiplication

5 h	45 min
×	5
25 h	225 min

L'opération se fait tout d'abord simplement : 5 x 5 h = 25 h, et : 5 x 45 min = 225 min.

Pour simplifier le résultat, il faut convertir les 225 min en heures et en minutes, en divisant par 60.

225	60
45	3

225 min = 3 h 45 min.
Le résultat de la multiplication est donc :
25 h + 3 h 45 min = 28 h 45 min

Division

La division de durées peut servir pour la conversion, comme nous l'avons vu plus haut lors de la simplification du résultat de la multiplication.

Exemple

Convertir 32 482 secondes en heures, minutes et secondes.

MÉTHODES ET CONSEILS

Divisez le nombre donné par 60 pour trouver les minutes, puis diviser les minutes par 60 pour trouver les heures.

secondes → minutes

3 2 4 8 2	60
2 4 8	541
0 8 2	
2 2	

minutes → heures

5 4 1	60
1	9

minutes	heures
5 4 1	60
1	9

32 482 s = 541 min 22 s
541 min = 9 h 1 min
Ainsi, 32 482 s = 9 h 01 min 22 s.

S'ENTRAÎNER

Exercice 1

Effectuez les opérations suivantes :

a.

3 h 42 min + 5 h 30 min =

b.

1 h 29 min 17 s + 47 min 32 s =

Exercice 2

Une association organise une soirée comportant au programme :

- un numéro de chant choral : 20 min ;
- des danses : 45 min ;
- un entracte : 15 min ;
- une pièce de théâtre : 50 min ;
- un concert : 30 min.

Quelle est la durée totale de la soirée, exprimée en heures et en minutes ?

Exercice 3

Anne veut cuire une dinde. Elle veut la servir à 13 h 10 min. Le temps de cuisson est de 2 h 25 min. À quelle heure Anne devra-t-elle la mettre au four ?

Exercice 4

Un homme respire 16 fois par minute. Il introduit chaque fois 0,45 L d'air dans ses poumons. Quel est, en mètres cubes, le volume d'air inspiré en 24 h ?

Exercice 5

Un pilote d'avion totalise 14 412 h de vol.
Exprimez cette durée de vol en jours et en heures.

Exercice 6

Lors de la projection d'un film, 24 images défilent sur l'écran en une seconde.
Pour un film qui dure 1 h 15 min, calculez le nombre d'images qui passent sur l'écran.

Exercice 7

Vous devez travailler 7 heures 48 minutes par jour.

a. Combien d'heures travaillerez-vous en une semaine, du lundi au vendredi inclus ?
b. Combien d'heures travaillerez-vous pendant un mois de 30 jours, sachant que vous ne travaillez pas le samedi ni le dimanche ?

Exercice 8

Un enfant grossit de :

- 25 g/jour pendant le 1er trimestre ;
- 20 g/jour pendant le 2e trimestre ;
- 15 g/jour pendant le 3e semestre

Safia pèse 3,200 kg à la naissance. Quel sera son poids, exprimé en kilogrammes :
a. à la fin du 4e mois ?
b. à la fin du 9e mois ?
c. à la fin du 12e mois ?

CORRIGÉS

Exercice 1

a.

$$\begin{array}{rr} 3\,h & 42\,min \\ +5\,h & 30\,min \\ \hline 8\,h & 72\,min \end{array}$$

On retire 60 minutes, on ajoute 1 heure : 9 h 12 min
b.

$$\begin{array}{rrr} 1\,h & 29\,min & 17\,s \\ + & 47\,min & 32\,s \\ \hline 1\,h & 76\,min & 49\,s \end{array}$$

On retire 60 minutes, on ajoute 1 heure : 2 h 16 min 49 s.

Exercice 2

Durée totale de la soirée :

$$20+45+15+50+30=160$$

Soit 160 min, c'est-à-dire :

$$(2\times 60)+40=2\,h\,40\,min$$

Soit : 2 h 40 min

Exercice 3

Heure de la mise au four de la dinde :

$$13\,h\,10\,min-2\,h\,25\,min=12\,h\,70\,min-2\,h\,25\,min=10\,h\,45\,min$$

Soit : 10 h 45 min

Exercice 4

■ Conversion :

$24\ h = (24 \times 60)\ min = 1\,440\ min$

■ Volume d'air inspiré en 24 h :

$16 \times 0,45 \times 1440 = 10\,368$

Soit : 10 368 L, c'est-à-dire : 10,368 m^3

Exercice 5

Durée en jours :

$\frac{14412}{24} = 600,5$

Soit : 600,5 jours (0,5 jour = 12 h)
Soit : 600 jours et 12 h

Exercice 6

■ Conversion :

$1\ h = 60 \times 60$, soit 3600 s

$15\ min = 15 \times 60$, soit 900 s

■ Durée de la projection :

$3600 + 900 = 4500$ s.

■ Nombre d'images sur l'écran :

$24 \times 4500 = 108000$

Soit : 108 000 images

Exercice 7

■ Durée de travail du lundi au vendredi, soit 5 jours par semaine :

$7\ h\ 48\ min \times 5 = 35\ h\ 240\ min$

Conversion de 240 min en h :
60 min → 1 h
240 min → x

$x = \frac{240 \times 1}{60}$

$x = 4$
Soit : 4 heures
Vous travaillez donc (35 + 4) 39 heures
■ Durée de travail pendant un mois :
1 mois = 4 semaines

$39 \times 4 = 156$

Soit : 156 heures de travail

Exercice 8

Conversion du poids de naissance en g :
3,200 kg = 3 200 g
a. Poids de Safia à la fin du 4e mois :

à la naissance	1er trimestre	4e mois	
3 200	+ (90 × 25)	+ (30 x 20)	=
3 200	+ 2 250	+ 600	= 6 050

Soit : 6 050 g, ou 6,050 kg
b. Poids de Safia à la fin du 9e mois :

à la naissance	1er trimestre	2e trimestre	3e trimestre	
3 200	+ (90 × 25)	+ (90 × 20)	+ (90 × 15)	=
3 200	+ 2 250	+ 1 800	+ 1 350	= 8 600

Soit : 8 600 g, ou 8,600 kg
c. Poids de Safia à la fin du 12e mois :

à la naissance	1er trimestre	2e trimestre	2e semestre	
3 200	+ (90 × 25)	+ (90 x 20)	+ (180 x 15)	=
3 200	+ 2 250	+ 1 800	+ 2 700	= 9 950

Soit : 9 950 g, ou 9,950 kg

CHAPITRE 10
Calcul rapide

L'usage de la calculatrice est interdit pendant les épreuves. Être capable de calculer de tête, par exemple pour estimer un ordre de grandeur, permet d'accroître ses chances de réussite.
Afin de compléter les méthodes de calcul déjà évoquées dans les chapitres précédents, vous trouverez ici des techniques de calcul mental et le rappel des tables de multiplication qui pourront vous permettre d'économiser quelques précieuses minutes pendant l'épreuve.

Première technique : changer la place des nombres

Changer la place des nombres dans une addition ou dans une multiplication permet des « regroupements » qui simplifient l'opération.

Exemples

$94+25+6=94+6+25$

$=100+25=125$

$50\times 3{,}7\times 2=3{,}7\times 50\times 2$

$=3{,}7\times 100=370$

Deuxième technique : décomposer un nombre

Décomposer un nombre en une somme ou une différence

Décomposer un nombre en une somme ou une différence permet de calculer avec des nombres plus simples.

Simplifier une addition

Exemple 1

$74+39$

On remplace 39 par 40 $(39=40-1)$:

$74+40=114$

On ôte l'unité que l'on a ajoutée plus haut :

$114-1=113$

Exemple 2

$254+198$

On remplace 198 par 200 $(198=200-2)$

$254+200=454$

On ôte les deux unités que l'on a ajoutées plus haut :

$454 - 2 = 452$

Simplifier une multiplication

Exemple 1

$24 \times 2,1$

On sait que 2,1 = 2 + 0,1. On décompose donc la multiplication ainsi :

$24 \times 2 = 48$

$24 \times 0,1 = 2,4$

Et on additionne les résultats obtenus. On a donc :

$24 \times 2,1 = 48 + 2,4 = 50,4$

Exemple 2

35×99

On sait que 99 = 100 – 1. On décompose donc la multiplication ainsi :

$35 \times 100 = 3\,500$

$35 \times 1 = 35$

Et on soustrait les résultats obtenus. On a donc :

$35 \times 99 = 3\,500 - 35 = 3\,465$

Décomposer un nombre en un produit ou un quotient

Décomposer un nombre en un produit ou un quotient plus simple permet :

- **un calcul rapide de multiplications :**
  - multiplier par 4, c'est multiplier par 2, puis multiplier par 2 (car 4 = 2 x 2),
  - multiplier par 5, c'est multiplier par 10, puis diviser par 2 (car 5 = 10 : 2),
  - multiplier par 20, c'est multiplier par 2, puis multiplier par 10 (car 20 = 2 x 10),
  - multiplier par 0,5, c'est diviser par 2 (car $0,5 = \frac{1}{2}$),
  - multiplier par 0,2, c'est multiplier par 2, puis diviser par 10 (car $0,2 = \frac{2}{10}$),
  - multiplier par 0,02, c'est multiplier par 2, puis diviser par 100 (car $0,02 = \frac{2}{100}$) ;
- **un calcul rapide de divisions :**
  - diviser par 4, c'est diviser par 2, puis diviser par 2,
  - diviser par 5, c'est diviser par 10, puis multiplier par 2,
  - diviser par 20, c'est diviser par 10, puis diviser par 2 ;
- **un calcul rapide de pourcentages :**
  - calculer 50 % ($\frac{50}{100} = \frac{1}{2}$), c'est diviser par 2,
  - calculer 25 % ($\frac{25}{100} = \frac{1}{4}$), c'est diviser par 4,
  - calculer 10 % ($\frac{10}{100} = \frac{1}{10}$), c'est diviser par 10,

– calculer 5 % ($\frac{5}{100} = \frac{1}{20}$), c'est diviser par 20,

– calculer 20 % ($\frac{20}{100} = \frac{1}{5}$), c'est diviser par 5.

Troisième technique : estimer l'ordre de grandeur

Cette technique est particulièrement utile lors de calculs avec des nombres décimaux. Elle permet de ne pas se tromper en plaçant la virgule du résultat.

Exemple 1

$29{,}3 \times 9{,}7$

29 est voisin de 30.
9,7 est voisin de 10.
Le produit 29,3 x 9,7 est voisin du produit 30 x 10, soit 300.
Et en effet, après calcul :

$29{,}3 \times 9{,}7 = 284{,}21$.

Exemple 2

796 : 10,2
796 est voisin de 800.
10,2 est voisin de 10.
Le quotient 796 : 10,2 est voisin du quotient 800 : 10 soit 80.
Et en effet, après calcul :

$796 : 10{,}2 = 78{,}039\ldots$

Tables de multiplication

Nous vous conseillons de les apprendre par cœur.

x	1	2	3	4	5	6	7	8	9	10
1	1	2	3	4	5	6	7	8	9	10
2	2	4	6	8	10	12	14	16	18	20
3	3	6	9	12	15	18	21	24	27	30
4	4	8	12	16	20	24	28	32	36	40
5	5	10	15	20	25	30	35	40	45	50
6	6	12	18	24	30	36	42	48	54	60
7	7	14	21	28	35	42	49	56	63	70
8	8	16	24	32	40	48	56	64	72	80
9	9	18	27	36	45	54	63	72	81	90
10	10	20	30	40	50	60	70	80	90	100

S'ENTRAÎNER

Exercice 1

Calcul rapide de multiplications
Complétez le tableau ci-dessous :

Multiplications	Détails des calculs
48 x ...... = 192	48 x 2 = 96 96 x 2 = 192
48 x 5 = 240	48 x 10 = 480 480 : ... = 240
48 x 20 = 960	48 x ... = 96 96 x 10 = 960
48 x ...... = 24	48 : ... = 24
48 x ...... = 2,4	48 : 2 = 24 24 : 10 = 2,4
48 x 0,02 = 0,96	48 x ... = 96 96 : ... = 0,96

Exercice 2

Calcul rapide de divisions
Complétez le tableau ci-dessous :

Divisions	Détails des calculs
72 : 4 = 18	72 : ... = 36 36 : ... = 18
72 : ... = 14,4	72 : 10 = 7,2 7,2 x 2 = 14,4
72 : 20 = 3,6	72 : ... = 7,2 7,2 : ... = 3,6

Exercice 3

Calcul de pourcentages
Complétez le tableau ci-dessous :

Pourcentages	Détails des calculs
50 % de 160	160 : ... = 80
... % de 160	160 : 2 = 80 80 : 2 = 40
10 % de 160	160 : ... = 16
... % de 160	160 : 10 = 16 16 : 2 = 8
... % de 160	160 : 10 = 16 16 x 2 = 32

CORRIGÉS

Exercice 1

Multiplications	Détails des calculs
48 x 4 = 192	48 x 2 = 96 96 x 2 = 192
48 x 5 = 240	48 x 10 = 480 480 : 2 = 240
48 x 20 = 960	48 x 2 = 96 96 x 10 = 960
48 x 0,5 = 24	48 : 2 = 24
48 x 0,05 = 2,4	48 : 2 = 24 24 : 10 = 2,4
48 x 0,02 = 0,96	48 x 2 = 96 96 : 100 = 0,96

Exercice 2

Divisions	Détails des calculs
72 : 4 = 18	72 : 2 = 36 36 : 2 = 18
72 : 5 = 14,4	72 : 10 = 7,2 7,2 x 2 = 14,4
72 : 20 = 3,6	72 : 10 = 7,2 7,2 : 2 = 3,6

Exercice 3

Pourcentages	Détails des calculs
50 % de 160	160 : 2 = 80
25 % de 160	160 : 2 = 80 80 : 2 = 40
10 % de 160	160 : 10 = 16
5 % de 160	160 : 10 = 16 16 : 2 = 8
20 % de 160	160 : 10 = 16 16 × 2 = 32

PARTIE

4

Tests d'aptitude

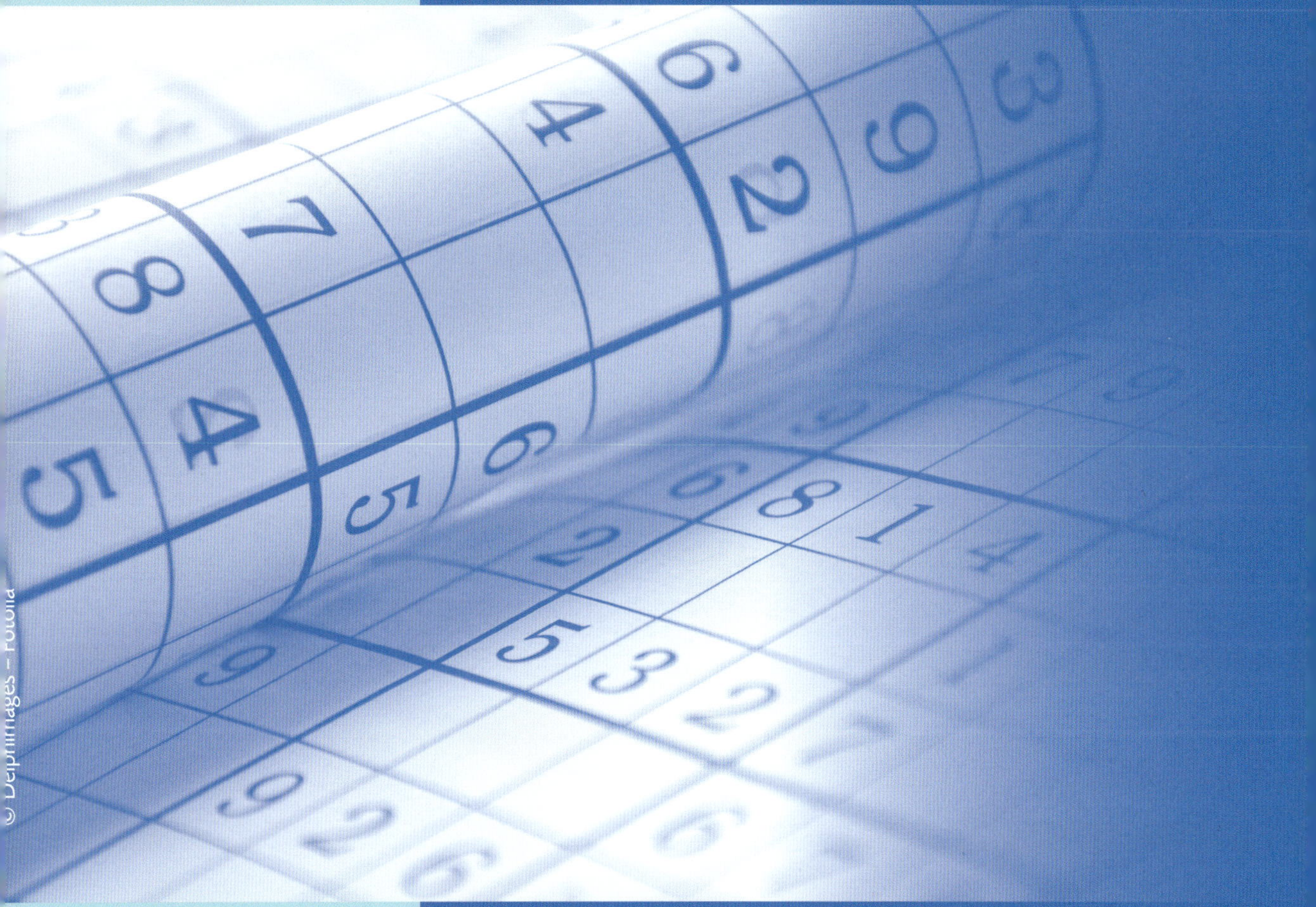

La partie « Tests d'aptitude » est réservée aux candidats présentant le concours d'auxiliaire de puériculture ; ils ont une épreuve supplémentaire d'admissibilité.

En effet, outre l'épreuve d'admissibilité, composée de la culture générale, de la biologie humaine et des mathématiques et notée sur 20 points, ces candidats doivent passer une nouvelle épreuve destinée à tester leurs aptitudes de logique, d'attention et d'organisation.

Elle est également notée sur 20 points et se révèle d'autant plus importante qu'aucun candidat n'en est dispensé. Seule la validation de cette épreuve permettra aux candidats au concours d'auxiliaire de puériculture d'accéder à l'épreuve d'admission.

Cette partie offre de la méthodologie, des exemples et des entraînements corrigés permettant de réussir ces tests.

CHAPITRE 1

Les tests psychotechniques : mode d'emploi

CE QU'IL FAUT SAVOIR

Sur les tests et le concours

Modalités de l'épreuve de tests psychotechniques

Les tests psychotechniques sont un incontournable du concours d'auxiliaire de puériculture. Tous les candidats, même les détenteurs d'un diplôme de niveau IV et donc dispensés de l'épreuve écrite de culture générale, biologie, mathématiques, devront les passer.

Objectifs des tests psychotechniques

Les candidats au concours d'auxiliaire de puériculture sont extrêmement nombreux, les tests servent donc de premier écrémage tout en validant un certain nombre d'aptitudes.
La note obtenue à cette épreuve ne sert qu'à assurer l'admissibilité : elle ne s'ajoute pas à celle de l'oral et ne joue donc aucun rôle dans le classement final d'admission.

Description de l'épreuve

L'épreuve de tests psychotechniques se déroule en 1 h 30. Ainsi que vous pourrez le constater dans les pages suivantes, les concepteurs de tests s'efforcent de varier les exercices. Certains types de tests sont très présents pendant un certain temps, puis ils disparaissent pour laisser place à d'autres formes. C'est le cas des carrés logiques par exemple qui, étant plus facilement maîtrisés par les candidats, sont beaucoup moins fréquents qu'auparavant.
La plupart des candidats sont décontenancés quand ils découvrent que les exercices ne sont pas ceux auxquels leur préparation les a habitués.

Modalités du concours

La grande majorité des concours se déroulent dans des conditions strictes. Il n'est pas possible de sortir avant le terme de l'épreuve, et ce, même si vous avez terminé une demi-heure avant la fin ou si vous avez un train à prendre. Une sortie anticipée vous éliminerait d'office.
De plus, il est important de bien écouter et respecter les indications données au moment du déroulement de l'épreuve. Si les tests sont chronométrés par exemple, arrêtez de travailler et posez bien votre stylo quand on vous le dit. Le fait de ne pas respecter ces indications pourrait conduire à votre exclusion ou, au mieux, à l'annulation de la partie concernée, ce qui est problématique dans ce genre d'épreuves.
Soyez prévoyant : sauf en cas de malaise manifeste, il n'est pas toujours possible de sortir lors des concours : prenez vos précautions !

Sur les tests en particulier

Pour réussir cette épreuve, il ne s'agit pas uniquement d'essayer de trouver un maximum de bonnes réponses. Les tests sont conçus pour éprouver votre fatigabilité. Cela signifie qu'il vous faut gérer correctement votre temps, mais aussi vos efforts, et ne pas perdre toute vos forces sur un même exercice.

Quelques automatismes à prendre impérativement

Repérez le degré de facilité/difficulté des exercices d'une même section

Les exercices proposés n'ont pas tous le même degré de difficulté. Toutefois, il est très rare que dans un test, ils soient placés dans un ordre progressif. Cela signifie que les exercices faciles se trouvent aussi bien au début qu'au milieu, et il n'est pas rare de trouver des exercices très faciles à la fin du test !

Reportez régulièrement vos réponses

Les réponses au test se reportent sur une feuille à part selon des modalités très particulières. En général, les surveillants vous expliquent ces modalités avant que l'épreuve ne démarre. Assurez-vous d'avoir compris comment remplir la feuille de réponse avant le début de l'épreuve, au besoin, posez des questions avant l'épreuve plutôt que pendant !

Il n'y a pas de temps supplémentaire pour reporter vos réponses, aussi, assurez-vous de l'avoir fait avant la fin de l'épreuve, ou avant la fin de la section si les tests sont chronométrés. Chacun a sa propre méthode : certains préfèrent reporter au fur et à mesure, d'autres préfèrent reporter toutes leurs réponses d'un coup, après avoir fait tout l'exercice. À vous de déterminer ce qui vous convient le mieux.

Une grille de réponse ressemble en général à cela :

Nom :	Nom d'épouse :
Prénom :	Date de naissance :
Numéro de candidat :	

Cette première partie est administrative et se trouve en général en tête de page.

La partie suivante sert à reporter les réponses.

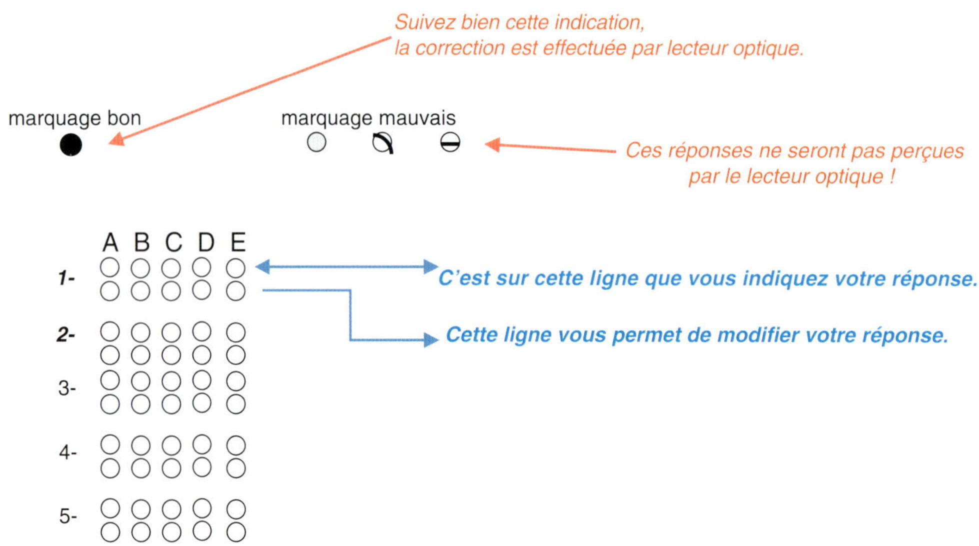

Comme vous le constatez ici et ainsi que vous le verrez dans les exercices proposés plus loin, différentes lettres correspondent aux réponses. C'est la lettre qui correspond à votre choix qu'il faut indiquer.
Bien sûr, ceci n'est qu'un exemple de grille, et la présentation peut donc varier d'un concours à un autre ! Dans certains tests, il peut vous être demandé d'écrire votre réponse. Dans ce cas, suivez bien les consignes. S'il est demandé d'écrire lisiblement, sans rature et en majuscule, faites-le, sans quoi votre réponse pourrait ne pas être prise en compte.

Soyez stratégique

Si les tests ne sont pas chronométrés

Parcourez l'ensemble du livret. Repérez les sections qui vous semblent plus faciles, et commencez par celles-ci : vous serez ainsi sûr de marquer des points. S'il y a des exercices d'attention, faites-les en premier. Ces exercices sont fatigants et vos yeux seront plus efficaces an début d'épreuve qu'après 1 h 30 de travail.
En revanche, il vous faudra être très vigilant sur le temps : vous ne devez pas en perdre trop sur une section et ne plus en avoir pour le reste des tests. C'est sur l'ensemble qu'il faut composer et être performant, non sur une partie seulement.

Si les tests sont chronométrés

Vous ne pouvez pas décider par quoi vous souhaitez commencer. Cependant, là encore, utilisez les stratégies présentées dans les exercices pour économiser vos forces afin d'être efficace sur l'ensemble du test.
Dans les deux cas de figure, efforcez-vous de faire l'ensemble des exercices. Si vous ne comprenez pas un exercice, relisez les consignes et regardez l'ensemble des questions qui le composent : c'est peut-être la cinquième et non la première qui vous permettra d'avoir le déclic !
Les trois chapitres suivants correspondent aux trois aptitudes que les tests cherchent à évaluer : l'attention, le raisonnement logique et l'organisation.

CHAPITRE 2

Attention

CE QU'IL FAUT SAVOIR

Comme signalé précédemment, cette section va vous prendre de l'énergie. Veillez à bien gérer vos efforts, et si vous en avez la possibilité (en cas de tests non chronométrés), faites cette section en premier. Les exercices d'attention se trouvent peuvent être placés dans toutes les parties du test. Ils peuvent être simples ou bien plus complexes et donc fatigants !
Parmi les « classiques », c'est-à-dire ceux qui reviennent régulièrement, on trouve la comparaison d'un modèle à un ou deux autres. Ce type d'exercice peut se présenter sous plusieurs formes.

Listes à vérifier

	A	B
1.	FKIRTJJI	FIKRTJJI
2.	OQOPCFZ	QOOPCFZ
3.	ZYMPQRB	ZYMPQRB
4.	CXZIAMK	CXZIAMK
5.	BOALTVF	BOLATVF
6.	SVNZQPB	SNVZQPB
7.	KBMPZTV	KBMZPTV
8.	WRTIPER	WRTIPER
9.	AOGNLYK	AOGNKYL
10.	PKFHUVZ	PKFHUVZ

QUESTION

En face de chaque numéro, entourez la lettre O si la liste a été bien recopiée, ou la lettre N s'il y a une ou plusieurs erreurs.
1. O / N **2.** O / N **3.** O / N **4.** O / N **5.** O / N
6. O / N **7.** O / N **8.** O / N **9.** O / N **10.** O / N
Si vous êtes visuel, les erreurs vont vous apparaître assez facilement.
Si ce n'est pas le cas, vous vous faciliterez la tâche en suivant les des deux colonnes, l'une avec votre stylo, l'autre avec un doigt de l'autre main (gauche pour les droitiers, droite pour les gauchers). Cela vous permettra de faire ressortir sans peine les erreurs. Si vous êtes auditif, vous aurez intérêt, en plus, à prononcer les lettres dans votre tête, cela vous aidera à percevoir les erreurs.

Voici les réponses que vous avez dû donner :
1. O / [N] **2.** O / [N] **3.** [O] / N **4.** [O] / N **5.** O / [N]
6. O / [N] **7.** O / [N] **8.** [O] / N **9.** O / [N] **10.** [O] / N
Quelle que soit la méthode qui vous convient le mieux, soyez efficace et économe de votre énergie. Dès que vous trouvez une erreur, il est inutile de continuer à vérifier, c'est faux.

Deux copies à vérifier par rapport à un original

Original

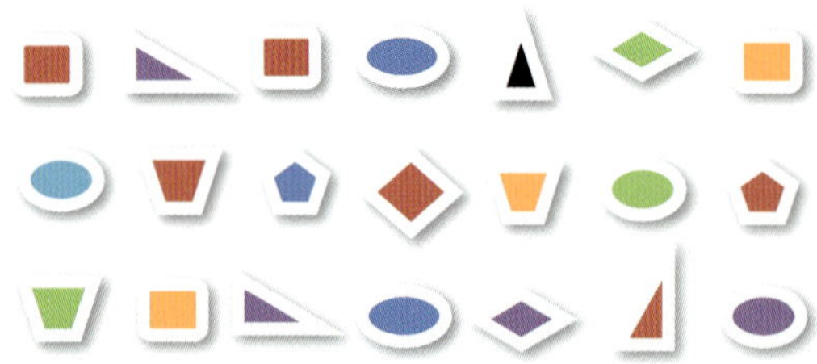

Copie 1

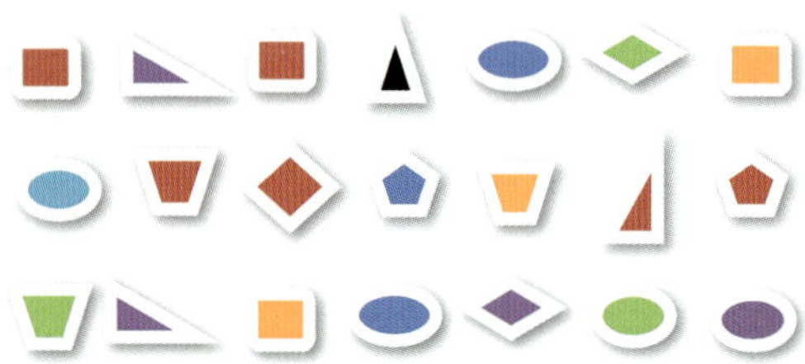

Copie 2

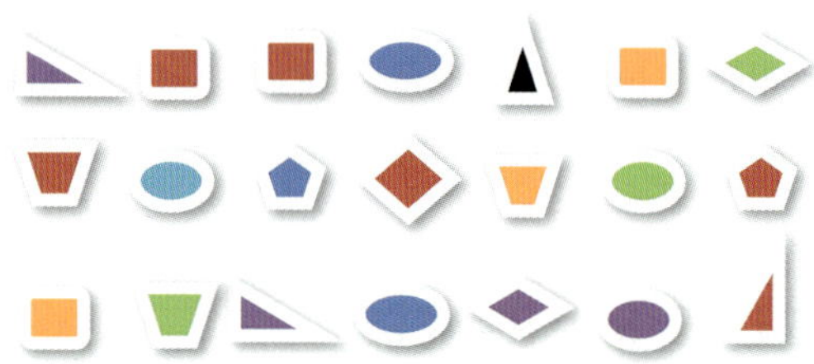

QUESTIONS

1. Combien d'erreurs par rapport à l'original trouve-t-on dans la copie 1 ?

a. 2 **b.** 4 **c.** 6 **d.** 8 **e.** aucune réponse

2. Combien d'erreurs par rapport à l'original trouve-t-on dans la copie 2 ?

a. 2 **b.** 4 **c.** 6 **d.** 8 **e.** aucune réponse

3. Quelle copie contient le moins d'erreur ?

a. aucune **b.** copie 1 **c.** copie 2

Avant de faire cet exercice, vous pouvez remarquer que les colonnes sont plus courtes que les lignes. Vous commettrez donc moins d'erreurs en procédant par colonne.

Comme dans l'exercice précédent, mettez un doigt sur l'original et prononcez au besoin la forme et la couleur, et placez la main qui tient le stylo sur la copie à vérifier de manière à pouvoir entourer immédiatement l'erreur.

Entourer l'erreur vous permettra, s'il vous reste du temps, de vérifier votre réponse. Avec le recul, il est plus facile de constater si l'on s'est ou non trompé.

Copie 1

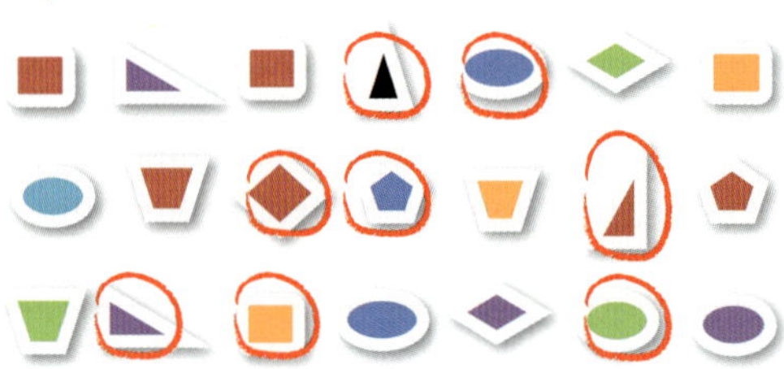

Copie 2

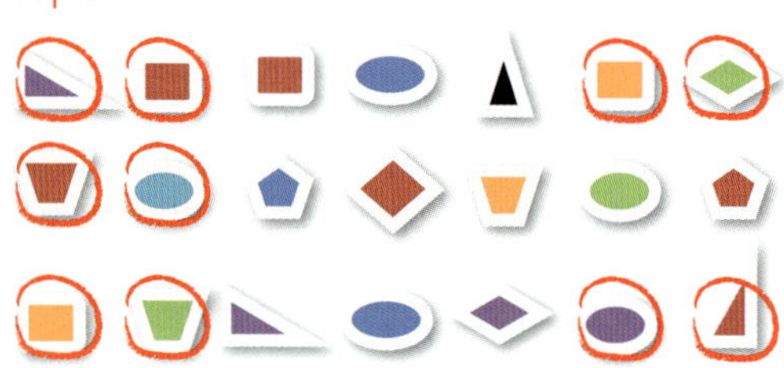

Les réponses deviennent plus faciles à percevoir et, ne l'oubliez pas, à vérifier, s'il vous reste du temps ! Les voici :

1. d (8 erreurs dans la copie 1).

2. e (aucune réponse, puisqu'il y a 10 erreurs dans la copie 2).

3. b (c'est la copie 1 qui contient le moins d'erreurs).

Certains tests utilisent la couleur. C'est plus esthétique, mais cela peut aussi compliquer votre travail en rendant votre attention plus pénible à soutenir si vous n'y êtes pas habitué.

S'ENTRAÎNER

Exercice 1

Observez attentivement le tableau suivant, puis répondez aux questions.

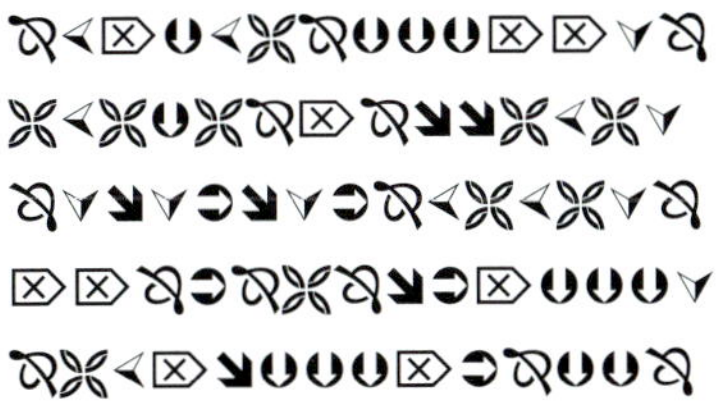

QUESTIONS

1. Combien de fois trouve-t-on la forme  ?
a. 5 **b.** 6 **c.** 10 **d.** 11 **e.** 12

2. Combien de fois trouve-t-on la forme  ?
a. 5 **b.** 6 **c.** 7 **d.** 8 **e.** 9

3. Combien de fois trouve-t-on la forme  ?
a. 4 **b.** 5 **c.** 7 **d.** 8 **e.** 9

4. Combien de fois trouve-t-on la forme  ?
a. 9 **b.** 10 **c.** 11 **d.** 12 **e.** 13

5. Combien de fois trouve-t-on la forme  ?
a. 5 **b.** 6 **c.** 7 **d.** 8 **e.** 9

6. Combien de fois trouve-t-on la forme  ?
a. 5 **b.** 6 **c.** 7 **d.** 8 **e.** 9

7. Combien de fois trouve-t-on la suite 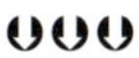 sur une même ligne ?
a. 0 **b.** 1 **c.** 2 **d.** 3 **e.** 4

8. Combien de fois trouve-t-on la forme  ?
a. 5 **b.** 6 **c.** 7 **d.** 8 **e.** 9

9. Combien de fois trouve-t-on la forme  ?
a. 5 **b.** 6 **c.** 7 **d.** 8 **e.** 9

10. Combien de fois trouve-t-on la forme  ?
a. 5 **b.** 6 **c.** 7 **d.** 8 **e.** 9

Exercice 2

Observez cette série de mots désignant des noms de couleurs, puis répondez aux questions.

ROUGE	VERT	BLEU	ORANGE	ROUGE	ROSE	ORANGE
VERT	BLEU	ROUGE	ORANGE	BLEU	VERT	ROSE
ROSE	ORANGE	BLEU	VERT	ROUGE	ROSE	VERT
BLEU	ROUGE	VERT	ORANGE	VERT	ROSE	ROUGE
VERT	ORANGE	ROSE	BLEU	ROUGE	VERT	BLEU
ROUGE	BLEU	ORANGE	BLEU	ROUGE	VERT	BLEU
ORANGE	ROUGE	VERT	ROSE	ROSE	ORANGE	VERT
BLEU	ORANGE	ROSE	VERT	ROUGE	BLEU	VERT
ROSE	BLEU	VERT	ROUGE	ORANGE	ROSE	ROUGE
VERT	ROSE	BLEU	VERT	ROUGE	ROSE	ORANGE

QUESTIONS

1. Combien de fois le mot ROUGE est-il écrit en rouge ?
a. 3 **b.** 7 **c.** 11 **d.** 13 **e.** aucune réponse

2. Combien de fois le mot VERT est-il écrit en vert ?
a. 2 **b.** 4 **c.** 8 **d.** 9 **e.** aucune réponse

3. Combien de fois le mot BLEU n'est-il pas écrit en bleu ?
a. 3 **b.** 6 **c.** 11 **d.** 13 **e.** aucune réponse

4. Combien de fois le mot ORANGE est-il écrit en rouge ?
a. 0 **b.** 1 **c.** 2 **d.** 3 **e.** aucune réponse

5. Combien de fois le mot ROSE est-il écrit en rose ?
a. 0 **b.** 2 **c.** 4 **d.** 6 **e.** aucune réponse

6. Quel mot est écrit plus souvent dans une autre couleur que celle qu'il désigne ?
a. ROUGE **b.** BLEU **c.** VERT **d.** ROSE **e.** ORANGE

7. Combien de fois le mot BLEU est-il écrit en bleu ?
a. 0 **b.** 2 **c.** 5 **d.** 7 **e.** aucune réponse

8. Combien de mots autres que le mot ROUGE sont-ils écrits en rouge ?
a. 5 **b.** 9 **c.** 12 **d.** 16 **e.** aucune réponse

9. Quel mot n'est jamais écrit en orange ?
a. ROUGE **b.** BLEU **c.** VERT **d.** ROSE **e.** aucune réponse

10. Combien de mots autres que le mot ROSE sont-ils écrits en bleu ?
a. 15 **b.** 16 **c.** 17 **d.** 20 **e.** aucune réponse

Exercice 3

Si BAROUDEUR donne : 5 3 4 1 8 2 7 8 4
Alors, que donnent :

1. RARE ____________
2. BRADER ____________
3. RODEUR ____________
4. RADAR ____________
5. EBOUEUR ____________
6. BOUEE ____________
7. RABROUER ____________
8. BEURRE ____________
9. ARDEUR ____________
10. ERREUR ____________
11. RADEAU ____________
12. BARDER ____________
13. DAUBE ____________
14. ARDU ____________
15. ROUDOUDOU ____________
16. RUDE ____________
17. ORDURE ____________
18. DURE ____________
19. ODEUR ____________
20. BRODER ____________

Exercice 4

Voici une série de dessins représentant le rangement des étagères d'une réserve. Remettez les schémas dans l'ordre chronologique. À chaque fois, une modification et une seule a été réalisée : soit un objet a été ajouté, soit un objet a été enlevé. Si un objet a été simplement déplacé, alors une autre modification est possible : ajouter un élément, ou ôter un élément.

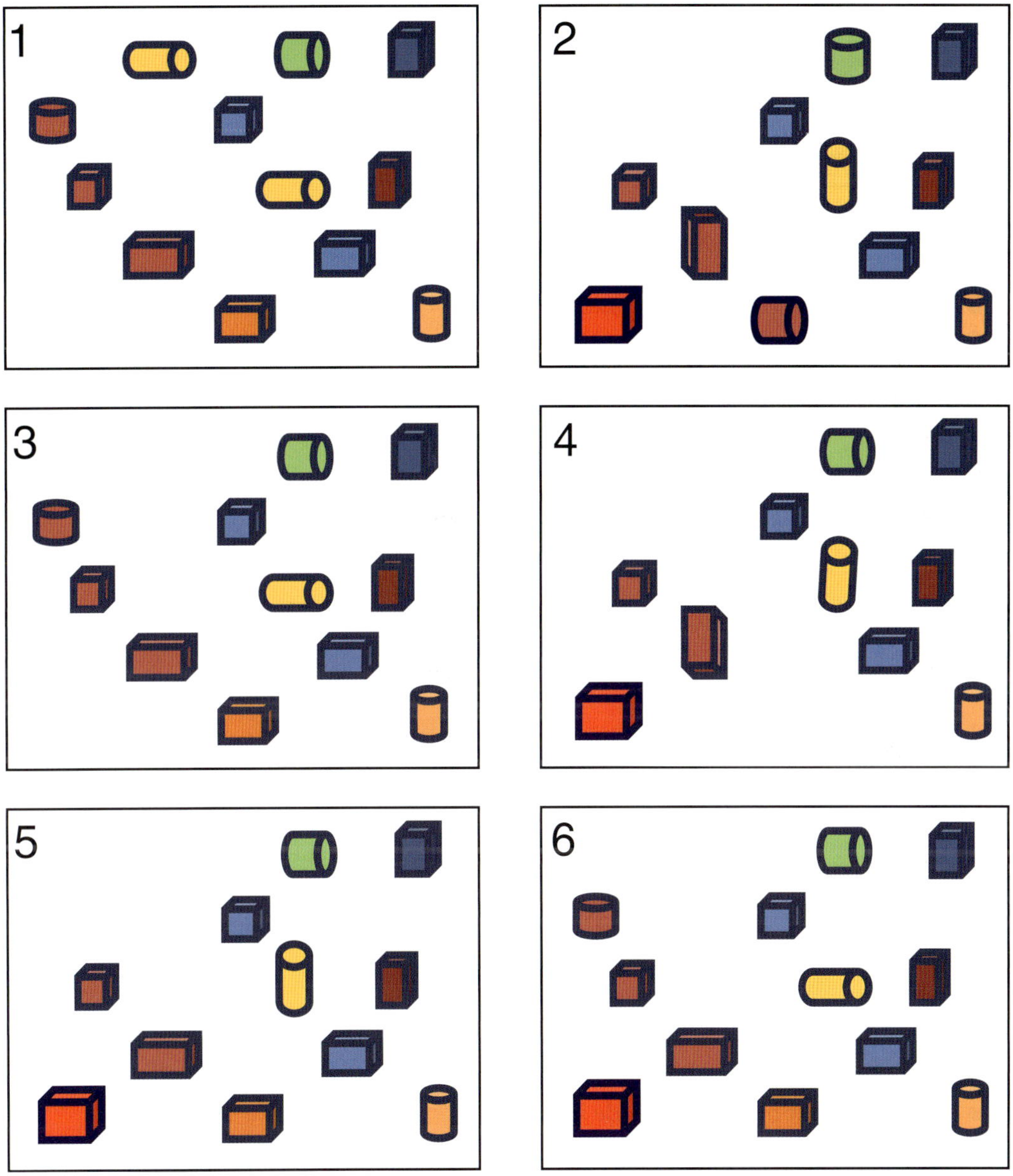

Exercice 5

Quatre objets sont représentés par les sigles suivants :

Biberon = 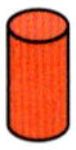

Couche = 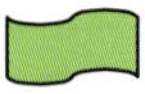

Hochet = 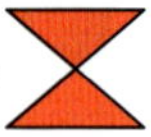

Berceau = 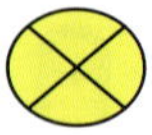

Ces objets sont rangés dans un certain ordre.
Déterminez la vérité de leur emplacement. Pour répondre, vous choisirez la lettre correspondant à la situation :

- **A,** si aucune proposition n'est exacte ;
- **B,** si une seule proposition est exacte ;
- **C,** si deux propositions sont exactes ;
- **D,** si trois propositions sont exactes.

QUESTIONS

1. 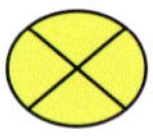 ; 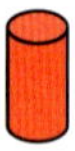

- Le berceau est à droite de la couche.
- La couche est à gauche du biberon.
- Le biberon est entre le berceau et le hochet.

2. 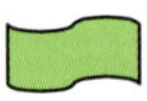 ; 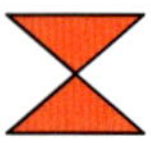 ; 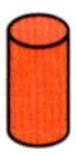

- Le hochet est entre le berceau et le biberon.
- La couche est à gauche du hochet.
- Le hochet est à gauche du biberon.

3. 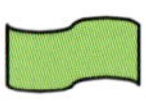 ; 

- Le berceau est à droite du biberon.
- La couche est à droite de la scie.
- Le berceau est à la droite de la couche.

4. 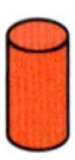 ; 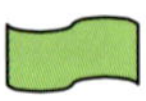 ; 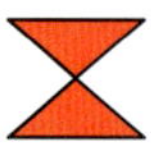

- Le biberon n'est pas à la droite de la couche.
- Le hochet n'est pas entre la couche et le biberon.
- Le berceau n'est pas à gauche du hochet.

5. 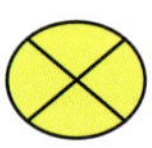 ; 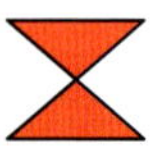

- Le biberon est entre le berceau et la couche.
- Le hochet est à droite du berceau.
- La couche est à droite du hochet.

6. 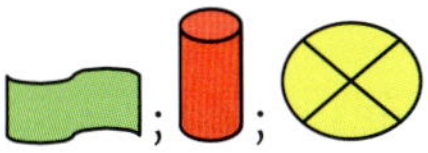
- Le bistouri est entre le berceau et la couche.
- La couche est à droite du biberon.
- Le biberon est à droite du berceau.

7. 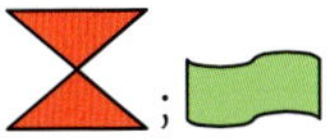
- La couche est à gauche du biberon.
- Le hochet n'est pas à droite de la couche.
- La couche est gauche du hochet.

8. 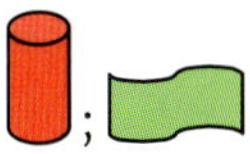
- La couche n'est pas à droite du biberon.
- Le hochet est à gauche du biberon.
- La couche est à droite du hochet.

9. 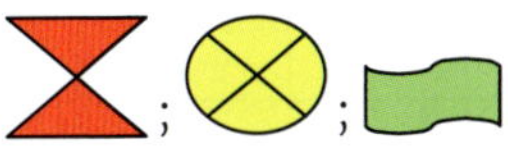
- La couche est à droite de la scie.
- Le berceau est à droite du hochet.
- La couche n'est pas entre le berceau et le hochet.

10. 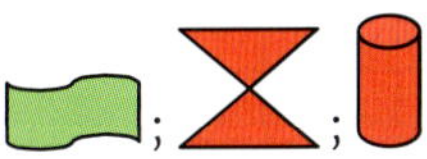
- Le berceau est entre la couche et le hochet.
- La couche est à droite du berceau.
- Le biberon est à gauche du hochet.

Exercice 6

Dans cet exercice, les voyelles et certaines consonnes ont été enlevées et remplacées par des symboles. Complétez le tableau pour retrouver les mots incomplets mais en lien avec le même thème en vous aidant des indications données sur les lettres manquantes.

E	N	F	A	N	T							
★ rouge	▲ bleu	■ jaune	★ jaune	▲ bleu	● violet							
P	?	?	R	?	C	?	L	?	?	R	?	
	★ vert	★ rouge		★ bleu		★ vert	◆ rouge	● violet	★ vert		★ rouge	
P	?	R	?	?	?							
	★ jaune		★ rouge	▲ bleu	● violet							
?	D	?	C	?	?	?	?	?				
★ rouge		★ vert		★ jaune	● violet	★ bleu	★ jaune	▲ bleu				
?	?	M	?	?	?	?						
■ jaune	★ jaune	⬢ rouge	★ bleu	◆ rouge	◆ rouge	★ rouge						
?	?	D	?	Q	?	?						
◆ rouge	★ vert		★ bleu		★ vert	★ rouge						
?	?	?	?	?	?	?						
★ jaune	● violet	● violet	★ rouge	▲ bleu	● violet	★ bleu	★ jaune	▲ bleu				
D	?	V	?	?	?	P	?	?	?	?	?	?
	★ rouge		★ rouge	◆ rouge	★ jaune	◆ bleu	◆ bleu	★ rouge	⬢ rouge	★ rouge	▲ bleu	● violet
?	?	?	?	R	?	?	?					
★ jaune	★ vert	● violet	★ jaune	◣ bleu	★ bleu	● violet	★ rouge					
?	?	?	?	S	?	?						
◆ bleu	◆ rouge	★ jaune	★ bleu		★ bleu	◣ bleu						

CORRIGÉS

Exercice 1

1. c (on trouve 10 fois la forme [symbole]) ; **2.** b (on trouve 6 fois la forme [symbole]) ; **3.** d (on trouve 8 fois la forme [symbole]) ; **4.** e (on trouve 13 fois la forme [symbole]) ; **5.** e (on trouve 9 fois la forme [symbole]) ; **6.** b (on trouve 6 fois la forme [symbole]) ; **7.** d (on trouve 3 fois la suite [symboles] sur une même ligne) ; **8.** b (on trouve 6 fois la forme [symbole]) ; **9.** c (on trouve 7 fois la forme [symbole]) ; **10.** a (on trouve 5 fois la forme [symbole]).

Exercice 2

1. e (le mot ROUGE est écrit 7 fois en rouge) ; **2.** b (le mot VERT est écrit 4 fois en vert) ; **3.** b (le mot BLEU est écrit 6 fois en d'autres couleurs) ; **4.** c (le mot ORANGE est écrit 2 fois en rouge) ; 5. d (le mot ROSE est écrit 6 fois en rose) ; **6.** c (seul le mot VERT est écrit plus souvent dans une autre couleur [6 fois en bleu] qu'en vert [4 fois]) ; **7.** d (le mot BLEU est écrit 7 fois en bleu) ;

8. b (il y a en tout 9 mots qui ne sont pas le mot ROUGE et qui sont écrits en rouge) ; **9.** c (le mot VERT n'est jamais écrit en orange) ; **10.** b (il y a 16 mots qui ne sont pas le mot ROSE et qui sont écrits en bleu).

Exercice 3

- Pour réussir au mieux cet exercice, une astuce simple consiste à réécrire les chiffres du code sous le mot. Reprenons la phrase de consigne :

Si B A R O U D E U R donne : 5 3 4 1 8 2 7 8 4, que donnent...
5 3 4 1 8 2 7

- Ou encore, de réécrire en classant voyelle/consonne :

A = 3 E = 7 O = 1 U = 8
B = 5 D = 2 R = 4

- Ou sans classer :

Vous pouvez aussi vous faciliter la tâche, donc être plus rapide et moins fatigué, en codant en premier tous les mots commençant par R (premier mot de la liste), puis tous ceux commençant par B (deuxième mot), etc.
De même vous pouvez également noter 4 à la fin de tous les mots se terminant par R.

1. R A R E
4 3 4 7
2. B R A D E R
5 4 3 2 7 4
3. R O D E U R
4 1 2 7 8 4
4. R A D A R
4 3 2 3 4
5. E B O U E U R
7 5 1 8 7 8 4
6. B O U E E
5 1 8 7 7
7. R A B R O U E R
4 3 5 4 1 8 7 4
8. B E U R R E
5 7 8 4 4 7
9. A R D E U R
3 4 2 7 8 4
10. E R R E U R
7 4 4 7 8 4
11. R A D E A U
4 3 2 7 3 8
12. B A R D E R
5 3 4 2 7 4
13. D A U B E
2 3 8 5 7
14. A R D U
3 4 2 8
15. R O U D O U D O U
4 1 8 2 1 8 2 1 8
16. R U D E
4 8 2 7
17. O R D U R E
1 4 2 8 4 7
18. R U D E
2 8 4 7
19. O D E U R
1 2 7 8 4
20. B R O D E R
5 4 1 2 7 4

Exercice 4

Pour ne pas trop vous perdre, entourez les changements dans les étagères. Clairement, l'étagère 2 comporte beaucoup trop de changements pour faire partie des premières alors que l'étagère qui doit venir après la 1 doit en comporter très peu. En revanche, n'oubliez pas que déplacement + changement d'orientation sont possibles.
Après l'étagère 1 vient la 3, puis la 6, la 5, la 4 et enfin la 2.

Exercice 5

1. A (aucune des propositions n'est juste) ; **2.** C (les propositions 2 et 3 sont exactes) ; **3.** B (la proposition 3 est exacte) ; **4.** D (toutes les phrases sont négatives, mais elles sont toutes exactes !) ; **5.** B (la proposition 2 est exacte) ; **6.** C (les propositions 1 et 2 sont justes) ; **7.** B (la proposition 2 est exacte) ; **8.** A (aucune proposition n'est exacte) ; **9.** D (toutes les propositions sont justes) ; **10.** B (la proposition 3 est juste).

Exercice 6

Dans cet exercice, il faut décoder les lettres à partir des symboles de la deuxième ligne.
Vous avez dû repérer que les voyelles sont représentées par des étoiles de couleurs différentes : E = étoile rouge ; A = étoile jaune. Ce détail est important puisque vous deviez deviner le codage des autres voyelles : I = étoile bleue ; U = étoile verte ; et enfin O = étoile orange.
Autre aspect important, certains indices de codage sont donnés en cours de route ; il ne fallait pas manquer d'attention, faute de quoi le travail est plus fatigant.
Enfin, les consignes vous donnaient un indice supplémentaire : les mots que vous cherchez sont tous en lien avec un même thème, de toute évidence, ce qui tourne autour de l'enfant !

E	N	F	A	N	T							
★	▲	■	★	▲	●							
P	**U**	**E**	R	**I**	C	**U**	L	**T**	**U**	R	**E**	
	★	★		★		★	◆	●	★		★	
P	**A**	R	**E**	**N**	**T**							
	★		★	▲	●							
E	D	**U**	C	**A**	**T**	**I**	**O**	**N**				
★		★		★	●	★	★	▲				
F	**A**	M	**I**	**L**	**L**	**E**						
■	★	⬢	★	◆	◆	★						
L	**U**	D	**I**	Q	**U**	**E**						
◆	★		★		★	★						
A	**T**	**T**	**E**	**N**	**T**	**I**	**O**	**N**				
★	●	●	★	▲	●	★	★	▲				
D	**E**	V	**E**	**L**	**O**	P	**P**	**E**	**M**	**E**	**N**	**T**
	★		★	◆	★	◆	◆	★	⬢	★	▲	●
A	**U**	**T**	**O**	R	**I**	**T**	**E**					
★	★	●	★	◣	★	●	★					
P	**L**	**A**	**I**	S	**I**	**R**						
◆	◆	★	★		★	◣						

CHAPITRE 3

Raisonnement logique

CE QU'IL FAUT SAVOIR

De nombreux exercices peuvent faire partie de cette catégorie.
Les carrés de chiffres ou de lettres, inspirés du jeu « Masterminds », apparaissaient souvent sous cette rubrique. Cependant, ils sont à présent tellement connus que les concepteurs de tests y ont moins souvent recours. Avant de voir les formes plus courantes, rappelons néanmoins leur fonctionnement.

Carrés de chiffres

Le but est de deviner quels sont les chiffres présents dans la réponse, ainsi que leur emplacement, en s'appuyant sur les indications données pour chaque ligne.
La phrase « un chiffre bien placé » signifie que, dans la ligne en question, il y a un seul chiffre qui fait partie de la réponse et qu'il est à la bonne place.
La phrase « deux chiffres mal placés » signifie que, pour la ligne en question, deux des chiffres font partie de la réponse mais ne sont pas au bon endroit.
Les indications données, cumulées les unes avec autres, sont suffisantes pour vous permettre de trouver la réponse, soit par déduction directe, soit par hypothèse.

Exemple

- Commençons par une combinaison simple :

4 7 deux chiffres mal placés
? ? de par les points d'interrogations, vous comprenez que vous devez cherchez une combinaison de 2 chiffres uniquement. La phrase « 2 chiffres mal placés » vous indique que 4 et 7 font partie de la réponse, mais qu'ils ne se trouvent pas à la bonne place. Vous en déduisez donc justement de la réponse est : 7 4.

- Mais les exercices sont rarement aussi simples et comportent plusieurs lignes.

6 2 un chiffre mal placé
2 5 un chiffre mal placé
? ?

Interprétons correctement les deux lignes :
Ligne 1 : un seul de ces 2 chiffres fait partie de la réponse : soit 6 fait partie de la réponse, mais il ne faut pas qu'il aille à gauche, soit 2 fait partie de la réponse, mais il ne faut pas qu'il aille à droite.
Ligne 2 : même indication, donc un seul des 2 chiffres fait partie de la réponse : soit 2, soit 5, mais leur emplacement doit être modifié.
Un bon réflexe à acquérir consiste à repérer les chiffres répétés sur plusieurs lignes et à vérifier la validité des informations. Ici, le chiffre 2 se trouve sur les deux lignes :

6 [2]
[2] 5

S'il fait partie de la réponse, la ligne 1 nous fait comprendre que ne pouvant être situé à droite, sa position correcte serait à gauche. Or, à la deuxième ligne, le chiffre 2 est bien placé à gauche mais l'indice nous précise que le chiffre qui fait partie de la réponse est mal placé. Si ce chiffre avait été 2, l'indication aurait dû être : « un chiffre bien placé ». Cette contradiction nous permet d'éliminer le chiffre 2 comme ne faisant pas partie de la réponse :

6 **2** un chiffre mal placé

2 5 un chiffre mal placé

Prenez l'habitude de faire ce repérage d'informations contradictoires, cela vous permet de rapidement aboutir à la réponse.

- Cet exercice a deux variantes, avec des lettres ou avec des symboles.

Le principe est exactement le même. Une troisième variante existe, puisque l'on peut aussi vous demander de choisir parmi les réponses proposées au lieu de vous demander de retrouver la réponse, comme ci-dessus. Vous trouverez dans la section « S'entraîner » quelques exemples de ces variantes.

Séries de chiffres

Il n'est pas rare de trouver un autre exercice de logique dans les tests. Il s'agit de séries, de chiffres, de lettres ou des deux combinés, de dominos, de jours de la semaine ou encore de notes de musique. Souvent, il s'agit de plusieurs pages qui mélangent un peu de tout.

Une série implique de retrouver la progression utilisée ou le code. Pour comprendre le fonctionnement, il faut observer les éléments présents et déduire leur organisation.

Exemple

- Voici une série numérique (c'est-à-dire avec des chiffres) :

2 4 6 8 ? ?

L'exemple est simple : cette série va de 2 en 2 à chaque fois, donc les deux points d'interrogation sont : 10 et 12

- La progression peut être plus complexe :

2 3 5 8 ?

Pour trouver la réponse sans trop de difficulté, notez sur votre feuille, en plus petit, les écarts :

2 +1 3 +2 5 +3 8 ?

Cette progression donne à penser que le prochain est + 4, donc 12

- S'il s'agit d'un schéma autre, la suite ne vous laisse aucun doute :

2 3 5 6 8 9 ?

En appliquant la technique précédente, vous tombez sur :

2 +1 3 +2 5 +1 6 +2 8 +1 9 +2 ? = 11

- Il en va de même avec les lettres.

A B C D ?

La progression est normale : la réponse est E.

A D G ?

Appliquez la même technique que pour les chiffres, soit en indiquant les écarts, soit en écrivant les lettres manquantes :

A BC D EF G HI ?

Donc, la lettre suivante sera J.

Les suites peuvent s'entrecroiser :

A M B N C ?

Quand vous constatez que les écarts sont importants, vous devez regarder pour voir s'il n'y a pas deux suites en même temps :

A **M** B **N** C ?

Ici on repère facilement une première suite A B C… et une deuxième qui commence à M M N, donc le ? est O.

L'ordre peut aussi être inversé :

W V U T ?

La réponse est évidente dès que l'on repère que l'alphabet part dans l'autre sens : avant le T, il y a le S.

Quand vous constatez qu'il y a des suites alphabétiques (utilisant les lettres de l'alphabet) ou alphanumériques (utilisant les chiffres et les lettres de l'alphabet) vous avez tout intérêt à rapidement noter l'alphabet sur votre feuille, voire également l'alphabet inversé et à copier juste dessous leur place numérotée :

A	B	C	D	E	F	G	H	I	J	K	L	M	N	O	P	Q	R	S	T	U	V	W	X	Y	Z
1	2	3	4	5	6	7	8	9	10	11	12	13	14	15	16	17	18	19	20	21	22	23	24	25	26

et :

Z	Y	X	W	V	U	T	S	R	Q	P	O	N	M	L	K	J	I	H	G	F	E	D	C	B	A
26	25	24	23	22	21	20	19	19	17	16	15	14	13	12	11	10	9	8	7	6	5	4	3	2	1

Cela vous sera très utile pour repérer les progressions sans fatigue et en limitant les risques d'erreurs !

- Voici une suite alphanumérique :

D 2 E 4 F 6 G ?

Les deux suites n'ont pas la même progression : les lettres se suivent avec un écart de +1 (D E F), mais les chiffres ont un écart de +2 (2 4 6). Donc, la réponse est 8.

Le conseil de noter rapidement sur votre feuille la progression s'applique aux autres exercices :

- Les dominos vont de 0 à 6.
- Les jours de la semaine (écrits souvent avec leurs deux premières lettres).

LU	MA	ME	JE	VE	SA	DI
DI	SA	VE	JE	ME	MA	LU

- Les notes de musique.

DO	RE	MI	FA	SOL	LA	SI
SI	LA	SOL	FA	MI	RE	DO

- Plusieurs variantes existent à ces formes de suite.

Ainsi, le chiffre qui suit un mot peut désigner le nombre de lettres du mot, de syllabes, de consonnes ou de voyelles.

Exemple :

Chien 5 chat 4 fourmi?

Les candidats qui ne cherchent pas le schéma logique utilisé sont souvent tentés de répondre 3. Vous aurez compris que chien a 5 lettres, chat 4 lettres et fourmi ? 6 !

Chien 2 chat 1 fourmi ?

Cette fois-ci, ce sont les voyelles (A, E, I, O, U, Y) qu'il faut regarder. Chien en a 2 (i et e), chat en a 1 (a) et fourmi en a 3 (o, u , i).

N'oubliez pas trois aspects très importants :

- les exercices ne sont pas tous de la même difficulté ;
- l'ordre des difficultés n'est pas toujours progressif ;
- il ne faut jamais rester bloqué et perdre tout son temps sur un exercice : il faut toujours avancer.

S'ENTRAÎNER

Exercice 1

Les carrés suivants sont construits en utilisant les chiffres 2, 4, 6, 7, 8 et 9. Trouvez la séquence de chiffres conforme à toutes les indications données pour un même carré.

QUESTIONS

1. 2 4 1 chiffre commun mal placé
6 2 1 chiffre commun mal placé
? ?

2. 7 9 1 chiffre commun bien placé
9 4 1 chiffre commun bien placé
? ?

3. 4 8 1 chiffre commun bien placé
2 8 1 chiffre commun mal placé
? ?

4. 9 7 1 chiffre commun mal placé
9 6 1 chiffre commun bien placé
? ?

5. 2 4 6 1 chiffre commun bien placé
9 7 4 1 chiffre commun bien placé
4 8 7 1 chiffre commun bien placé
? ? ?

6. 9 8 7 1 chiffre commun bien placé et 1 chiffre commun mal placé
9 2 8 1 chiffre commun bien placé et 1 chiffre commun mal placé
8 7 9 1 chiffre commun bien placé et 1 chiffre commun mal placé
? ? ?

7. 2 4 6 1 chiffre commun bien placé et 1 chiffre commun mal placé
2 6 8 1 chiffre commun bien placé et 1 chiffre commun mal placé
6 2 4 1 chiffre commun bien placé et 1 chiffre commun mal placé
? ? ?

8. 6 9 2 2 chiffres communs bien placés
4 9 6 2 chiffres communs mal placés
7 6 2 1 chiffre commun bien placé et 1 chiffre commun mal placé
? ? ?

9. 8 7 9 1 chiffre commun bien placé
8 4 6 1 chiffre commun mal placé
4 2 9 1 chiffre commun mal placé
? ? ?

10. 6 9 2 1 chiffre commun bien placé
2 8 9 1 chiffre commun bien placé
7 8 4 1 chiffre commun bien placé et 1 chiffre commun mal placé
? ? ?

Exercice 2

Voici des carrés de lettres. Vous devez retrouver la séquence de lettres conforme à toutes les informations données pour un même carré. Les carrés sont construits sur la base des lettres : V F H R D K

QUESTIONS

1. F H une lettre commune mal placée
F K une lettre commune bien placée
? ?

2. F H une lettre commune bien placée
D K une lettre commune mal placée
H V une lettre commune mal placée
K F une lettre commune bien placée
? ?

3. K R H une lettre commune mal placée
F D K deux lettres communes bien placées
V D F deux lettres communes bien placées
? ? ?

4. H R V deux lettres communes mal placées
R F H deux lettres communes mal placées
F D H deux lettres communes mal placées
H D F deux lettres communes mal placées
? ? ?

5. V F H R trois lettres communes bien placées
D F V R deux lettres communes bien placées, une lettre commune mal placée
H F V R deux lettres communes bien placées, une lettre commune mal placée
? ? ? ?

Exercice 3

Retrouvez l'ordre des carrés suivants en vous aidant des indications données. La séquence de lettres utilisée est : ♥♠♣♦¤●

QUESTIONS

1. ¤● 1 signe commun mal placé
♣¤ 1 signe commun mal placé
? ?

a. ●¤ b. ♣● c. ●♣ d. ¤♣ e. ♣¤

2. ♦♥ 1 signe commun mal placé
♦♣ 1 signe commun bien placé
? ?
a. ♥♣ **b.** ♣♦ **c.** ♦♣ **d.** ♦♥ **e.** ♥♦

3. ♣♥ 1 signe commun mal placé
♠♥ 1 signe commun mal placé
♦♣ 1 signe commun mal placé
? ?
a. ♥♣ **b.** ♣♠ **c.** ♥♦ **d.** ♠♦ **e.** ♦♣

4. ♦♠● 1 signe commun mal placé
¤♥♦ 2 signes communs bien placés
¤♣♥ 2 signes communs bien placés
? ? ?
a. ♥♣¤ **b.** ♣♠♦ **c.** ♥¤♦ **d.** ♠♦¤ **e.** ¤♣♦

5. ¤●♣ 2 signes communs mal placés
♥♠♣ 1 signe commun bien placé
♣♥● 1 signe commun mal placé
? ? ?
a. ●♠¤ **b.** ♠♦♣ **c.** ¤♥● **d.** ♠¤● **e.** ●♣♦

Exercice 4

Suite logique : trouvez les éléments qui complètent les séries.

QUESTIONS

1. 18 21 30 33 42 ? ?
a. 43 52 **b.** 45 54 **c.** 44 51 **d.** 43 52 **e.** aucune réponse

2. K J I H ?
a. L **b.** M **c.** D **d.** G **e.** aucune réponse

3. BB DDD FF ?
a. AAA **b.** EE **c.** HHH **d.** GGG **e.** aucune réponse

4. 237 33 270
? 31 312
a. 281 **b.** 64 **c.** 343 **d.** 582 **e.** aucune réponse

5. 2 5 3 6 ?
a. 7 **b.** 1 **c.** 9 **d.** 10 **e.** aucune réponse

6. TROIS 5 SEPT 4 SIX 3 ?
a. DIX 2 **b.** DOUZE 3 **c.** QUATRE 6 **d.** NEUF 1 **e.** aucune réponse

7. 197 195 192 188 183 ?
a. 177 **b.** 180 **c.** 187 **d.** 182 **e.** aucune réponse

8. 9 15 23
11 18 27
? 21 31
a. 9 **b.** 10 **c.** 11 **d.** 12 **e.** aucune réponse

9. 24 20 20 18 16 ?
a. 16 **b.** 14 **c.** 15 **d.** 20 **e.** aucune réponse

10. TROIS QUATRE SEPT DOUZE ?
a. NEUF **b.** QUINZE **c.** TREIZE **d.** DIX **e.** aucune réponse

11. AS DAME 10
7 9 ?
a. 8 **b.** ROI **c.** VALET **d.** AS **e.** aucune réponse

12. DO RE MI
FA
SOL LA ?
a. DO **b.** SI **c.** MI **d.** SOL **e.** aucune réponse

13. AS cœur ROI carreau VALET pique 8 trèfle 4 cœur ?
a. AS cœur **b.** VALET carreau **c.** 2 trèfle **d.** DAME carreau **e.** aucune réponse

14. FA RE LA MI DO ?
a. FA **b.** DO **c.** SOL **d.** LA **e.** aucune réponse

15. AS ROI DAME
DAME
VALET
AS ROI ?
a. 10 **b.** ROI **c.** VALET **d.** AS **e.** aucune réponse

Exercice 5

Observez attentivement le schéma suivant. Les opérateurs, en rouge, font effectuer un certain nombre de changements à la figure initiale. À partir de cette figure, répondez aux questions.

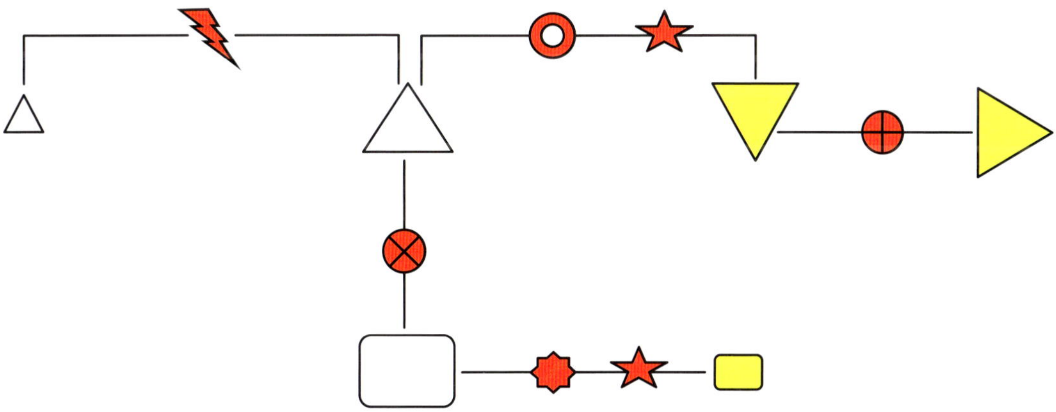

a. 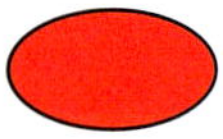 **b.** 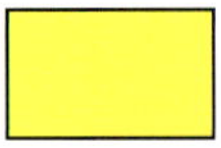 **c.** 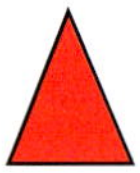 **d.** aucune réponse

3. 2 IV 

5 VI 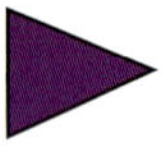

3 IV 

7 VI ?

a. 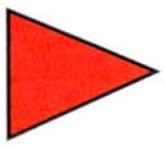 **b.** 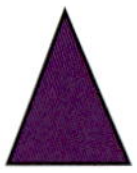 **c.** 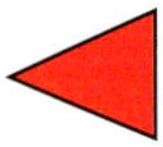 **d.** 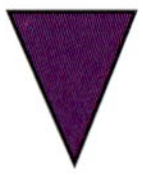 **e.** aucune réponse

4. 3 II i 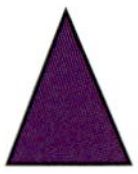

3 II v 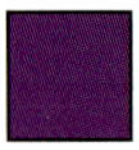

8 XI x 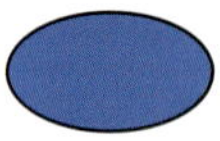

5 II i 

3 XI v ?

a. 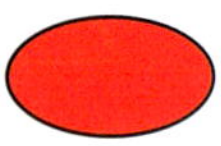 **b.** 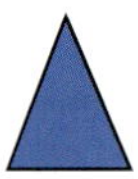 **c.** 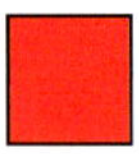 **d.**  **e.** aucune réponse

9. 24 20 20 18 16 ?
a. 16 **b.** 14 **c.** 15 **d.** 20 **e.** aucune réponse

10. TROIS QUATRE SEPT DOUZE ?
a. NEUF **b.** QUINZE **c.** TREIZE **d.** DIX **e.** aucune réponse

11. AS DAME 10
7 9 ?
a. 8 **b.** ROI **c.** VALET **d.** AS **e.** aucune réponse

12. DO RE MI
FA
SOL LA ?
a. DO **b.** SI **c.** MI **d.** SOL **e.** aucune réponse

13. AS cœur ROI carreau VALET pique 8 trèfle 4 cœur ?
a. AS cœur **b.** VALET carreau **c.** 2 trèfle **d.** DAME carreau **e.** aucune réponse

14. FA RE LA MI DO ?
a. FA **b.** DO **c.** SOL **d.** LA **e.** aucune réponse

15. AS ROI DAME
DAME
VALET
AS ROI ?
a. 10 **b.** ROI **c.** VALET **d.** AS **e.** aucune réponse

Exercice 5

Observez attentivement le schéma suivant. Les opérateurs, en rouge, font effectuer un certain nombre de changements à la figure initiale. À partir de cette figure, répondez aux questions.

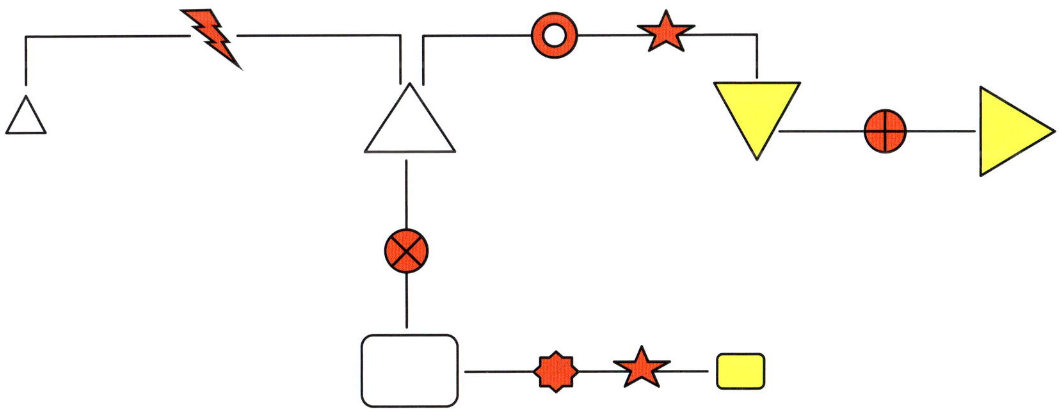

QUESTIONS

1. 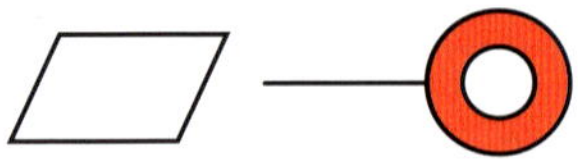

a. 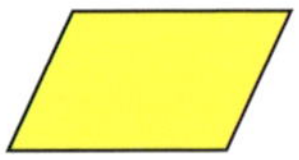 b. 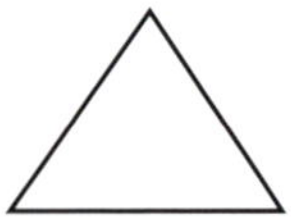 c. 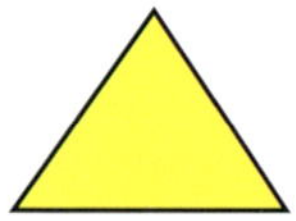 d. 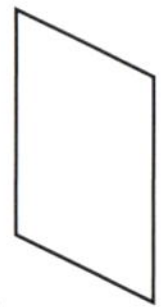 **e.** aucune réponse

2. 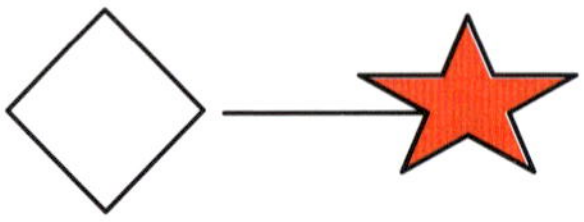

a. 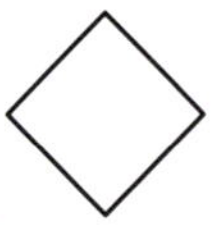 b. 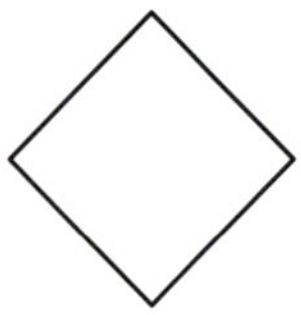 c. 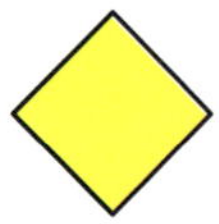 d. 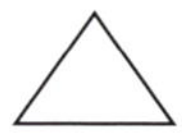 **e.** aucune réponse

3. 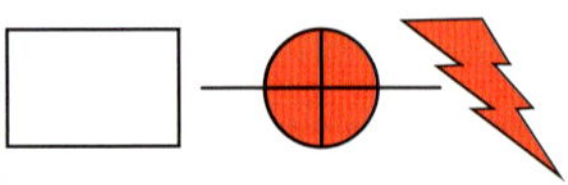

a.  b. 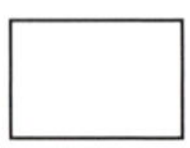 c. 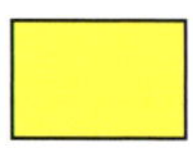 d. 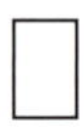 **e.** aucune réponse

4. 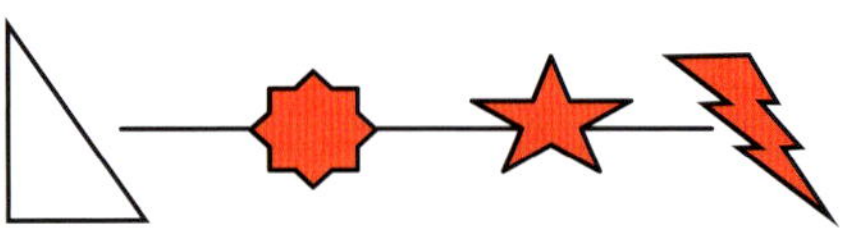

a. 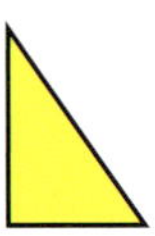 b. 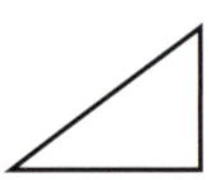 c. 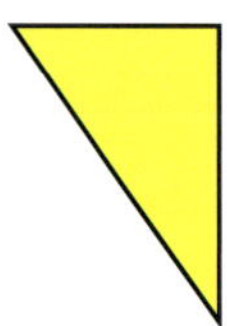 d. 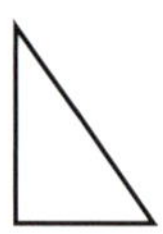 **e.** aucune réponse

5. 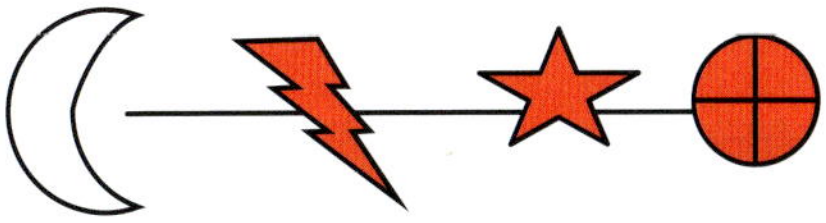

a. 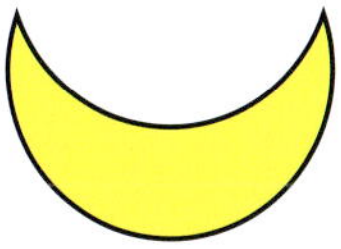 b. 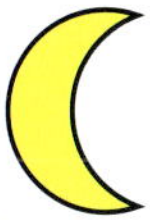 c. 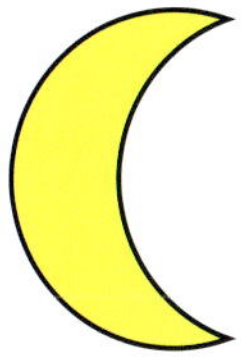 d. 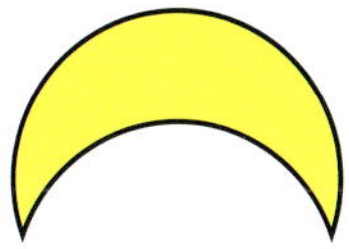 **e.** aucune réponse

Exercice 6

Observez attentivement les chiffres et les chiffres romains (I, II, III, IV, V…) pour repérer les modifications qu'ils opèrent sur les figures.

QUESTIONS

1. V 3 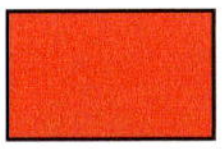

V 10 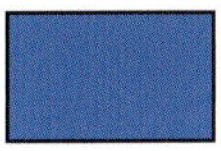

X 3 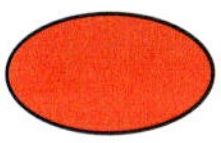

X 10 ?

a. 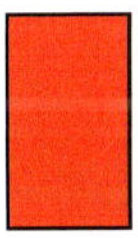 **b.** 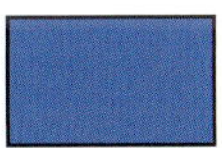 **c.** 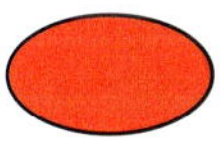 **d.** 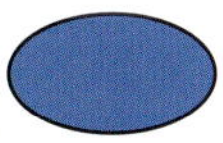 **e.** 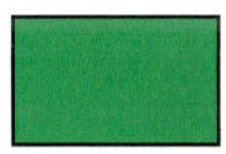

2. III 2 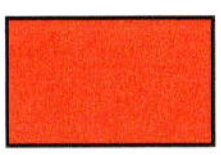

V 6 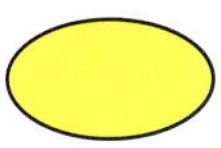

V 7 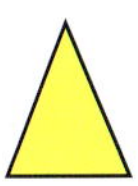

III 7 ?

a. 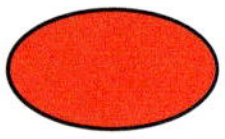 **b.** 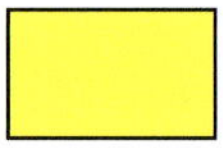 **c.**  **d.** aucune réponse

3. 2 IV 

5 VI 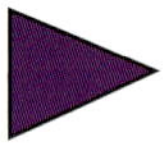

3 IV 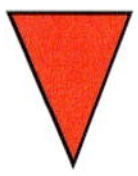

7 VI ?

a. 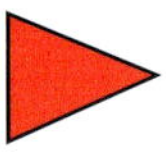 **b.**  **c.** 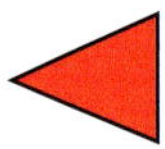 **d.** 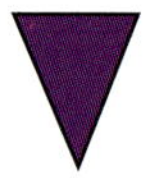 **e.** aucune réponse

4. 3 II i 

3 II v 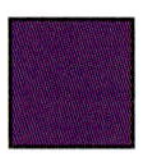

8 XI x 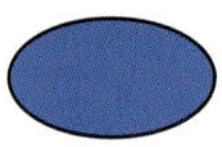

5 II i 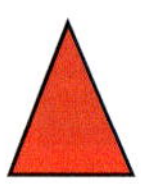

3 XI v ?

a. 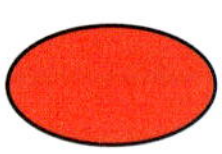 **b.** 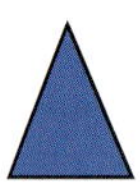 **c.** 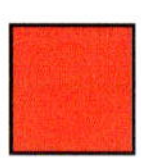 **d.** 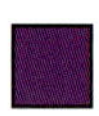 **e.** aucune réponse

5. 8 X v 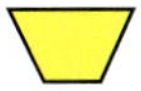

12 IV i 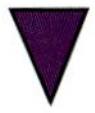

6 V v 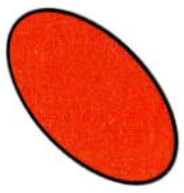

8 IV i 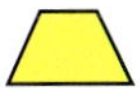

12 X v ?

a. 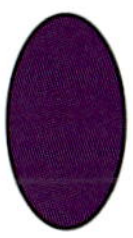 **b.** 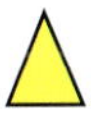 **c.** 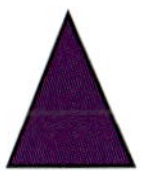 **d.** 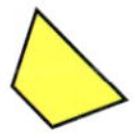 **e.** aucune réponse

CORRIGÉS

Exercice 1

1. = 4 6

Attention à bien penser à inverser la place puisque les chiffres étaient mal placés. C'est une erreur fréquente même sur des formes très simples !

2. = 7 4

Cette fois, il suffisait de descendre les deux chiffres puisqu'ils sont bien placés.

3. = 4 2

4. = 7 6

5. = 9 8 6

Commencez par éliminer le 4 des trois lignes, puis le 7 des lignes 2 et 3. Cela vous donne directement l'emplacement du 9 (ligne 2) et celui du 8 (ligne 3). De ce fait, entre le 2 et le 6 de la ligne 1, il est facile de déduire que c'est le 6 qu'il faut garder puisque l'indication est « bien placé » et qu'il ne reste plus que cet emplacement à combler.

6. = 8 2 7

Attention, ici il n'est pas possible d'éliminer d'emblée des chiffres car les indications ne présentent pas de contradiction. Il faut donc procéder par hypothèses, c'est-à-dire en testant plusieurs possibilités. Repérez rapidement ce type d'exercice, ne paniquez pas et surtout, gardez-les pour la fin !

7. = 2 8 4

Comme pour l'exercice précédent, procédez par hypothèses.

8. = 6 4 2

Après avoir éliminé le 9 des lignes 1 et 2, il est facile de trouver la réponse en utilisant la ligne 1 pour déduire que 6 et 2 sont bien placés et la ligne 2 pour compléter avec le 4, dont le seul emplacement possible est au milieu !

9. = 6 7 2
Résultat très facile à trouver en éliminant le 9, dont les indications ligne 1 et 3 sont incompatibles, et le 8, dont les indications des lignes 1 et 2 le sont également. Il faut aussi éliminer le 4 car il ne permet de trouver qu'une solution à 2 chiffres alors que 3 chiffres sont attendus.
10. = 6 8 7
Le dernier exercice de la série, mais l'un des plus simples !

Exercice 2

1. = H K
2. = K H
Regardez les lignes 1 et 4 pour trouver la réponse. Les lignes 2 et 3 ne servent à rien !
3. V D K
Regardez les lignes 2 et 3, elles vous donnent directement la réponse.
4. = D H R
Là encore, les lignes 2 et 3 vous permettent de trouver la réponse.
5. = H F D R
Cette réponse se trouve par hypothèse. Seule certitude, F et R font partie de la réponse !

Exercice 3

1. = c ● ♣
2. = a ♥ ♣
3. = c ♥ ♦
Regardez les lignes 1 et 3. Éliminez le trèfle qui ne convient pas, cela vous permet d'emblée d'éliminer les réponses a, b et e, et de vous concentrer sur les deux autres : gain de temps, d'énergie et d'efficacité.
4. = e ¤ ♣ ♦
En regardant les lignes 2 et 3, vous comprenez qu'il faut éliminer le cœur, donc les réponses a et c. La bonne réponse s'impose alors.
5. = a ● ♠ ¤
Il vous faut éliminer le trèfle des lignes 1 et 2. La ligne 3 vous amène à éliminer le cœur. Donc le pique est à la bonne place. C'est le troisième signe de la combinaison.

Exercice 4

1. = b
Le fait de noter les écarts permet non seulement de trouver rapidement la solution, mais également de vérifier votre réponse.
18 +3 21 +9 30 +3 33 +9 42 +3 45 +9 54
2. = d
Il s'agissait ici d'une progression normale de l'alphabet, mais à l'envers.
3. = d
L'alphabet progresse normalement, mais les lettres sont tantôt doublées, tantôt triplées.
4. = a
Sur les lignes, les chiffres s'additionnent.
237 + 33 = 270
? + 31 = 312
5. = e
La réponse doit être 4, donc aucune réponse puisque 4 n'est pas dans la liste. Les listes s'entrecroisent en ajoutant + 1 :
2 5 → 3 6 → 4

6. = c

Il ne faut pas tenir compte du sens des mots, mais juste compter les lettres qui les composent : « trois » a 5 lettres, « sept » a 4 lettres, « six » en a 3… Le suivant est donc « quatre », qui a 6 lettres. Les autres réponses ne proposent pas le nombre correct de lettres.

7. a

Cette suite décroît régulièrement sur cette base : -2, -3, -4 :

197 -2 195 -3 192 -4 188 -5 183 -6 177

8. e

Il s'agit d'une progression par colonne : + 2 dans la première, + 3 dans la deuxième, + 4 dans la troisième. La réponse aurait donc dû être 13.

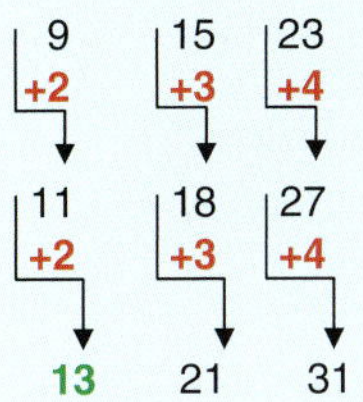

9. = a

Les listes s'emboîtent là encore : -4 pour la première, -2 pour la deuxième.

24 20 20 18 16 16

10. = d

Pour comprendre la logique de cette liste, il faut à nouveau ne pas tenir compte du sens des mots, mais compter leurs lettres. Le fait d'écrire le chiffre à côté de chaque mot permet de repérer les deux suites qui s'entrecroisent au niveau du nombre de lettres : 5 – 4, donc le suivant devait être 3.

TROIS 5 QUATRE 6 SEPT 4 DOUZE 5

a. NEUF 4 **b.** QUINZE 6 **c.** TREIZE 6 **d.** DIX 3 **e.** aucune réponse

11. = c

La première ligne marque un écart en descendant. La deuxième ligne marque aussi un écart, mais dans l'autre sens. Comme pour les lettres ou les signes, vous avez intérêt à écrire les écarts pour repérer le schéma utilisé :

AS roi DAME valet 10

7 8 9 10 valet

12. = c

Les notes se suivent tout simplement. Pour vous aider à trouver facilement la réponse, n'oubliez pas d'écrire cette suite de notes dans les deux sens :

DO	RE	MI	FA	SOL	LA	SI	(DO)
(DO)	SI	LA	SOL	FA	MI	RE	DO

DO RÉ MI

FA

SOL LA SI

13. = d

Dans cet exercice, deux critères et deux schémas sont utilisés : les cartes, qui marquent un écart grandissant, et les couleurs (cœur, carreau, pique, trèfle), qui reviennent toujours dans cet ordre. Le jeu de cartes est utilisé en entier. Piège à éviter : il n'y a pas de 1, c'est l'as !

AS ROI DAME VALET 10 9 8 7 6 5 4 3 2 AS ROI DAME…

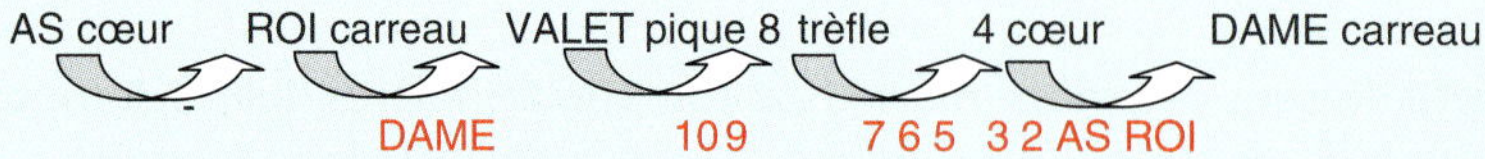

14. = a
Deux suites sont entrecroisées : celle qui commence par FA marque un écart, et celle qui commence par RE progresse normalement. En repérant d'emblée le schéma utilisé, vous remarquez que c'est la suite commençant par RE qu'il faut continuer. Or, après le MI vient le FA !

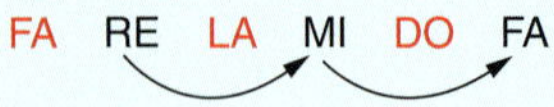

15. = e
Il s'agit d'un simple schéma symétrique : c'est la DAME qu'il faut trouver en bas.

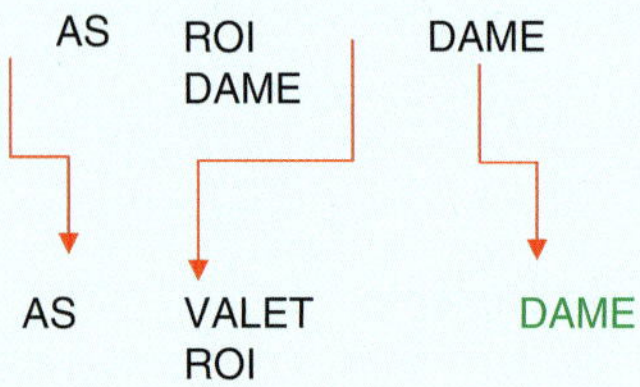

Exercice 5

1. = d

L'opérateur 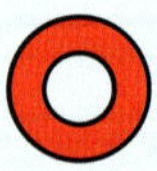 tourne la figure vers le haut.

2. = c

L'opérateur 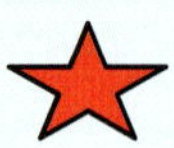 transforme une figure blanche en jaune

3. = a

L'opérateur 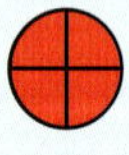 tourne la figure vers la droite, l'opérateur 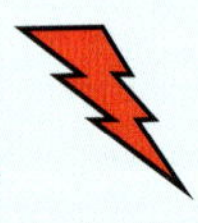 la grandit.

4. = e
Aucune réponse. La figure diminue, devient jaune, puis reprend sa taille initiale !

5. = a
La figure doit augmenter de taille, devenir jaune, puis tourner d'un quart de tour vers la droite.

Exercice 6

1. = d
X désigne la forme – le rond –, 10 désigne la couleur – le bleu.

2. = c
III désigne la couleur – le rouge –, 7 désigne la forme – le triangle.

3. = e
Aucune réponse : 3 désigne la couleur – le violet –, XI désigne la taille – petit – et x désigne la forme – un rond. Or, aucune figure de la liste ne correspond.

4. = d
3 désigne la couleur – le violet –, XI désigne la taille – petit – et v désigne la forme – le carré.

5. = c
12 désigne la forme – le triangle –, X désigne l'orientation de la forme – position normale – et v désigne la taille – grand. Attention, les couleurs n'interviennent pas dans cet exercice !

CHAPITRE 4
Organisation

CE QU'IL FAUT SAVOIR

Les tests d'organisation impliquent la gestion simultanée d'un certain nombre de données. Chaque information est importante, soit directement, soit par déduction. Tous les éléments comptent et doivent vous permettre de retrouver un emplacement, de compléter un tableau, d'établir un planning, etc.

Ne vous crispez pas, mais restez rigoureux sur l'interprétation des données. Ne paniquez pas à la lecture de ce genre d'exercice : tout n'est pas aussi difficile qu'il y paraît.

Certains exercices sont plus difficiles que d'autres. Vous commencerez par les plus simples afin de vous assurer des points. Les questions sont, elles aussi, à difficulté variable et le plus souvent croissante. Si vous bloquez, passez à l'exercice suivant. Vous reviendrez sur les aspects plus difficiles à la fin, avec plus de temps pour vous en occuper et en ayant déjà assuré des points.

Conseils de méthodologie

- Soyez très attentif aux situations décrites, aux conditions données et au sens des mots utilisés. Par exemple, les verbes « pouvoir » et « devoir » impliquent des distinctions essentielles.
- Schématisez les conditions qui vous sont données. Le plus souvent cela vous permettra de comprendre la situation, de regrouper l'ensemble des conditions et de répondre plus facilement aux questions posées par la suite. Pour schématiser les conditions, représentez-les automatiquement, sous la forme la plus simple et compréhensible possible.
- Certains éléments ne sont pas donnés, mais peuvent et doivent être facilement déduits des précédents.
- Amusez-vous ! La logique est comme un jeu de piste, une enquête que vous menez ; plus vous trouverez la forme plaisante, plus vous serez à l'aise pour y faire face.
- Apprenez à traiter correctement les indices

Exemple de test

Quatre adolescents en vacances, Mickaël, Céline, Kévin et Marjorie, vont au restaurant. Chacun a pris une entrée, un plat avec accompagnement et un dessert différent.

- La fille qui a pris l'entrecôte frites a pris une salade de fruits.
- Seules les viandes sont servies avec des féculents.
- Marjorie ne mange que de la volaille.
- Mickaël est allergique aux fraises. Il a pris du taboulé en entrée.
- Les garçons ont mangé des tartes en dessert.
- Le poulet n'est pas servi avec des pommes de terre.
- Kevin a pris une entrée de tomates, il n'aime pas le poisson.
- La personne qui a pris le poulet a eu des crudités en entrée.

À l'aide de ces indices reconstituez la composition des menus de chacun.

Prénom	Entrée	Plat	Accompagnement	Dessert
Céline	a. taboulé b. crudités c. salade verte d. tomates	a. poisson b. saucisse c. poulet d. entrecôte	a. frites b. légumes c. purée d. pâtes	a. salade de fruits b. tarte au citron c. mousse au chocolat d. tarte aux fraises
Kévin	a. taboulé b. crudités c. salade verte d. tomates	a. poisson b. saucisse c. poulet d. entrecôte	a. frites b. légumes c. purée d. pâtes	a. salade de fruits b. tarte au citron c. mousse au chocolat d. tarte aux fraises
Marjorie	a. taboulé b. crudités c. salade verte d. tomates	a. poisson b. saucisse c. poulet d. entrecôte	a. frites b. légumes c. purée d. pâtes	a. salade de fruits b. tarte au citron c. mousse au chocolat d. tarte aux fraises
Mickaël	a. taboulé b. crudités c. salade verte d. tomates	a. poisson b. saucisse c. poulet d. entrecôte	a. frites b. légumes c. purée d. pâtes	a. salade de fruits b. tarte au citron c. mousse au chocolat d. tarte aux fraises

Il y a souvent une petite histoire autour de ce genre de tests. Apprenez à discerner l'essentiel du superflu. Par exemple, le fait qu'il s'agisse d'adolescents, qui plus est en vacances, ne nous est d'aucune utilité. Le fait qu'ils aient tous pris des plats différents, si.

Les indices les plus probants sont les indices positifs, c'est-à-dire ceux qui permettent de déduire directement une réponse. Or, ces indices ne sont pas toujours placés au début.

Avant même de commencer, lisez tous les indices de manière à discerner où se trouvent les indices les plus utiles (positifs). Un indice positif va vous permettre de sélectionner une réponse. Quand c'est le cas, il faut aussi désélectionner les réponses qui ne sont plus possibles.

Voici un exemple :

- Kevin a pris une entrée de tomates, **il n'aime pas le poisson**.

Cet indice est clairement positif car la personne est identifiée et nous connaissons l'entrée qu'elle a choisie. Voici l'exploitation à en faire sur le tableau.

Prénom	Entrée	Plat	Accompagnement	Dessert
Céline	a. taboulé b. crudités c. salade verte ~~d. tomates~~	a. poisson b. saucisse c. poulet d. entrecôte	a. frites b. légumes c. purée d. pâtes	a. salade de fruits b. tarte au citron c. mousse au chocolat d. tarte aux fraises
Kévin	~~a. taboulé~~ ~~b. crudités~~ ~~c. salade verte~~ **d. tomates**	~~a. poisson~~ b. saucisse c. poulet d. entrecôte	a. frites b. légumes c. purée d. pâtes	a. salade de fruits b. tarte au citron c. mousse au chocolat d. tarte aux fraises
Marjorie	~~a. taboulé~~ b. crudités c. salade verte ~~d. tomates~~	a. poisson b. saucisse c. poulet d. entrecôte	a. frites b. légumes c. purée d. pâtes	a. salade de fruits b. tarte au citron c. mousse au chocolat d. tarte aux fraises
Mickaël	a. taboulé b. crudités c. salade verte ~~d. tomates~~	a. poisson b. saucisse c. poulet d. entrecôte	a. frites b. légumes c. purée d. pâtes	a. salade de fruits b. tarte au citron c. mousse au chocolat d. tarte aux fraises

Il faut sélectionner les tomates pour Kévin, rayer les autres entrées (cela évite des erreurs) et surtout, rayer les tomates pour les trois autres personnes puisque les consignes précisent bien que tous ont des plats différents. Il faut aussi exploiter cette ligne d'indices jusqu'au bout et rayer le poisson pour Kévin.
Si vous ne pouvez pas exploiter tous les éléments d'un indice au même moment, faites une petite marque pour être sûr de ne pas oublier d'y revenir.
Nous pouvons rayer cet indice, il a été exploité intégralement. Puis, il faut chercher et trouver un autre indice positif, en voici deux nominatifs.

- La fille qui a pris l'entrecôte frites a pris une salade de fruits.
- Seules les viandes sont servies avec des féculents.
- **Marjorie ne mange que de la volaille.**
- **Mickaël est allergique aux fraises. Il a pris du taboulé en entrée.**
- Les garçons ont mangé des tartes en dessert.
- Le poulet n'est pas servi avec des pommes de terre.
- ~~Kevin a pris une entrée de tomates, il n'aime pas le poisson.~~
- La personne qui a pris le poulet a eu des crudités en entrée.

Avant d'exploiter la fin de l'indice sur l'allergie aux fraises de Mickaël, repensons à un des indices :

- Les garçons ont mangé des tartes en dessert.

Cet indice nous apprend que Mickaël a mangé une tarte, mais comme il est allergique, celle-ci n'est certainement pas aux fraises ! Il s'agit donc de la tarte au citron, que nous enlevons aux autres adolescents, tandis qu'il ne faut pas oublier d'attribuer la tarte aux fraises à Kevin !

Prénom	Entrée	Plat	Accompagnement	Dessert
Céline	~~a. taboulé~~ b. crudités c. salade verte ~~d. tomates~~	a. poisson b. saucisse ~~c. poulet~~ d. entrecôte	a. frites b. légumes c. purée d. pâtes	a. salade de fruits ~~b. tarte au citron~~ c. mousse au chocolat ~~d. tarte aux fraises~~
Kévin	~~a. taboulé~~ ~~b. crudités~~ ~~c. salade verte~~ d. tomates	~~a. poisson~~ b. saucisse ~~c. poulet~~ d. entrecôte	a. frites b. légumes c. purée d. pâtes	~~a. salade de fruits~~ ~~b. tarte au citron~~ ~~c. mousse au chocolat~~ d. tarte aux fraises
Marjorie	~~a. taboulé~~ b. crudités c. salade verte ~~d. tomates~~	~~a. poisson~~ ~~b. saucisse~~ c. poulet ~~d. entrecôte~~	a. frites b. légumes c. purée d. pâtes	a. salade de fruits ~~b. tarte au citron~~ c. mousse au chocolat ~~d. tarte aux fraises~~
Mickaël	a. taboulé ~~b. crudités~~ ~~c. salade verte~~ ~~d. tomates~~	a. poisson b. saucisse ~~c. poulet~~ d. entrecôte	a. frites b. légumes c. purée d. pâtes	~~a. salade de fruits~~ b. tarte au citron ~~c. mousse au chocolat~~ ~~d. tarte aux fraises~~

Exploitons les « petits indices » :

- La fille qui a pris l'entrecôte frites a pris une salade de fruits.

Il n'y a que deux filles, or nous savons que Marjorie a pris du poulet, c'est donc Céline qui a pris l'entrecôte. Dans le tableau, nous voyons que cet indice nous a permis d'attribuer tous les desserts ! Idem, l'entrecôte étant prise par Céline, les éliminations réalisées dans le tableau nous permettent de dire que Kevin a pris de la saucisse. À Mickaël, il reste donc le poisson que nous savons devoir être servi avec des légumes. **Seules les viandes sont servies avec des féculents** → Les légumes iront donc avec le poisson.

- Le poulet n'est pas servi avec des pommes de terre.

Ni avec des légumes, puisque c'est une viande, donc avec des pâtes !

Prénom	Entrée	Plat	Accompagnement	Dessert
Céline	~~a. taboulé~~ b. crudités c. salade verte ~~d. tomates~~	~~a. poisson~~ ~~b. saucisse~~ ~~c. poulet~~ d. entrecôte	a. frites ~~b. légumes~~ ~~c. purée~~ ~~d. pâtes~~	a. salade de fruits ~~b. tarte au citron~~ ~~c. mousse au chocolat~~ ~~d. tarte aux fraises~~
Kévin	~~a. taboulé~~ ~~b. crudités~~ ~~c. salade verte~~ d. tomates	~~a. poisson~~ b. saucisse ~~c. poulet~~ ~~d. entrecôte~~	~~a. frites~~ ~~b. légumes~~ c. purée ~~d. pâtes~~	~~a. salade de fruits~~ ~~b. tarte au citron~~ ~~c. mousse au chocolat~~ d. tarte aux fraises
Marjorie	~~a. taboulé~~ b. crudités c. salade verte ~~d. tomates~~	~~a. poisson~~ ~~b. saucisse~~ c. poulet ~~d. entrecôte~~	~~a. frites~~ ~~b. légumes~~ ~~c. purée~~ d. pâtes	~~a. salade de fruits~~ ~~b. tarte au citron~~ c. mousse au chocolat ~~d. tarte aux fraises~~
Mickaël	a. taboulé ~~b. crudités~~ ~~c. salade verte~~ ~~d. tomates~~	a. poisson ~~b. saucisse~~ ~~c. poulet~~ ~~d. entrecôte~~	~~a. frites~~ b. légumes ~~c. purée~~ ~~d. pâtes~~	~~a. salade de fruits~~ b. tarte au citron ~~c. mousse au chocolat~~ ~~d. tarte aux fraises~~

Les deux réponses sur les entrées des deux adolescentes sont encore à trouver. Mais il reste également un indice non exploité :

- La personne qui a pris le poulet a eu des crudités en entrée.

La personne qui a pris le poulet est Marjorie, il faut donc lui attribuer les crudités. Par déduction, on peut affirmer que Céline a pris une salade verte.

Il se peut qu'il n'y ait pas de tableau pour vous aider à résoudre les situations. Dans ce cas, c'est à vous de reconstituer l'organisation. Ne vous privez pas d'un support schématique simple. Cependant, ne tombez pas dans le piège fastidieux de reconstituer à l'identique le tableau auquel vous êtes habitué ; ce n'est pas toujours le plus approprié !

Exemple de test sans tableau

Un centre de loisirs organise une sortie au zoo pour un groupe d'enfants. Un minibus de 13 places passagers a été réservé. Directement derrière le chauffeur se trouvent les places de gauche : il y a 3 rangées de 2 places. De l'autre côté, à droite, se trouvent 3 rangées de 1 place. Enfin, à l'arrière, se trouve 1 rangée de 4 places. La veille, Élodie, la responsable de la sortie, organise l'emplacement de chacun en fonction de certaines particularités.

Élodie sera accompagnée de 2 autres adultes animateurs. Justin et Felipe ne veulent pas être séparés et seront sur les sièges de gauche, en revanche, il faut séparer Zora et Alex qui ne s'entendent pas. La petite Julie craint les transports et devra être placée juste derrière le chauffeur. L'autre animatrice qui s'occupe de la sortie avec Élodie est assise sur la droite, à un siège seul ; son prénom commence par la même lettre qu'un des animateurs. Felipe n'est pas du côté de la fenêtre.

Alex est assis à côté de Noam et devant Elodie qui est installée tout à gauche du dernier rang. Il n'y a pas de garçon au dernier rang. Zora est assise derrière Fabienne. Lola est assise entre Zora et Marine. Maeva est assise à droite de Franck et devant David.

À l'aide de ces informations, répondez aux questions suivantes :
1. Le rang du fond est occupé par :
a. Alex-Felipe-Lola-Julie
b. Élodie-Marine-Lola-Zora
c. Julie-Marine-Franck-Élodie
d. Maeva-Fabienne-Lola-Marine
e. aucune réponse

2. Les prénoms des animateurs sont :
a. Élodie-Marine-Lola
b. Élodie-Lola-Justin
c. David-Élodie-Franck
d. Julie-Franck-Maeva
e. aucune réponse

3. La personne qui occupe le siège de droite de la deuxième rangée est :
a. Noam
b. Fabienne
c. Zora
d. Justin
e. aucune réponse

Commencez par une première lecture de l'exercice pour vous mettre en tête les données et repérer les indices positifs. Vous pouvez notamment commencer par noter ainsi certaines informations :

Animateurs (3) :	**Garçons :**	**Filles :**
Élodie	Justin	Zora
Franck	Felipe	Marine
E ou F	Alex	Lola
	David	Maeva
	Noam	Julie
		Fabienne

Cela permet tout de suite de trouver le nom de l'animatrice : « son prénom commence par la même lettre qu'un des animateurs. » Dans la liste des filles, le seul prénom commençant par un E ou un F est « Fabienne ».

Animateurs : 3	**Garçons : 5**	**Filles : 5**
Élodie	Justin	Zora
Franck	Felipe	Marine
Fabienne	Alex	Lola
	David	Maeva
	Noam	Julie
		~~Fabienne~~

Grâce à ce récapitulatif il est possible de répondre directement à la question n° 2.
Passons ensuite à un schéma permettant de clarifier les choses. Pour cela, il convient de représenter le bus :

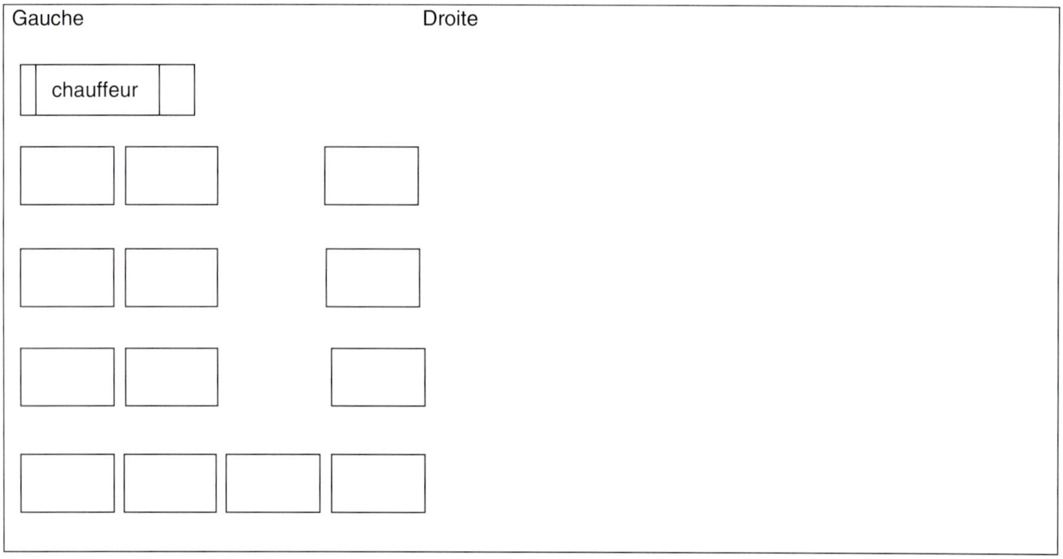

Plaçons les personnes clairement identifiées : Julie, juste derrière le chauffeur, et Élodie, tout au fond à gauche.

Une fois Élodie placée, il est possible de trouver la place d'Alex : « Alex est à assis [...] devant Élodie », et celle de Noam : « Alex est assis à côté de Noam ».

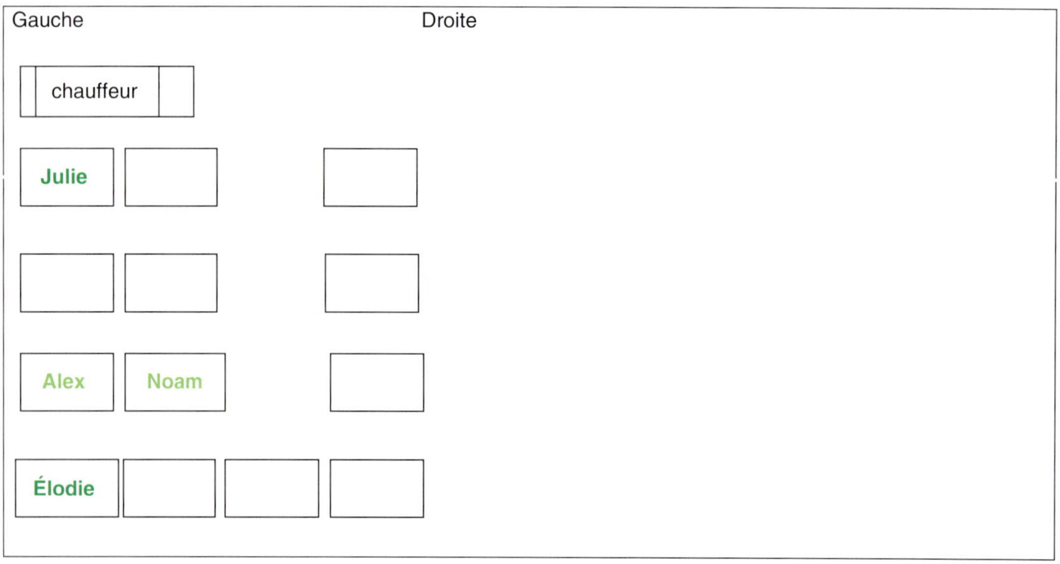

Par déduction nous pouvons à présent placer Felipe et Justin : « Justin et Felipe ne veulent pas être séparés et seront sur les sièges de gauche » + « Felipe n'est pas du côté de la fenêtre » + « Il n'y a pas de garçon au dernier rang » = il ne reste plus que la troisième rangée.

Il faut aussi placer les filles : « Zora est assise derrière Fabienne » + « L'autre animatrice qui s'occupe de la sortie avec Élodie est assise sur la droite, à un siège seul » + « Lola est assise entre Zora et Marine ».

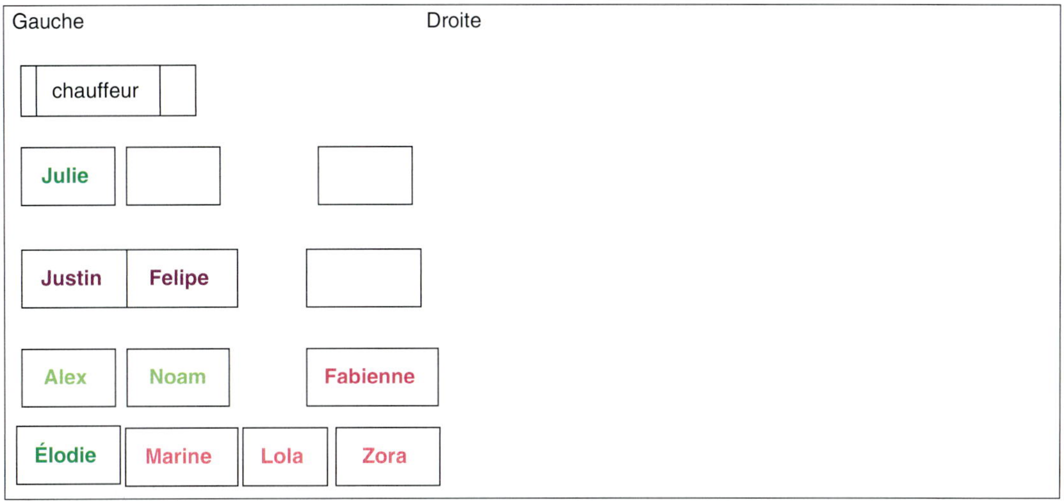

Il est à présent beaucoup plus facile de gérer les indices restants : « Maeva est assise à droite de Franck et devant David ». Pour être devant David, Maeva ne peut être qu'au premier rang, à droite. Reste à placer David et Franck

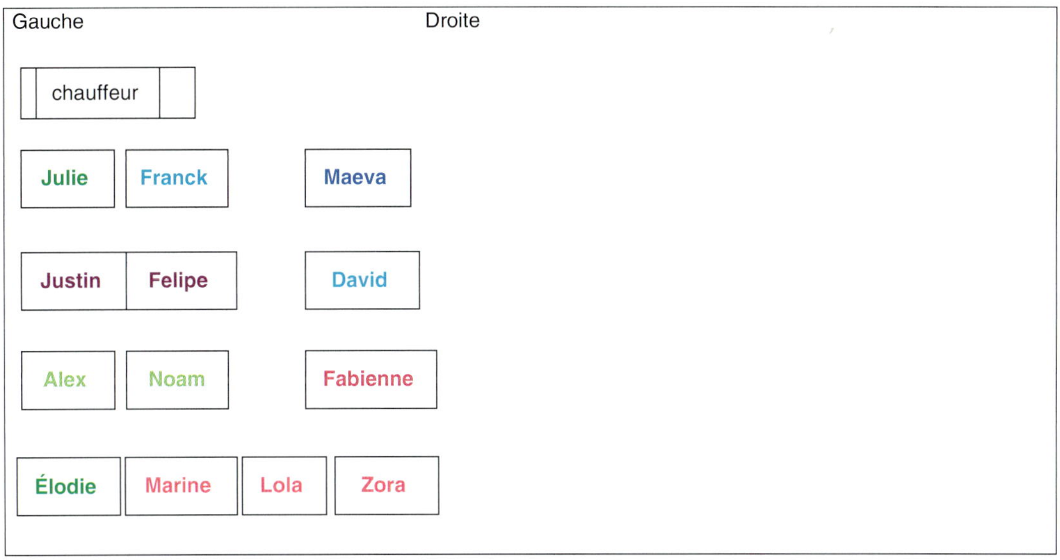

Il est maintenant possible de répondre aux questions :

1. = b

2. = e

Aucune réponse, puisque les animateurs sont Élodie, Franck et Fabienne.

3. = e

Aucune réponse, puisque c'est David qui occupe le siège de droite de la deuxième rangée.

S'ENTRAÎNER

Exercice 1

Voici une série d'indices qui doit vous permettre de reconstituer l'emploi du temps de ce comptable.

- M. Mexin doit travailler pour 5 entreprises, GEM, MI, CAR, TECH, OUT, situées dans 5 régions différentes, Rhône-Alpes, PACA, Nord, Île-de-France et Centre.
- Chaque entreprise travaille dans un secteur différent : informatique, alimentation, métallurgie, chaussures et services.
- M. Mexin consacre une journée par semaine à chaque entreprise, du lundi au vendredi.
- L'entreprise travaillant dans le domaine de l'alimentation est située dans le Nord ; il ne s'agit ni de CAR, ni de OUT.
- L'entreprise des chaussures n'est ni CAR ni MI ; M. Mexin n'y travaille pas le jeudi.
- Le comptable travaille mercredi pour l'entreprise de la région PACA qui n'est ni dans l'informatique, ni dans l'alimentation ; il ne s'agit ni de GEM, ni de TECH.
- L'entreprise MI est située dans le Centre. Le comptable s'y rend le lundi. Il ne va ni mardi ni vendredi chez CAR qui travaille dans l'informatique.
- Le comptable va mardi dans l'entreprise du Nord qui travaille dans l'alimentation et qui n'est ni TECH ni OUT, et lundi dans celle qui travaille dans les services.
- CAR n'est pas en Rhône-Alpes, où le comptable va le vendredi pour l'entreprise qui produit des chaussures.

Entreprise	Activité	Région	Jour
1. GEM	a. informatique b. alimentation c. métallurgie d. chaussures e. services	a. Rhône-Alpes b. PACA c. Nord d. Île-de-France e. Centre	a. lundi b. mardi c. mercredi d. jeudi e. vendredi
2. MI	a. informatique b. alimentation c. métallurgie d. chaussures e. services	a. Rhône-Alpes b. PACA c. Nord d. Île-de-France e. Centre	a. lundi b. mardi c. mercredi d. jeudi e. vendredi
3. CAR	a. informatique b. alimentation c. métallurgie d. chaussures e. services	a. Rhône-Alpes b. PACA c. Nord d. Île-de-France e. Centre	a. lundi b. mardi c. mercredi d. jeudi e. vendredi
4. TECH	a. informatique b. alimentation c. métallurgie d. chaussures e. services	a. Rhône-Alpes b. PACA c. Nord d. Île-de-France e. Centre	a. lundi b. mardi c. mercredi d. jeudi e. vendredi
5. OUT	a. informatique b. alimentation c. métallurgie d. chaussures e. services	a. Rhône-Alpes b. PACA c. Nord d. Île-de-France e. Centre	a. lundi b. mardi c. mercredi d. jeudi e. vendredi

Exercice 2

Utilisez les indices suivants pour déterminer depuis quand travaillent ces quatre auxiliaires de puériculture, dans quelle structure et quel est leur âge. Aidez-vous du premier tableau pour traiter les indices.

- Sandrine n'a pas 25 ans. Elle ne travaille pas à La Farandole et n'a pas été embauchée en 2011.
- L'auxiliaire de 40 ans qui a été embauchée en 2010 n'est ni Estelle ni Sandrine. Elle ne travaille ni à La Tour, ni à La Farandole.
- Geneviève, qui a 30 ans, a été embauchée aux urgences avant 2011.

	Année d'embauche				Structure				Âge			
	2009	2010	2011	2012	La Farandole	Maternité	Urgences	La Tour	20	25	30	40
Sandrine												
Geneviève												
Pascale												
Estelle												

Reportez votre réponse dans le tableau ci-dessous.

Auxiliaire	Année d'embauche	Structure	Âge

Exercice 3

Remplissez l'organigramme du service des urgences de cet hôpital couple-enfant en vous aidant des indications données.

- La direction de l'hôpital n'est pas assurée par un soignant.
- À la tête des urgences se trouvent 3 postes sur un même échelon : un médecin, un cadre infirmier, un directeur administratif.
- Ce service a un ou plusieurs médecins (Dr) qui est sous l'autorité du médecin chef, 2 infirmier(e)s (IDE), sous l'autorité du cadre supérieur infirmier, 2 auxiliaires de puériculture (AP), sous l'autorité du cadre sup et des 2 IDE, et 1 agent de soins hospitaliers (ASH) sous l'autorité du responsable administratif.

Voici la liste alphabétique des personnes qui travaillent à l'hôpital :

- Maurice Deval
- Dr Sylvie Derem
- Julie Haud
- Corinne Page
- Luis Santos
- Norbert Sorali
- Dr Ahmed Sultan
- Albert Steiner
- Monique Truche
- Sophie Valois

L'organigramme sera rempli par ordre alphabétique de gauche à droite quand une personne se trouve au même échelon.

Le médecin chef est une femme. Sophie Valois et Luis Santos ont le même diplôme. Une des femmes a 9 personnes sous son autorité, tandis que Maurice Deval n'en a que 4. Monique a le même statut que Corinne. La personne dont les initiales sont AS n'a pas de collègue de sa catégorie professionnelle, son chef est Norbert Sorali. Les auxiliaires sont toutes les deux de sexe féminin.

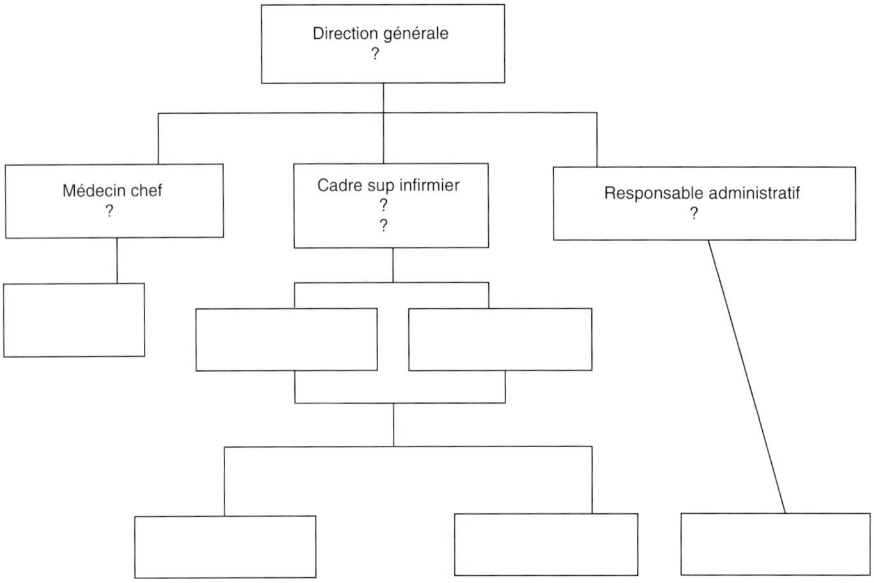

Exercice 4

Marc, Justine, Malika et Steven animent chacun des activités différentes dans un centre de loisirs, auprès de 4 groupes différents : groupe des bleus, groupe des verts, groupe des rouges, groupe des jaunes.

- L'un d'eux s'occupe de la poterie, un autre du dessin, l'autre du judo et le dernier, de la danse.
- Celui qui s'occupe des rouges leur fait faire de la danse.
- La femme qui anime la poterie ne le fait pas avec les verts à qui Steven ne fait pas faire d'activité physique.
- Malika s'occupe du groupe des bleus.

QUESTIONS

1. Quelle est l'activité animée par Justine ?
a. poterie
b. dessin
c. judo
d. danse

2. Quel groupe travail avec Marc et dans quelle activité ?
a. les verts – judo
b. les rouges – danse
c. les bleus – dessin
d. les jaunes – danse
e. les rouges – poterie

3. Qui anime le judo ?
a. Steven
b. Marc

c. Justine
d. Malika

4. quel groupe suivrait l'activité avec Malika si elle échangeait son groupe avec celui de Justine ?
a. les rouges
b. les verts
c. les jaunes
d. les bleus

5. Si Marc remplaçait la personne qui anime le dessin, quel groupe aurait-il en charge ?
a. les rouges
b. les verts
c. les jaunes
d. les bleus

Exercice 5

5 adolescents, Arthur, Stéphanie, Pauline, Sophie et Greg, sont inscrits dans une MJC pour y suivre certaines activités : poterie, peinture, informatique, judo et yoga. Chaque activité se déroule sur 3 heures, toutes à un moment différent : le lundi soir, le mardi soir, le mercredi matin, le mercredi soir, le samedi matin.

- Pauline suit l'activité informatique, qui a lieu le même jour qu'Arthur.
- Sophie est inscrite à l'activité du samedi matin.
- Le yoga a lieu le lendemain de la poterie.
- Greg est inscrit à la poterie.
- La peinture a lieu le mercredi matin, mais aucune fille ne suit cette activité.

À l'aide des informations données, répondez aux questions suivantes.

QUESTIONS

1. Le judo est pratiqué par :
a. un des garçons
b. une des filles

2. Quelle est l'activité choisie par Stéphanie ?
a. le judo
b. l'informatique
c. la poterie
d. la peinture
e. aucune réponse

3. Quel jour Arthur suit-il son activité ?
a. le lundi soir
b. le samedi matin
c. le mercredi matin
d. le mardi soir
e. aucune réponse

4. Laquelle ou lesquelles de ces affirmations est (sont) exacte(s) ?
a. le judo a lieu le lundi soir
b. Arthur fait du judo
c. Pauline suit son activité le mercredi soir
d. l'informatique a lieu le mercredi soir
e. la poterie a lieu le lundi soir

5. Quel jour l'activité judo a-t-elle lieu ?
a. le lundi soir
b. le mardi soir
c. le mercredi matin
d. le mercredi soir
e. le samedi matin

CORRIGÉS

Exercice 1

Entreprise	Activité	Région	Jour
1. GEM	a. informatique b. **alimentation** c. métallurgie d. chaussures e. services	a. Rhône-Alpes b. PACA c. **Nord** d. Île-de-France e. Centre	a. lundi b. **mardi** c. mercredi d. jeudi e. vendredi
2. MI	a. informatique b. alimentation c. métallurgie d. chaussures e. **services**	a. Rhône-Alpes b. PACA c. Nord d. Île-de-France e. **Centre**	a. **lundi** b. mardi c. mercredi d. jeudi e. vendredi
3. CAR	a. **informatique** b. alimentation c. métallurgie d. chaussures e. services	a. Rhône-Alpes b. PACA c. Nord d. **Île-de-France** e. Centre	a. lundi b. mardi c. mercredi d. **jeudi** e. vendredi
4. TECH	a. informatique b. alimentation c. métallurgie d. **chaussures** e. services	a. **Rhône-Alpes** b. PACA c. Nord d. Île-de-France e. Centre	a. lundi b. mardi c. mercredi d. jeudi e. **vendredi**
5. OUT	a. informatique b. alimentation c. **métallurgie** d. chaussures e. services	a. Rhône-Alpes b. **PACA** c. Nord d. Île-de-France e. Centre	a. lundi b. mardi c. **mercredi** d. jeudi e. vendredi

Exercice 2

Auxiliaire	Année embauche	Structure	Âge
Sandrine	2012	La Tour	20 ans
Geneviève	2009	Urgences	30 ans
Pascale	2010	Maternité	40 ans
Estelle	2011	La Farandole	25 ans

Exercice 3

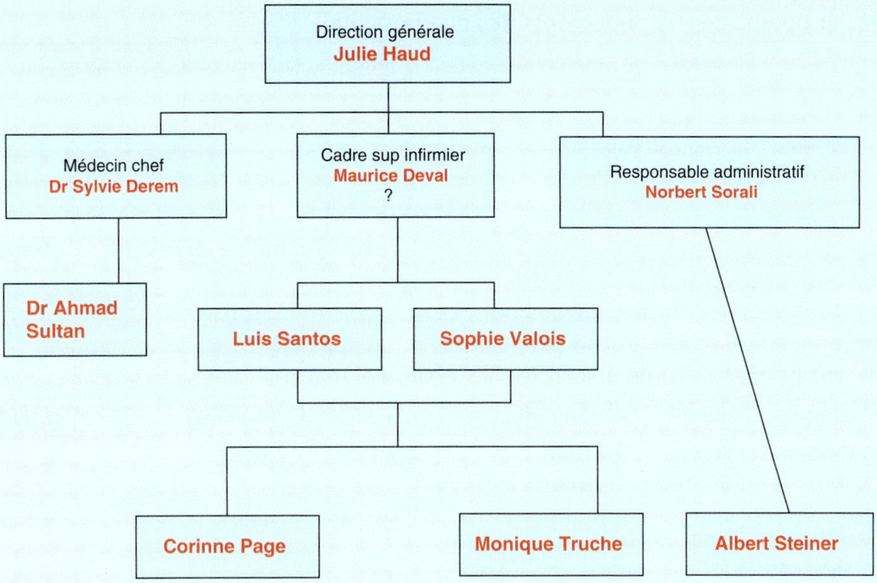

Exercice 4

Il fallait restituer les informations sous forme de tableau; sans transformation, on obtenait :

	Femme	Steven	Malika
Rouges	~~Verts~~	Verts	Bleus
Danse	Poterie	~~Physique~~	

Reste à compléter le tableau par déduction logique :

Marc	Femme = Justine	Steven	Malika
Rouges	~~Verts~~/ jaunes	Verts	Bleus
Danse	Poterie	Physique/ dessin	Judo

Il est ensuite très facile de répondre aux questions posées :

1. = a
2. = b
3. = d
4. = c
5. = b

Exercice 5

Pour vous en sortir, notez au fur et à mesure sous forme de tableau les informations qui vous sont données et opérez des recoupements dès que possible.

	lundi	mardi	mercredi	jeudi	Vendredi	samedi
matin	XXXX	XXXX		XXXX	XXXX	
soir					XXXX	XXXX

- **L'indice 1** nous indique que l'activité de Pauline et celle d'Arthur se déroulent le même jour. Il s'agit donc impérativement du mercredi.
- En utilisant tout de suite **l'indice 5**, vous pouvez même déduire que c'est Arthur qui pratique la peinture le mercredi matin. Pour Pauline, nous le savons déjà, c'est l'informatique.
- **L'indice 2** nous permet aussi de placer Sophie le samedi matin

	lundi	mardi	mercredi	jeudi	Vendredi	samedi
matin	XXXX	XXXX	Arthur peinture	XXXX	XXXX	Sophie
soir			Pauline informatique	XXXX	XXXX	

- D'après **l'indice 3**, le yoga a lieu le lendemain de la poterie. Ces deux activités ne peuvent donc avoir lieu que le lundi et le mardi : ne vous trompez pas dans l'ordre !

	lundi	mardi	mercredi	jeudi	Vendredi	samedi
matin	XXXX	XXXX	Arthur peinture	XXXX	XXXX	Sophie
soir	Poterie	Yoga	Pauline informatique	XXXX	XXXX	

- **L'indice 4** doit permettre de tout mettre en place, le 5 ayant déjà été exploité : Greg va à la poterie qui a lieu, nous le savons, le lundi. La seule personne qui n'a pas été citée est Stéphanie, c'est donc elle qui fait du yoga ; quant à Sophie, il faut lui attribuer la seule activité qui reste : le judo.

	lundi	mardi	mercredi	jeudi	Vendredi	samedi
matin	XXXX	XXXX	Arthur peinture	XXXX	XXXX	Sophie judo
soir	Greg poterie	Stéphanie yoga	Pauline informatique	XXXX	XXXX	

Vous pouvez maintenant répondre aux questions très facilement et rapidement :

1. = b

Le judo est pratiqué par Sophie, donc une des filles.

2. = e

Stéphanie fait du yoga, activité non proposée parmi les réponses à cette question.

3. = c

Arthur pratique son activité le mercredi matin, c'est une des premières déductions que vous avez pu faire.

4. = c, d, e

Ces trois réponses sont les affirmations exactes.

5. = e

Le judo a lieu le samedi matin.

PARTIE

5 Annales

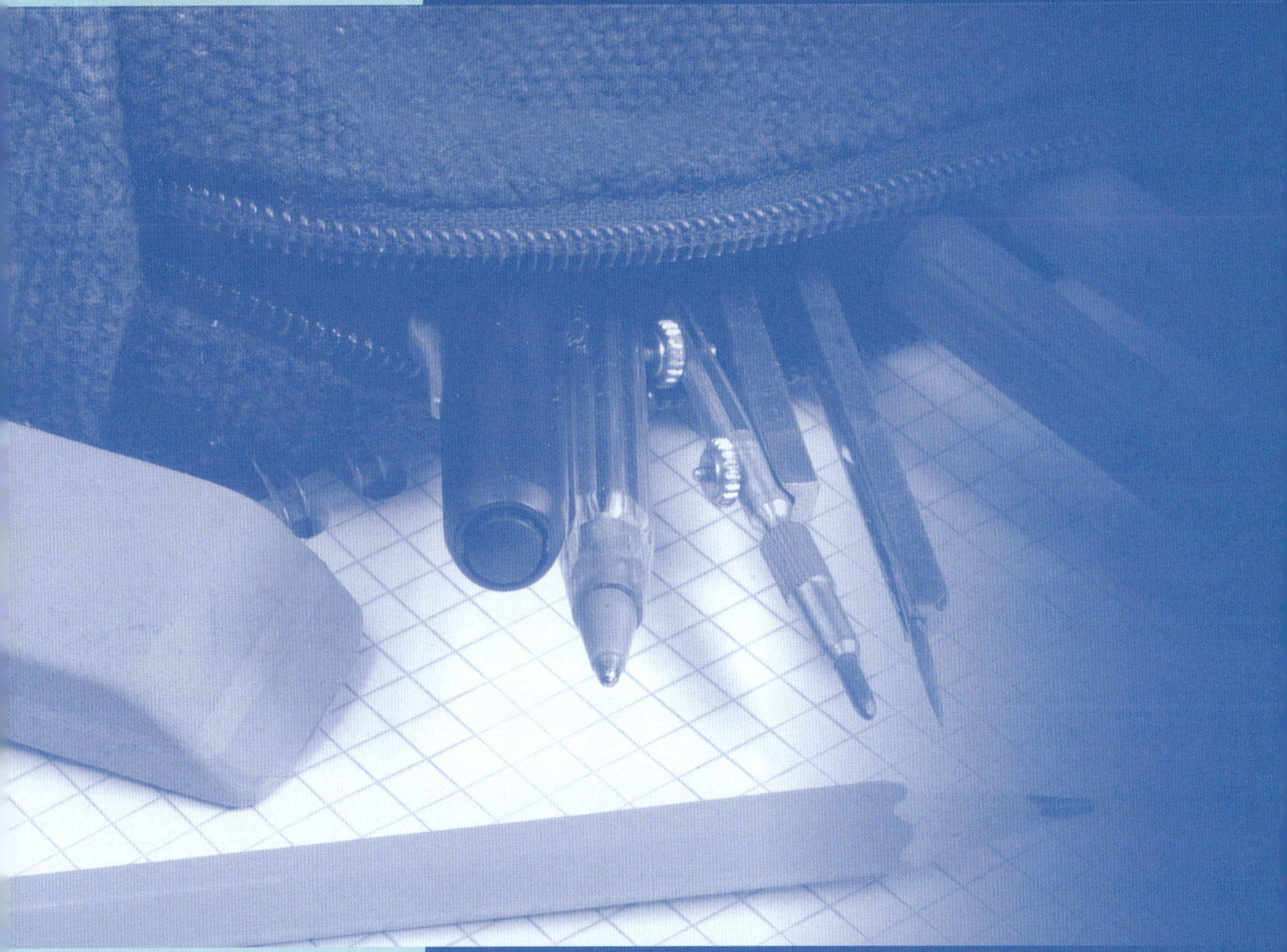

Annales Culture générale

SUJET 1 AMBERT

À partir d'un texte de culture générale d'une page maximum et portant sur un sujet d'actualité d'ordre sanitaire et social, le candidat doit :

- dégager les idées principales du texte ;
- commenter les aspects essentiels du sujet traité sur la base de deux questions au maximum.

Cet exercice a pour objet d'évaluer les **capacités de compréhension et d'expression écrite** du candidat.

Remarque : le respect des consignes, l'orthographe et la présentation de la copie seront pris en compte dans la notation.

Karine Monnet : le professionnel d'abord, la surdité après

Sourde de naissance, Karine Monnet a pourtant mené une scolarité normale et suivi des études supérieures. À 34 ans, jeune embauchée comme cadre à la SNCF, elle se sent enfin reconnue dans ses compétences.

Karine Monnet tend fièrement sa carte. Sous le logo de la SNCF, on peut y lire : Karine Monnet, contrôle de gestion. « C'est ma première carte de visite professionnelle », souligne cette jeune femme de 34 ans qui a intégré l'entreprise il y a un an. Ce n'est pas son premier emploi, mais c'est la première fois que Karine se sent si bien dans un poste. « J'ai rejoint une activité en création, explique-t-elle. Ici, il faut mettre en place de nouvelles procédures. Tous les membres de l'équipe partent à égalité, dans un effort commun pour bien fonctionner ensemble et réussir la mise en place de l'activité. »

Le vrai challenge : s'adapter aux autres et non l'inverse

Si cette notion d'égalité est si importante pour Karine, c'est qu'elle-même sait ce que représente la différence. Sourde de naissance, la jeune femme n'entend que 2 % des sons à l'oreille nue. Appareillée, elle perçoit 50 % des sons et doit se livrer à un vrai travail de reconstitution pour comprendre le sens des phrases. Pour y parvenir, elle s'aide de la lecture sur les lèvres. Le handicap de Karine est donc invisible. « Mes parents ont tout fait pour me rapprocher de la normalité et me donner le plus de chances possibles dans la société », témoigne Karine, reconnaissante même si cela lui demande de constants efforts d'adaptation. Dès la maternelle, elle suit des séances de rééducation pendant que les autres petits font la sieste. Ce surcroît d'implication n'a jamais cessé depuis. Car la stratégie de Karine, titulaire d'un BTS comptabilité-gestion, est claire : c'est elle qui s'adapte aux autres et non l'inverse. « Si je dis d'emblée que je suis sourde, cela crée une distance avec mes interlocuteurs. "Il va falloir que je fasse des efforts", pensent-ils, d'avance découragés. Je préfère instaurer la relation et évoquer mon handicap par la suite. »
Illustration concrète, au travail : quand Karine parle à quelqu'un pour la première fois par téléphone, elle mène une conversation normale, au prix d'un gros effort de concentration.

Ce n'est qu'en fin d'appel qu'elle indique à son interlocuteur qu'elle est sourde et qu'elle désire avoir confirmation par mail de l'information qu'il lui a donnée.
La surdité n'a jamais été un obstacle rédhibitoire dans le travail quotidien de Karine : « Dans le contrôle de gestion, on traite des chiffres à partir de supports écrits, explique-t-elle. J'ai donc des documents auxquels me référer. » Elle utilise au maximum le mail plutôt que le téléphone (l'arrivée d'Internet lui a facilité les choses) et prépare soigneusement sa participation aux réunions. Pourtant, depuis qu'elle a commencé à travailler, à 25 ans, son parcours professionnel n'a pas été aisé. Pour trouver un emploi, elle passe par des associations d'insertion de travailleurs handicapés. Après des CDD dans trois entreprises, Karine est embauchée en CDI comme assistante financière dans une société américaine. Mais au bout de trois ans, elle n'entrevoit toujours pas d'évolution. « Je me sentais confinée à des tâches d'exécution, confie-t-elle. Mon manque de diplôme et ma surdité ont joué en ma défaveur. Ma hiérarchie estimait que faisant bien ce que je faisais, c'était plus simple de me laisser où j'étais. »

La formation pour se battre à armes égales
Avide d'apprendre et de progresser, Karine décide de reprendre des études. En 2002, elle s'inscrit en maîtrise de sciences de gestion à l'université de Paris-Dauphine, afin d'obtenir un bac + 4. Pendant un an, elle s'accroche pour suivre cette formation de haut niveau au même rythme que les autres étudiants. Karine a ainsi attendu six mois avant d'envoyer un mail à ses camarades de promo pour expliquer sa problématique. « Invisible, mon handicap s'oublie. Je me retrouvais parfois dans des situations inconfortables où les profs parlaient en regardant le tableau, ce qui m'empêchait de lire sur leurs lèvres, se souvient-elle. Cela suscitait en moi une hypersensibilité pouvant se traduire par des sautes d'humeur injustifiées pour les autres. »
Karine aujourd'hui est cadre. Dans son travail, elle s'attache à la rigueur. « En aucun cas, je ne veux qu'un échec puisse être imputable à mon handicap. “Elle s'est trompée ? C'est normal, elle est sourde” : voilà un raccourci trop facile à faire. Je fais tout pour être prise en défaut le moins possible. » Pour cela, elle s'assure en permanence qu'elle a bien compris les choses et qu'elle maîtrise tous les paramètres d'une situation.
Dans les faits, peu de détails indiquent son handicap : sa place dans le bureau, face à la porte, pour voir le visage de ceux qui entrent, sa façon de prendre des notes d'abord sur des feuilles, puis de les recopier dans un cahier uniquement après vérification de leur exactitude. Son téléphone qui affiche le nom et le numéro de l'appelant... Dans sa volonté d'intégration, Karine ne nie pas sa différence : « La singularité de chacun est une richesse pour tous », affirme-t-elle. Une conviction qu'elle défend depuis un an dans une association de femmes handicapées.

Document extrait d'un article de *Vies de famille,* octobre 2005.

1 (3,5 points)

Dégager les idées principales du texte sous forme d'une rédaction.

2 (8,5 points)

Établir un commentaire sous forme d'une rédaction à partir des deux questions suivantes.

Question 1 (4,5 points)

Plusieurs types de handicaps sont reconnus par la législation ; expliquer quels travaux et quels aménagements possibles peuvent être envisagés pour adapter le logement d'une personne non voyante.

Question 2 (4 points)

À partir d'au moins quatre exemples de situation de la vie courante, expliquer quel comportement on peut adopter à chaque fois pour offrir son aide à une personne non voyante.

CORRIGÉ

1

Ce texte rapporte une histoire de vie porteuse de deux idées majeures sur l'insertion sociale et professionnelle des handicapés : difficulté et normalité.

- C'est un parcours très difficile pour se trouver à niveau égal de compétences et de diplômes par rapport aux non-handicapés. Un poste de responsabilité et un CDI ne se gagnent qu'après de rudes efforts pour dépasser les blocages du handicap.
- Il faut, dans la pratique professionnelle, soumettre le handicap à la normalité et non l'inverse.
- Le témoignage apporté dans ce texte exclut le handicap des contextes d'apitoiement qu'il suscite souvent et lui donne la vigueur d'une singularité aussi stimulante qu'invalidante.

2

QUESTION 1

La loi du 11 février 2005 (égalité des droits et des chances pour les personnes handicapées) et ses décrets d'application représentent une grande avancée pour l'accessibilité des espaces publics et des logements aux handicapés physiques, mais ils restent insuffisants pour le handicap visuel. On vit encore dans des espaces publics et privés faits pour les voyants. Pour sécuriser le logement d'un non-voyant, il faut intervenir et sur l'appartement, et sur les parties communes.

L'appartement

Il faut permettre d'y circuler sans tomber et sans trouver d'obstacle difficile à repérer. Pour ce faire, il faut que tout l'environnement soit repérable de façon tactile. Pour éviter tout choc frontal, il convient de placer les meubles le long des murs et de leur donner ainsi une fonction d'appui-repère. On peut également recommander portes et fenêtres coulissantes pour écarter le danger des ouvertures ou entrebâillements inopinés. Les sols doivent être sécurisés, sans ressaut, sans tapis non fixé. On doit à cet effet ne laisser aucun fil électrique courir sur le sol, ce qui exige l'installation de prises de courant très nombreuses.

Les équipements de la cuisine et des pièces sanitaires doivent bénéficier d'un repérage tactile très aisé et très rapide. Il y a obligation d'installation de détecteurs de fumée.

Les parties communes

Il faut faire en sorte qu'entrées et sorties n'offrent aucun obstacle que ne puisse repérer le toucher de la main ou de la canne. Les codes d'entrée doivent se faire par clé ou carte magnétique. Les ascenseurs à commande vocale sont l'avenir du confort des personnes non voyantes dans les parties communes des immeubles.

QUESTION 2

L'aide à une personne non voyante se conçoit généralement dans un cliché de bienveillance, celui de l'assistance pour la traversée des rues. En fait, il ne s'agit là que d'une aide fortuite. Une aide réelle est une aide où l'on engage son temps et son imagination, où l'on se met à fond à la place du non-voyant pour lui procurer assistance et plaisir.

Les aides d'assistance

La plus utile au quotidien, c'est celle des voyants qui habitent le même immeuble qu'un non-voyant. Dès qu'il s'installe, il est juste de prendre contact pour lui faire visiter et « sentir » sans danger les parties communes. Ce sera peut-être ainsi l'occasion de neutraliser les éléments à risque, soit en les changeant de place, soit en les supprimant : jardinière et paillasson de hall sont à surveiller pour un non-voyant. Fait en compagnie d'un voisin, cet inventaire des risques

des parties communes met en confiance une personne non-voyante et lui fait comprendre qu'elle a des recours dans son immeuble.
Les aveugles qui sont accompagnés d'un chien sont admirablement assistés au quotidien. Mais il faut penser aux circonstances pendant lesquelles le chien ne peut rester à leur côté. Par exemple, une intervention chirurgicale avec hospitalisation exige qu'il y ait des solutions amicales pour la garde du chien. Elles sont moins « brise-cœur » que les solutions de gardiennage commercial.

Les aides de loisirs

C'est sans doute dans les loisirs sportifs que l'on peut le mieux aider les non-voyants. S'ils aiment nager et qu'il n'y a que la ressource de la piscine, il est précieux d'être à leurs côtés pour passer les différentes étapes avant et après l'entrée dans le bassin.
S'ils aiment le cyclisme on peut leur proposer des promenades en tandem. C'est là une occasion d'efforts partagés et de guidage en commentant le décor parcouru.
Ce type d'aide est une façon d'intensifier confort et bonheur au quotidien des personnes non voyantes.

SUJET 2 ANGOULÊME

La sécurité est l'affaire de tous

Les chiffres le prouvent : depuis une vingtaine d'années, les accidents graves voire mortels diminuent progressivement. Cette tendance se confirme en 2005 puisqu'on dénombre :
- 82 736 accidents corporels (pour 85 390 en 2004) ;
- 105 006 blessés (pour 108 727 en 2004) ;
- 4 990 tués (pour 5 232 en 2004).

Le programme de sécurité routière poursuivi par les pouvoirs publics, les mesures mises en place, les actions des associations et des autres acteurs ainsi que le thème de la sécurité porté par les médias participent à cet effort commun.
Cependant, aussi bons soient ces chiffres, nous ne pouvons nous en satisfaire, car les accidents restent des drames humains et des situations douloureuses à vivre au quotidien pour les victimes ou pour leurs proches. L'accident peut, en effet, être évité dans la plupart des cas. Il est bien souvent la conséquence d'un comportement irresponsable ou inadapté du conducteur et les constats suivants méritent une réflexion de chacun :
- la vitesse est la première cause de mortalité et tue dans un accident sur deux ;
- près de 7 % des personnes tuées ne portaient pas leur ceinture ;
- un accident mortel sur trois est lié à l'alcool ;
- plus de 30 % des accidents sur autoroute sont liés à la fatigue.

Et pourtant ! 93 % des conducteurs interrogés estiment qu'ils conduisent assez bien, et même très bien... Plus encore que la peur du gendarme, il est nécessaire de changer nos mentalités et nos comportements pour que la route devienne un plaisir et pour cela, chacun d'entre nous doit en prendre conscience. La sécurité routière doit être la préoccupation de tous et nous ne devons pas relâcher notre effort.

Extrait de *Dangers de la route,* Guide pratique GMF.

1

Dégager les idées principales du texte.

2 Commentaire

Question 1

À partir des éléments du texte et de connaissances, expliquer sur quels points l'individu doit s'interroger pour changer les mentalités et les comportements dans une démarche préventive.

Question 2

En s'appuyant sur des connaissances et des faits d'actualité, commenter les mesures répressives proposées par le gouvernement. (15 lignes maximum).

CORRIGÉ

1

Ce texte invite à une réflexion en trois points.

- On doit constater l'amélioration des bilans de la sécurité routière générée par l'effort commun de très nombreux acteurs.
- Mais il faut encore déplorer la persistance inadmissible d'une route meurtrière par l'effet du déni de principes de sécurité élémentaires (vitesse, ceinture, alcool, fatigue).
- En fait, la sécurité routière est une affaire de mentalité collective que chacun doit s'efforcer de promouvoir.

2

QUESTION 1

Changer les mentalités et les comportements

Si l'on arrive à se persuader que la sécurité routière est l'affaire de tous, il faut être attentif à soi-même et aux autres en bien des circonstances, c'est-à-dire au quotidien.

Pour soi-même, il s'agit bien sûr de ne s'autoriser aucun manquement aux règles élémentaires de prévention des accidents, de s'interdire tout « pas vu, pas pris ». Mais il faut ajouter à cette autodiscipline positive une sorte d'élan pédagogique à l'égard des autres. On peut se montrer exemplaire autour d'une table en justifiant sa sobriété alcoolique par la nécessité de reprendre sous peu le volant. Dans la rue, on peut faire des gestes de « maître d'école » à des automobilistes sans ceinture ou en train de téléphoner au volant. Auprès des jeunes, ce rôle de promoteur des vertus de la sécurité routière doit être tenu avec rigueur par les parents et tous les adultes qui professionnellement entourent les loisirs sportifs ou festifs de la jeunesse. On ne peut qu'apprécier les éthylomètres installés dans certaines discothèques, tout comme le principe dans les soirées de jeunes des « chauffeurs de retour » sobres, les Sam ou capitaines de soirée, opportunément valorisés sur Facebook.

L'évolution des mentalités peut se faire d'abord en dérangeant les mauvaises habitudes prises, ensuite en marginalisant les réfractaires à l'autodiscipline routière. En fait, il faut compter sur les mimétismes de l'instinct grégaire, et s'investir dans les rangs de conducteurs de troupeaux. On a l'exemple du port du casque qui a acquis aujourd'hui auprès des motocyclistes une légitimité évidente.

QUESTION 2

Les mesures répressives

L'objectif des pouvoirs publics est qu'il y ait moins de trois mille morts sur les routes d'ici 2012[1]. Bien des nouvelles mesures prises pour la sécurité routière amplifient la répression et soulèvent des débats.

Un « grand excès », soit plus de 50 km/h par rapport à la vitesse autorisée, sera qualifié de « délit » dès la première infraction et non plus de « contravention ». Cela signifie qu'un conducteur en infraction encourra une peine de prison. Il y a débat sur le repère de 50 km/h pour évaluer un « grand excès » passible d'incarcération.

Autre mesure prise pour « dissuader les excès de vitesse », les avertisseurs de radar vont être interdits et les panneaux indiquant la présence de radars fixes supprimés[2]. Le gouvernement a toutefois cédé à la pression des parlementaires soumis dans leurs circonscriptions à de vives critiques : les panneaux seront remplacés par des « radars pédagogiques » non répressifs. Quant aux avertisseurs de radars, ils restent interdits, mais sont remplacés par des « avertisseurs de zones dangereuses ». Beaucoup d'associations d'usagers de la route dénoncent là un harcèlement moral et financier des conducteurs.

L'abaissement de la limite d'alcoolémie pour les jeunes – surreprésentés parmi les victimes de la route – à 0,2 g/l de sang pour les titulaires d'un permis de moins de trois ans contre 0,5 g/l actuellement, fait aussi débat. Mieux vaudrait selon certains déployer des dispositifs de contrôle d'alcoolémie, incontournables dans les temps et les lieux de grande alcoolisation.

SUJET 3 ANTIBES

La réponse à la perte d'autonomie est autant humaine que médicale

Témoignage sur des vies prises en charge

La dépendance ? Une hantise qui guette au tournant de la vie, une inquiétude secrète qui taraude. L'ambiguïté règne, avec un désir secret du retour au passé : « Ah ! Si je pouvais aller chez ma fille », et la réalité : « Docteur, je ne veux pas dépendre des autres, plutôt en finir qu'être une charge... » Cette génération âgée craint d'abuser, demeure réticente à accepter une aide.

La dépendance a diverses déclinaisons. Celle qui survient en coup de tonnerre, l'hémiplégie, celle visible, comme la maladie de Parkinson, que l'enfant connaît déjà chez ce monsieur passant devant la maison, celle impalpable de menus maux devenus au fil des décennies des liens qui garrottent chaque jour davantage, celle qui touche l'autre ailleurs dans son être, la maladie d'Alzheimer... celle qui, suspendue à l'avenir, amenuise, à l'approche de son terme, une vie.

La dépendance ? Une chambre anonyme, un téléphone hors de portée, un pli dans le drap qui blesse toute une nuit, une fenêtre trop haute qui ne laisse apercevoir à longueur d'heures que le ciel vide,

---

1 Note de l'éditeur : Les chiffres datent de 2005.

2 Note de l'éditeur : Les avertisseurs sont interdits par décret depuis le 4 janvier 2012. Les panneaux signalant les radars ont été supprimés en 2011.

au mieux l'étrange mouvance des nuages, voir sa vie devenue simple reflet, attendre l'autre sans cesse, ses choix, son heure à lui...
La société déploie ses réponses en méandres, d'allocation en prestation, d'établissement en institution... La solidarité sociétale, dans son désir de compensation de ce qui justement ne peut être recouvré, oscille entre des réalités budgétaires et des besoins exponentiels : formations, quotas d'effectifs, terme qui ne doit pas cacher la réalité d'une équipe qui existe surtout dans le partage d'elle-même mais vit la poursuite inlassable du temps : offrir une boisson, un repas, un massage, répondre à une sonnette, aider à une toilette sans brusquerie, solliciter la marche, réconforter l'angoisse de la nuit...

Des choses simples
Des constats difficiles, tant de la vie seul à domicile, quasi impossible, que de celle en établissement : « Même le poisson rouge de l'entrée a l'air déprimé », confie une famille après la visite d'une maison de retraite. La technique très inventive envahit le domaine, bracelet de géolocalisation, vidéosurveillance à domicile fleurissent : la gérontotechnologie séduit et propose des solutions nouvelles.
Sans redondance, des réponses autres, essentielles, demeurent, se vivent : cette dame retourne sur les cimes des Alpes grâce à une civière inventée pour elle, cette très jeune femme dont la vie se retire inéluctablement décide, organise son mariage : sitôt l'ultime transfusion achevée, vêtue par les mains des soignantes, sa parure mise, elle s'envole et, debout, accomplit le miracle de volontés conjointes, quelques heures volées...
Autonomie, liberté intangible, celle de la caresse du vent, d'un rayon de soleil sur la joue parfois, où es-tu partie ? Cette dame s'agite devant la porte vitrée verrouillée – réponse au risque de fugue –, brandissant sa canne de colère : elle veut juste aller se promener au jardin, voir les fleurs, écouter le chant des oiseaux ! Choisir encore des choses simples : sortir dehors...
De là, un simple espace vert, à Nancy, est devenu jardin thérapeutique dont la création s'étaye de la lecture des symptômes de la maladie d'Alzheimer : œuvres d'art et plantations concourent à des activités de réhabilitation cognitive, attirent les enfants.
Modestes instants glanés auprès de patients sévèrement dépendants : mains potelées et mains ridées tassent la terre du petit pot, et la bouture d'ancolie trouve son équilibre, son assise, bien plantée. Pimpante, elle secoue ses corolles au rythme des pas légers, emportée à la maison, vers le jardin de l'enfant, coin de mystère et de rêve. Le bambin laisse au regard adouci de l'aïeul le bouquet composé ensemble dans le vase improvisé : la lumière des couleurs de l'été envahit la chambre et, dans le jardin, demain palpite encore, invisible, la joie des heures partagées.
Vous avez dit dépendance ? Et j'aperçois la liberté d'un regard, d'un sourire, d'un cœur...

Article du journal *Nice Matin*.

1

Dégager les idées principales du texte.

2

Quels peuvent être les différents besoins d'un patient dépendant souffrant de maladie d'Alzheimer ? Développer ses idées en une quinzaine de lignes.

CORRIGÉ

1

Ce texte se développe dans la succession de trois idées essentielles : fatalité de la dépendance, multiplicité et insuffisance des réponses apportées, exemplarité heureuse d'une expérience nancéenne.

Fatalité de la dépendance : la dépendance est largement perçue comme une hantise dont on se fait des représentations, peut-être variées mais assurément sinistres et se rapportant toutes à une vie aliénée.

Multiplicité et insuffisance des réponses apportées : les choix offerts pour prendre en charge la dépendance, soit l'aide à domicile, soit le placement en institution, ne représentent pas des solutions optimales ; dans chacune de ces solutions on observe des lacunes et des manquements dans l'encadrement et le financement.

Le bel exemple des choses simples : à côté d'avancées hautement techniques qui peuvent gommer momentanément la dépendance, il en est de simples, tel le jardinage avec un enfant, qui peuvent accompagner, stimuler et même en quelque sorte réhabiliter la personne dépendante.

2

Pour ralentir les évolutions les plus prévisibles pour un patient atteint de la maladie d'Alzheimer, il est nécessaire d'agir en même temps sur trois plans : le plan thérapeutique, le plan psychologique et le plan social.

a. Les besoins thérapeutiques

La perte de repères chronologiques et hygiéniques qui frappe les malades souffrant de la maladie d'Alzheimer exige l'installation de soins infirmiers quotidiens pouvant se résumer au nursing qu'impose toute dépendance grave. Toilettes, repas et confort doivent être très encadrés par un personnel de soins et des aidants.

b. Les besoins psychologiques

Communication et stimulation sont les deux modes opératoires les plus efficaces pour ralentir les évolutions de la maladie d'Alzheimer et apporter au malade une certaine valorisation de soi. Il convient de le maintenir dans un environnement où l'on a des échanges avec lui, pour l'informer sur tel ou tel aspect du quotidien et pour lui témoigner affection et sympathie. Il convient de maintenir autour du malade des sollicitations nombreuses, mais toujours rassurantes.

c. Les besoins de socialisation

La socialisation peut se faire sur plusieurs plans. Il y a bien sûr celle qui découle de la dépendance et installe la présence des aidants. Mais il y a aussi la socialisation par la mise en place dans les institutions de groupes de malades qui, encadrés par des animateurs, sont encouragés à pratiquer une activité ludique ou artistique. La socialisation peut encore se faire, comme en témoigne l'article, à travers des activités de jardinage avec des enfants. Chiens et chats sont reconnus également comme d'utiles initiateurs d'une extraversion réussie pour les malades atteints par la maladie d'Alzheimer.

SUJET 4 CHAMPAGNOLE

La malnutrition des sujets âgés

Le nombre de personnes âgées souffrant de malnutrition à domicile est estimé entre 350 000 et 500 000 en France. Cette malnutrition touche environ 50 % de la population hospitalisée, 30 % en maison de retraite et 5 à 10 % à domicile, et elle est à la source d'une augmentation de la **morbidité** et de la mortalité.

Les causes de cette malnutrition sont multiples : d'ordre psychologique, d'ordre social et d'ordre physique. Cette malnutrition provoque des infections, des chutes dues à une diminution de la masse musculaire, des fractures, des affections responsables d'immobilisation entraînant des **escarres**, du stress...

L'asthénie, l'anorexie et l'apathie, liées à la malnutrition, majorent la **confusion** et la déshydratation en faisant entrer la personne âgée dans une spirale infernale, remarque l'auteur de cet article qui suggère la prise en charge préventive et curative de la malnutrition pour maintenir à domicile la personne âgée en lui préservant une **autonomie** le plus longtemps possible.

Le Quotidien du médecin, n° 7941, 14 avril 2006.

1 (4 points)

Donner une définition des quatre mots en gras.

2 (6 points)

Citer trois causes de malnutrition d'ordre psychologique et trois causes de malnutrition d'ordre physique.

3 (2 points)

Que peut-on proposer à la personne âgée par rapport à une prise en charge préventive à domicile ? Faire deux propositions.

CORRIGÉ

1

Morbidité : ce mot désigne l'ensemble des causes facteurs de maladie.
Escarres : ce mot décrit une ulcération, nécrose ou ischémie des tissus, provoquée par la compression des parties molles entre une proéminence osseuse et une surface externe.
Confusion : dans le contexte de l'article, le mot fait référence à des désordres mentaux qui altèrent une juste perception de la réalité extérieure. Il s'agit par exemple de ne plus maîtriser la notion du temps et de confondre jour et nuit. La confusion mentale peut se traduire aussi par de graves troubles de mémoire et de cohérence : on oublie ses médicaments, on agit sans prudence face aux dangers du quotidien.
Autonomie : ce terme se rapporte à la capacité d'une personne à ne pas dépendre d'autrui.

2

Pour remédier au développement de la malnutrition des personnes âgées, mieux vaut en connaître les principales causes psychologiques et physiques.

a. Trois causes d'ordre psychologique

Si l'on s'en tient aux causes les plus fréquentes, on peut mentionner :

- un état dépressif lié à l'isolement social ou familial souvent associé à la disparition d'un conjoint et à l'éloignement géographique ou affectif des enfants et petits-enfants ;
- le sentiment de précarité financière ou la peur du lendemain dans un contexte économique de hausse des prix des produits alimentaires ;
- l'appréhension des sorties pour faire ses courses, des efforts à faire pour préparer les repas.

b. Trois causes d'ordre physique

Les troubles ci-dessous sont des facteurs importants de malnutrition chez les personnes âgées :

- troubles de la mastication et de la déglutition ;
- tremblements de la main et mauvaise vue ;
- altération du goût liée à l'âge et à la prise de certains médicaments.

3

La manière la plus opportune pour apporter une solution à la malnutrition d'une personne âgée prise en charge à domicile peut se concevoir dans deux voies appropriées :

- le suivi médical avec un contrôle régulier du poids et des conseils diététiques ;
- la participation d'un accompagnement d'assistants pour faire les courses et confectionner des repas, qu'il s'agisse d'auxiliaires de vie ou d'un réseau de livraison de repas à domicile.

SUJET 5 SUD-MANCHE

Aspects symboliques et psychologiques du don d'organes

Le don d'organes est un geste difficile à vivre psychologiquement, même pour les soignants. Les seules motivations médicales ne suffisent pas à faire accepter une transplantation aux yeux des équipes. Ainsi, une transplantation d'organe à une jeune personne atteinte d'une maladie héréditaire remporte l'adhésion des soignants, alors qu'un don à une personne qui n'a pas pris soin de sa santé indigne certains d'entre eux.

« Cela ne sert à rien, il va le bousiller à nouveau... » Cette phrase d'un soignant à propos de la transplantation d'un foie sur un patient dont l'alcoolisme chronique a endommagé gravement le sien en dit long sur un aspect souvent occulté du vécu des soignants : leur sentiment véritable sur une situation ou sur un patient. Leur ressenti s'exprime ainsi parfois dans des phrases simples, sans détour, si brutalement.

Il n'est pas question de stigmatiser le soignant qui a parlé ainsi mais d'essayer de comprendre ce qui amène certains d'entre nous à ce type de propos qui, souvent, dépassent même notre pensée. L'expression « greffe d'organes » réveille en nous de nombreuses représentations qui vont du don au rapt de l'âme de l'autre. Quand le don concerne les membres d'une famille par un donneur vivant, il est vécu par tous comme un acte d'amour, une preuve de générosité. Quand le greffon vient d'un donneur décédé anonyme, c'est alors celui-ci ou sa famille qui sont perçus comme généreux.

Les soignants établissent un parallèle avec eux-mêmes qui donnent aussi de leur temps, de leur énergie, de leur écoute. Cet anonymat peut revêtir, pourtant, un caractère d'étrangeté car il n'est pas possible de se représenter celui dont le receveur va porter et intégrer un organe.

Le phénomène physiologique du rejet se double de phénomène du même ordre sur le plan affectif, et qui sont encore sources de troubles.
L'image que nous avons de l'origine de la maladie est, elle aussi, imprégnée de représentations et de préjugés. La médecine a beaucoup progressé, mais il n'en reste pas moins que face à certaines pathologies, des idées reçues persistent, même de la part de soignants compétents. Parfois, à leur insu, ils considèrent que la maladie est la sanction d'une « mauvaise vie » – au sens moral que l'on donnait à ce terme dans les siècles passés. Mais quand, dans un service d'hépatologie où sont pratiquées des transplantations de foie et de reins, un membre de l'équipe sort à la volée, au moment des transmissions ou au staff, « cela ne sert à rien, il va le bousiller à nouveau », on peut se demander si notre façon de voir les choses est vraiment différente de celle des siècles passés.
La transplantation est évidemment toujours nécessitée par une pathologie de l'organe en question. [...]
Dans des services où se pratiquent des transplantations, la vie, la mort et la course contre la mort sont le quotidien des soignants. Chacun est animé de mille questions et de mille réponses contradictoires. Là, comme dans d'autres structures de soins, **une parole circulant librement est indispensable pour que prendre soin d'un patient ne soit pas une lutte contre soi-même** et pour que le soignant ne soit pas en porte à faux avec lui-même. [...]

Michèle Guimelchain-Bonnet, extrait d'un article de la revue *Aide-soignante*, n° 110 octobre 2009.

Veillez à la présentation de votre copie, à l'orthographe, à l'écriture.

1 (3 points)

Proposer un titre pour chaque partie du texte présenté et dégager à chaque fois l'idée principale en proposant une phrase de synthèse (attention, il ne s'agit pas de recopier des phrases du texte).

2

Aspects essentiels du sujet traité

Question 1 (6,5 points)

Commenter, en 20 lignes au minimum, cette phrase du texte : « La médecine a beaucoup progressé, mais il n'en reste pas moins que face à certaines pathologies, des idées reçues persistent, même de la part de soignants compétents. »
Notation : une idée = 0 2 point, deux idées = 1 point, puis 1 point par idée argumentée ; le discours est compréhensible dès la première lecture : 1 point ; le discours ne fait pas apparaître de jugement de valeur : 1 point ; la syntaxe et la grammaire sont correctes : 0,25 point ; le commentaire présente moins de huit fautes d'orthographe : 0,25 point ; la consigne des 20 lignes au minimum est respectée : 0,50 point.

Question 2 (2,5 points)

Commenter la phrase en gras dans le texte.
Notation : l'expression démontre la compréhension de la phrase soulignée : 0,5 point ; deux des idées suivantes – ou d'autres qui soient pertinentes au regard de la phrase – sont retrouvées et commentées : 1 point par idée argumentée (deux maximum). Idées : place de la parole dans l'équipe, accompagnement des personnes, de l'entourage proche, des soignants, absence de jugement, notion de respect.

CORRIGÉ

1

Ce texte se développe autour de cinq axes.
Vécu difficile de la transplantation d'organe : l'adhésion morale et psychologique des équipes soignantes à ce type d'intervention peut varier en fonction des profils pathologiques des transplantés.
La censure verbale : il peut arriver que des propos très spontanés de soignants disqualifient le bien fondé de transplantations destinées à des patients désinvoltes en matière de santé.
Les représentations complexes du don : les origines du greffon tissent tout un réseau de jugements de valeur très divers sur la greffe accomplie.
Persistance du moralisme thérapeutique : la pathologie qui impose la greffe d'organe est soumise encore souvent à des arbitrages verbaux moralisants, vestiges d'une pensée d'un autre âge.
Un vécu à libérer : il faut, dans les services de transplantation, laisser la parole des soignants se libérer pleinement pour leur permettre de soigner sans frustration.

2

QUESTION 1

Commentaire de : « La médecine a beaucoup progressé, mais il n'en reste pas moins que face à certaines pathologies, des idées reçues persistent, même de la part de soignants compétents. »
La mobilisation des équipes soignantes est encadrée par des critères déontologiques tout à fait rassurants pour tout un chacun. En revanche ce que l'on peut appeler l'indice de sympathie avec telle ou telle pathologie de la part du personnel médical se trouve, lui, soumis à tout un jeu d'appréciations valorisantes ou discriminatoires pour le malade.

a. Le jeu d'appréciations valorisantes
Le préjugé favorable des équipes soignantes peut se développer en fonction de la cause de la pathologie. Les pathologies innées, les maladies génétiques suscitent facilement l'implication fraternelle, voire maternante des soignants. Le texte relève leur assentiment immédiat et spontané quand il s'agit d'accompagner cliniquement une transplantation chez un jeune. La jeunesse est en effet considérée comme la destinataire de droit des greffons dont la rareté exige une gestion réfléchie.

b. Le jeu d'appréciations discriminatoires
Le préjugé défavorable des équipes soignantes est initié par des références aux vieilles valeurs de vie sobre et régulière. Le texte souligne les formules de discrimination verbale qui peuvent s'entendre au moment où se prépare une greffe de foie pour un malade alcoolique invétéré. Ces mots font survivre l'idée de la responsabilité totale de l'individu dans son état de santé. On sait pourtant aujourd'hui que les dégradations du corps liées à des addictions fatales ne sont pas à impliquer seulement à un libre arbitre dévoyé. Elles peuvent avoir souvent trouvé racine dans l'enfance ou dans des accidents de la vie tout à fait pathétiques.

c. Les obstacles à des évolutions
Cet état des lieux que fait le texte en la matière ne semble pas facile à modifier pour deux raisons essentielles : la haute technicité médicale et le coût des soins.
La haute technicité de la chirurgie et de certaines thérapies installe de plus en plus l'idée que le malade doit mériter la mise en œuvre pour sa santé de tant d'intelligence et de science. Par ailleurs, le coût de ces soins de pointe conforte dans l'idée qu'ils ne doivent être l'objet d'aucun gaspillage.

Le serment d'Hippocrate avec son invite à servir « pour l'utilité des malades » désamorce en fait humeurs et paroles déplacées que certaines pathologies et certains malades peuvent susciter de la part des équipes soignantes.

QUESTION 2

Commentaire de « une parole circulant librement est indispensable pour que prendre soin d'un patient ne soit pas une lutte contre soi-même ».

a. La parole suppose l'échange

Quelle qu'elle soit, elle est ainsi un gage excluant la solitude et permettant le débat. Elle est dans le monde des soignants le premier signe concrétisant l'esprit et le travail d'équipe. Certaines circonstances médicales, comme celles des périlleuses greffes d'organe, exigent du personnel soignant un dépassement de soi que peut faciliter un préalable de « vidage de sac », de parole libératrice d'arrière-pensées, obstacles à l'efficacité thérapeutique.

b. La parole doit rester gage d'authenticité

Le personnel soignant soumis aux fortes pressions qu'imposent de nombreux actes médicaux a besoin de garder, dans ce qu'il exprime, le sentiment de sa liberté intérieure, de l'autonomie de sa pensée.

Pour bien soigner, il faut autant d'estime de soi que d'empathie avec le malade.

Annales Biologie

SUJET 1 AMBERT

Ces exercices ont pour objet de tester les connaissances du candidat dans le domaine de la biologie humaine.
Remarque : le respect des consignes, l'orthographe et la présentation de la copie seront pris en compte dans la notation.

1 (0,5 point)

Inscrire les quatre mots manquants dans le texte suivant.
L'être humain présente deux dentitions successives :
- la dentition de … qui comprend … dents ;
- la dentition … qui comprend … dents.

2 (0,5 point)

Parmi les mots suivants, cocher ceux en lien avec le système nerveux.
☐ **a.** Néphron
☐ **b.** Neurone
☐ **c.** Néphrite
☐ **d.** Méléna
☐ **e.** Méningite
☐ **f.** Métrite
☐ **g.** Cervelet
☐ **h.** Névrite

3 (1 point)

Indiquer, en regard de chaque mot, l'appareil ou l'organe du corps humain auquel se rattachent les pathologies citées.
Asthme →
Colostomie →
Épilepsie →
Infarctus →
Anurie →
Conjonctivite →
Ménopause →
Otite →

4 (0,5 point)

Citer les trois os principaux du bras et de l'avant-bras (os longs).

5 (1,5 point)

Sur le schéma de l'appareil digestif, placer les noms des organes indiqués par les quatre flèches, et sur le schéma de la colonne vertébrale, les cinq types de vertèbres concernés.

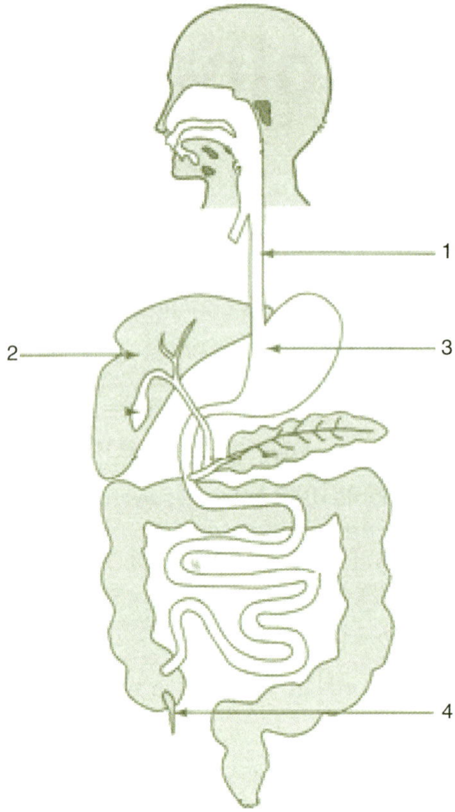
1
2
3
4

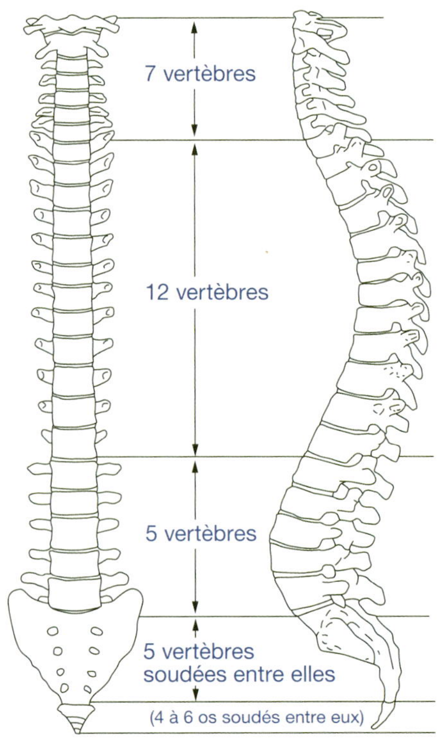
7 vertèbres
12 vertèbres
5 vertèbres
5 vertèbres
soudées entre elles
(4 à 6 os soudés entre eux)

CORRIGÉ

1

L'être humain présente deux dentitions successives :

- la dentition de **lait** qui comprend **20** dents ;
- la dentition **définitive** qui comprend **32** dents.

2

Bonnes réponses : **b.** (neurone), **e.** (méningite), **g.** (cervelet), **h.** (névrite).

3

Asthme	→	Appareil respiratoire
Colostomie	→	Côlon, appareil digestif
Épilepsie	→	Système nerveux
Infarctus	→	Appareil circulatoire
Anurie	→	Appareil excréteur (ou urinaire)
Conjonctivite	→	Œil
Ménopause	→	Ovaires (appareil reproducteur féminin)
Otite	→	Oreille

4

L'os du bras est l'humérus. L'avant-bras se compose du radius et du cubitus.

5

L'appareil digestif :

1. œsophage ;
2. foie ;
3. estomac ;
4. appendice.

La colonne vertébrale :

- 7 vertèbres cervicales ;
- 12 vertèbres dorsales ;
- 5 vertèbres lombaires ;
- 5 vertèbres sacrées soudées entre elles ;
- 4 à 6 os soudés : le coccyx.

SUJET 2 ANGOULÊME

1 (0,5 point)

Définir les termes suivants :

- plaque d'athérome ;
- nutriment.

2 (1 point)

Annoter le schéma de la peau.

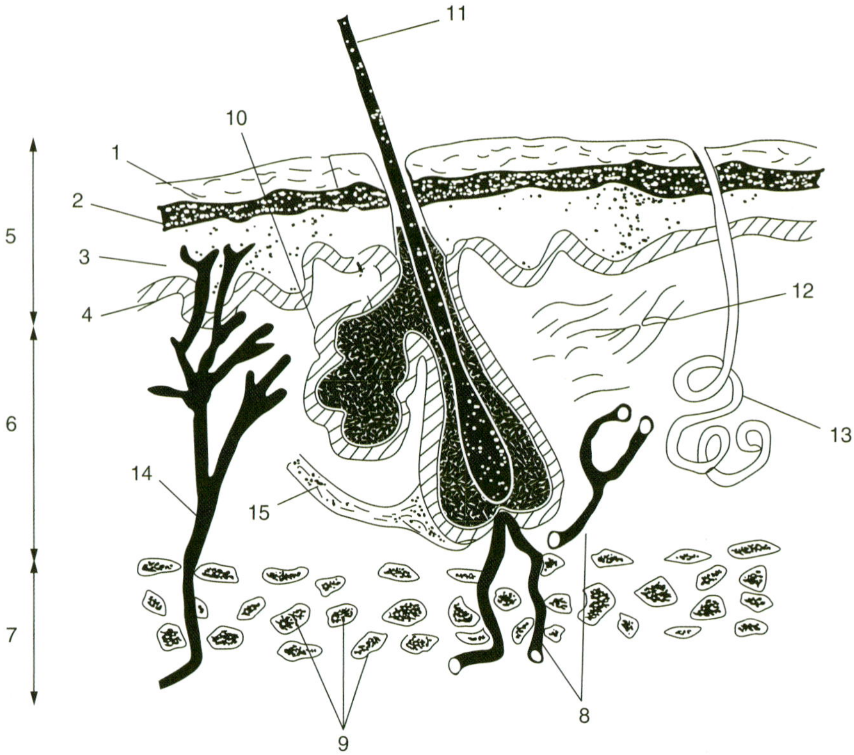

3 (0,75 point)

Citer les muscles participant à l'inspiration.

4 (1,25 point)

Décrire les mécanismes de la vision.

5 (0,5 point)

Citer les deux fonctions du rein.

CORRIGÉ

1

Plaque d'athérome : dépôt de graisse (cholestérol) sur la paroi interne d'un vaisseau sanguin (le plus souvent une artère).

Nutriment : substance chimique n'ayant pas besoin d'être digérée. Elle est capable de traverser la barrière intestinale pour aller dans le sang. Substance directement assimilable par les cellules de l'organisme.

2

1. Couche superficielle cornée, kératinisée
2. Couche intermédiaire granuleuse
3. Couche profonde épithéliale
4. Couche germinative ou basale (ou couche de Malpighi)
5. Épiderme
6. Derme
7. Hypoderme
8. Vaisseaux sanguins (capillaires, veines, artères)
9. Cellules graisseuses (ou adipocytes)
10. Glandes sébacées
11. Poil
12. Collagène et fibres élastiques (tissu conjonctif)
13. Glandes sudoripares
14. Fibres nerveuses sensitives
15. Muscle horripilateur (ou muscle érecteur du poil)

3

L'inspiration normale doit se traduire par une augmentation du volume intérieur de la cage thoracique. Elle fait intervenir la contraction de deux ensembles de muscles :

- d'une part, la contraction du diaphragme qui s'abaisse ;
- d'autre part, la contraction des muscles intercostaux externes qui élèvent la cage thoracique.

L'inspiration forcée fait intervenir des muscles supplémentaires, également élévateurs de la cage thoracique : les muscles sterno-cléido-mastoïdiens.

4

Lorsque nous regardons une image :

- la pupille se dilate ou se contracte selon l'intensité lumineuse ;
- le cristallin permet l'accommodation de l'image sur la fovéa de la rétine ;
- l'image se forme à l'envers sur la rétine et excite les cônes et les bâtonnets (récepteurs visuels) ;
- l'information visuelle est transmise aux centres nerveux spécifiques via le nerf optique ;
- le cortex visuel occipital analyse et interprète l'image à l'endroit.

5

Le rein, organe excréteur, fabrique l'urine qui résulte d'une épuration du sang. Pour cela, trois étapes sont nécessaires :

- la filtration sélective du sang (seules les petites molécules comme le glucose ou les ions traversent le filtre et se retrouvent dans l'urine primitive) ;
- la réabsorption rénale : les tubules rénaux réabsorbent totalement le glucose ainsi qu'une grande partie des électrolytes (sodium, chlore, potassium) ;
- la sécrétion rénale : les tubules sécrètent (excrètent) certaines molécules toxiques pour l'organisme (créatinine, urée, ammoniaque...).

SUJET 3 ANTIBES

1 (1 point)

Indiquer si les propositions suivantes sont vraies ou fausses.

		Vrai	Faux
1.	La peau permet de produire la vitamine D sous l'action de rayons ultraviolets.		
2.	Le fémur est le plus gros os du bras.		
3.	Les reins fabriquent de l'insuline pour diminuer le taux de sucre dans le sang.		
4.	L'œsophage est situé entre l'estomac et l'intestin grêle.		
5.	L'estomac a pour rôle de brasser les aliments.		
6.	Les quatre cavités du cœur s'appellent les myocardes droit et gauche et les péricardes droit et gauche.		
7.	Le sang est constitué de globules rouges, de globules blancs et de plaquettes.		
8.	Le larynx est l'organe de la phonation.		
9.	La plèvre permet les échanges gazeux entre le dioxygène et le dioxyde de carbone.		
10.	La fécondation correspond à l'expulsion de l'ovule hors de l'ovaire.		

2 (1 point)

Entourer **la ou les** bonnes réponses.

1. Le cerveau est constitué :
a. du lobe temporal
b. du lobe occipital
c. du lobe carpien
2. L'ovulation se fait :
a. le premier jour du cycle
b. le quatorzième jour du cycle
c. le vingt-huitième jour du cycle
3. Les spermatozoïdes sont fabriqués par :
a. les testicules
b. la prostate
c. l'urètre
4. Les éléments du rein sont :
a. les calices
b. le bassinet
c. la rétine
5. Les hormones sécrétées par le pancréas sont :
a. le glucagon
b. l'insuline
c. l'adrénaline
6. La bile est sécrétée par :
a. la vésicule biliaire
b. la rate
c. le foie

7. La dentition d'un enfant de 5 ans comprend :
a. 20 dents
b. 18 dents
c. 16 dents
8. Le diaphragme est un muscle :
a. cardiaque
b. respiratoire
c. intestinal
9. Les enveloppes du cœur s'appellent :
a. cardiomégalie
b. endocarde
c. péricarde
10. Dans le sang circulent :
a. des globules blancs
b. des globules rouges
c. des hormones
d. des plaquettes

3 (1 point)

Répondre aux questions suivantes.
1. Quels sont les deux rôles de l'oreille interne ?
2. Citez les trois couches de la peau.
3. Comment s'appelle l'os du genou ?
4. Comment s'appelle la cellule nerveuse ?
5. Que fabriquent les glandes salivaires ?

4 (1 point)

Annoter le schéma du cœur en annexe.

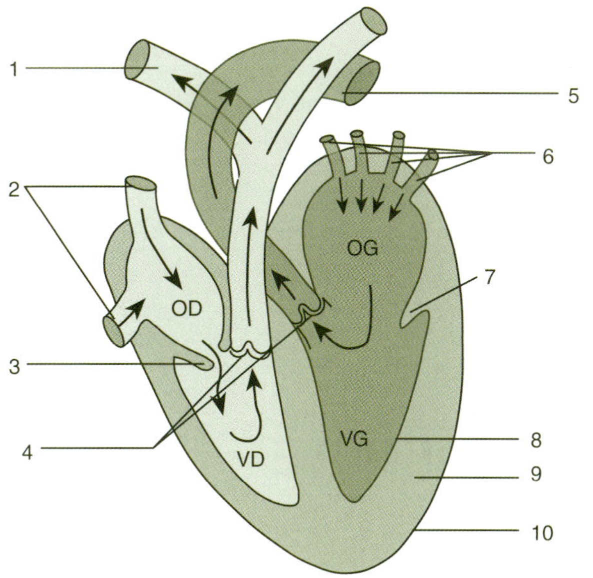

OD : oreillette droite
VD : ventricule droit
OG : oreillette gauche
VG : ventricule gauche

CORRIGÉ

1

1. vrai ; **2.** faux, le fémur est l'os de la cuisse, l'humérus est l'os du bras ; **3.** faux, les reins élaborent l'urine, l'insuline est fabriquée par la partie endocrine du pancréas (îlots de Langherans) ; **4.** faux, c'est l'estomac qui est situé entre l'œsophage et la partie duodénale de l'intestin grêle ; **5.** vrai ; **6.** faux, les cavités du cœur sont les oreillettes et les ventricules ; **7.** vrai (remarque : les cellules sanguines baignent dans un liquide, le plasma) ; **8.** vrai ; **9.** faux, dans les poumons, les échanges gazeux s'effectuent au niveau de l'épithélium des alvéoles pulmonaires ; **10.** faux, l'ovulation correspond à l'expulsion de l'ovule par l'ovaire, la fécondation est l'union des deux gamètes aboutissant à la formation de l'œuf.

2

1. a, b ; **2.** b ; **3.** a ; **4.** a, b ; **5.** a, b ; **6.** c (la vésicule biliaire stocke et excrète la bile) ; **7.** a ; **8.** b ; **9.** b, c ; **10.** a, b, c, d.

3

1. L'oreille interne est l'organe de l'audition et a un rôle important dans l'équilibre du corps.
2. La peau comprend l'épiderme (couche la plus externe), le derme (couche intermédiaire), l'hypoderme (couche la plus interne).
3. L'os du genou est la rotule.
4. La cellule nerveuse est le neurone.
5. Les glandes salivaires sécrètent la salive, un suc digestif qui renferme une enzyme, l'amylase salivaire, mélangée à de l'eau et des sels minéraux.

4

1. Artère pulmonaire droite
2. Veines caves (supérieure et inférieure)
3. Valvule auriculo-ventriculaire droite (ou valvule tricuspide)
4. Valvules sigmoïdes (ou valvules artérielles)
5. Crosse aortique (artère aorte)
6. Veines pulmonaires
7. Valvule auriculo-ventriculaire gauche (ou valvule mitrale)
8. Endocarde
9. Myocarde
10. Péricarde (ou épicarde)

SUJET 4 CHAMPAGNOLE

1 (1 point)

L'os long est composé de deux parties. Quelles sont-elles ?

2 (1,5 point)

Citer trois organes qui participent à l'élimination des déchets.

3 (1,5 point)

Définir les mots suivants :
- cécité ;
- aménorrhée ;
- asthénie.

4 (2 points)

Annoter le schéma.

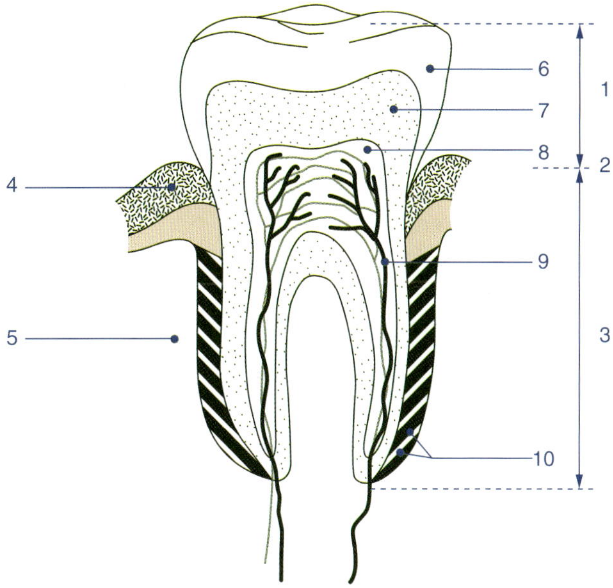

5 (1 point)

Recopier la lettre de la proposition et indiquer si c'est vrai ou faux.

a. Le poumon droit est composé de deux lobes.
b. L'échange gazeux entre l'air et le sang s'effectue dans les alvéoles pulmonaires.
c. L'enclume est un osselet de l'oreille moyenne.
d. L'oreille a deux fonctions : l'olfaction et l'équilibre.
e. Les globules blancs s'appellent aussi les leucocytes.

CORRIGÉ

1

Un os long comporte un corps effilé, la dipahyse, et deux têtes, les épiphyses.

2

L'élimination des déchets peut être effectuée par :
- les reins (élimine l'urine) ;
- les poumons (éliminent le CO_2) ;
- le gros intestin ou côlon (élimine les excréments).

Remarque : on peut également citer la peau qui élimine la sueur.

3

Cécité : perte totale de la vue.
Aménorrhée : absence des règles menstruelles chez une femme en âge d'être réglée.
Asthénie : grande fatigue, manque de force dont l'origine est psychique et non musculaire.

4

1. Couronne
2. Collet
3. Racine
4. Gencive
5. Os maxillaire
6. Émail
7. Ivoire
8. Pulpe dentaire
9. Vaisseaux sanguins et nerf dentaire
10. Ligaments dentaires

5

a. faux (trois lobes composent le poumon droit, celui de gauche n'a que deux lobes) ; **b.** vrai ; **c.** vrai ; **d.** faux (l'oreille a deux fonction, l'audition et l'équilibre) ; **e.** vrai.

SUJET 5 SUD-MANCHE

1 (0,8 point)

Annoter le schéma ci-dessous.

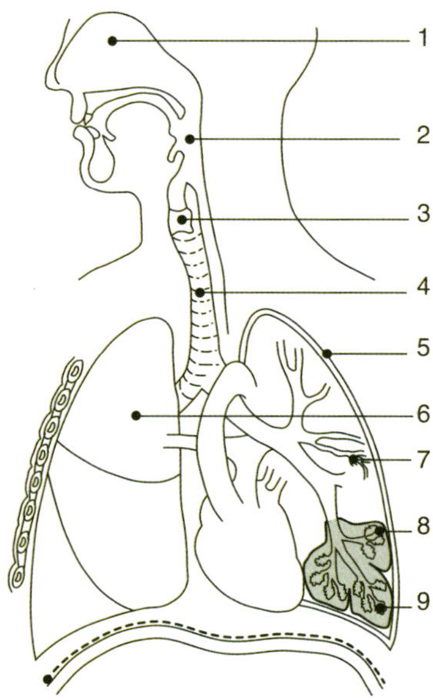

2 (0,8 point)

Répondre par « vrai » ou par « faux » en cochant la case correspondante.

		Vrai	Faux
1.	L'air inspiré contient moins de dioxygène que l'air expiré.		
2.	Les règles surviennent en moyenne 14 jours après l'ovulation.		
3.	Le calcanéum est l'os du talon.		
4.	Les lymphocytes sont responsables de la coloration rouge du sang.		
5.	Le pancréas fabrique la bile.		
6.	L'os du bras est le péroné.		
7.	Le vaisseau qui arrive à l'oreillette droite s'appelle la veine cave.		
8.	Le larynx est le carrefour entre les voies aériennes et digestives.		

3 (1,2 point)

Citer le terme correspondant à chaque définition ci-dessous.

1. La partie distale d'un os s'appelle :
2. Le liquide circulant entre les méninges est :
3. L'élément anatomique qui stocke la bile est :
4. Le sphincter qui se trouve à la sortie de l'estomac s'appelle :
5. L'ensemble des os compris entre le poignet et les phalanges s'appelle :
6. L'élément anatomique qui stocke l'urine est :

4 (1,2 point)

Romain, 15 ans, mange des céréales et boit un verre de jus d'orange le matin avant de partir au collège. Il emporte deux biscuits fourrés au chocolat pour 10 heures et une pomme.
Le midi au self-service, il prend :
- une tomate vinaigrette ;
- un steak haché avec des frites ;
- un éclair au chocolat ;
- du pain et du beurre ;
- une canette de coca.

Au goûter, il mange deux barres de céréales et boit un soda. En faisant ses devoirs, il mange un paquet de gâteaux secs et une tablette de chocolat noir.
Pour le soir, sa mère a prévu du potage de légumes, des lasagnes et une part de tarte aux pommes.

1. En utilisant les connaissances élémentaires de biologie, citer l'élément manquant pour obtenir une alimentation équilibrée.
2. Citer le rôle de cet élément manquant.
3. Proposer deux aliments que la mère de Romain pourra prévoir dans les repas de son fils pour assurer un bon équilibre nutritionnel.
4. Citer l'aliment simple présent de façon excessive dans le menu proposé et expliquer deux conséquences possibles sur l'organisme de cet excès de consommation.

5 (1 point)

Pour les moyens de contraception ci-dessous, expliquer brièvement leurs modes d'action.

Moyen de contraception	Mode d'action
Pilule, patch, anneau, implant contraceptifs	
Stérilet	
Préservatif féminin, diaphragme	
Préservatif masculin	

CORRIGÉ

1

1. Fosses nasales
2. Pharynx
3. Larynx
4. Trachée
5. Plèvres
6. Poumon, lobe pulmonaire
7. Bronche
8. Lobule
9. Alvéoles pulmonaires

2

1. faux, l'air inspiré est plus riche en dioxygène que l'air expiré ; **2.** vrai ; **3.** vrai ; **4.** faux, les hématies (ou globules rouges) sont responsables de la couleur rouge du sang ; **5.** faux, le foie fabrique la bile, le pancréas sécrète des hormones (insuline et glucagon) et des enzymes (suc pancréatique) ; **6.** faux, le péroné est un os de la jambe, l'os du bras est l'humérus ; **7.** vrai ; **8.** faux, le pharynx est le carrefour des voies aériennes et digestives.

3

1. La partie distale d'un os s'appelle : l'épiphyse.
2. Le liquide circulant entre les méninges est : le liquide céphalo-rachidien.
3. L'élément anatomique qui stocke la bile est : la vésicule biliaire.
4. Le sphincter qui se trouve à la sortie de l'estomac s'appelle : le pylore.
5. L'ensemble des os compris entre le poignet et les phalanges réprésente : les métacarpes.
6. L'élément anatomique qui stocke l'urine est : la vessie.

4

1. Pour obtenir une alimentation équilibrée, il manque des produits laitiers (laitages, lait et produits dérivés).
2. Un laitage apporte l'élément calcium nécessaire à l'édification du squelette et à la consolidation des os qui le constituent.
3. La maman de Romain doit penser à lui donner :
- un bol de lait le matin ;
- un yaourt ou du fromage blanc à midi et le soir.

4. Les substances excédentaires sont les glucides (sucres rapides dans les boissons et les gâteaux ; féculents comme l'amidon dans le pain, les lasagnes, les frites, les barres de céréales...).

5

Moyen de contraception	Mode d'action
Pilule, patch, anneau, implant contraceptifs	Provoquent une modification hormonale : – qui empêche l'ovulation et le développement de la muqueuse utérine : nidation impossible ; – qui entraîne la sécrétion d'une glaire cervicale très visqueuse rendant difficile la progression des spermatozoïdes au niveau du col utérin.
Stérilet	S'oppose à la nidation de l'œuf par action mécanique et par action chimique.
Préservatif féminin, diaphragme	S'oppose à la pénétration des spermatozoïdes dans les voies génitales féminines ; fécondation impossible.
Préservatif masculin	S'oppose à la pénétration des spermatozoïdes dans les voies génitales féminines ; fécondation impossible.

Annales Mathématiques

SUJET 1 AMBERT

Ces exercices ont pour objet de tester les aptitudes numériques du candidat. La formulation compréhensible de chaque réponse sera prise en compte dans la notation. La calculette n'est en aucun cas autorisée.
Remarque : le respect des consignes, l'orthographe et la présentation de la copie seront pris en compte dans la notation.

Opérations numériques de base (3 points)

Pour ces questions, faire apparaître les calculs.

1

En France, 900 000 personnes sont reconnues handicapées sur le marché du travail. Parmi ces personnes, 120 000 fréquentent des structures offrant des conditions de travail aménagées (ex : ESAT) et 500 000 travaillent en milieu ordinaire. Les autres personnes handicapées sont au chômage (estimations 2007/2009, source INSEE).

Question 1

Dans la population handicapée, indiquer le nombre de personnes qui travaillent.

Question 2

Combien de personnes handicapées sont-elles au chômage ?

2

La population française est composée de 65 073 482 personnes. 23 854 000 personnes entre 16 et 64 ans sont actives ou en âge de travailler. Dans cette population active, 9,6 % sont au chômage. En comparaison, dans la population handicapée, 19 % sont au chômage.

Question 1

Quelle est, en pourcentage, la différence de taux de chômage entre la population active et la population handicapée ?

Question 2

Combien de personnes ne sont pas ou plus en âge d'être actives dans la population française ?

3

La loi du 10 juillet 1987 indique que, en France, les entreprises d'au moins 20 salariés, soit 18 994 entreprises, doivent employer des travailleurs handicapés.
Quel est le nombre d'entreprises qui respectent la loi, sachant que 6 % d'entre elles fraudent ?

Opérations mathématiques de conversion (1 point)

4

Au niveau du droit du travail, les règles sont les mêmes pour tous les travailleurs. En matière de temps de travail et de manière générale, le nombre d'heures de travail ne peut excéder 48 heures sur une semaine. Que représentent 48 heures en minutes et en secondes ?

5

Dans un escalier, une main courante doit déborder de 30 centimètres à chaque extrémité de l'escalier pour en permettre la préhension en zone plane. Convertir ce chiffre en mètres puis en millimètres.

CORRIGÉ

Opérations numériques de base

1

QUESTION 1

Nombre de personnes handicapées qui travaillent :
120 000 + 500 000 = 620 000
Soit 620 000 personnes

QUESTION 2

Nombre de personnes handicapées au chômage :
900 000 – 620 000 = 280 000
Soit 280 000 personnes

2

QUESTION 1

Différence de taux de chômage :
19 – 9,6 = 9,4
Soit 9,4 %

QUESTION 2

Nombre de personnes qui ne sont pas ou plus en âge d'être actives :
65 073 482 – 23 854 000 = 41 219 482
Soit 41 219 482 personnes

3

Pourcentage d'entreprises qui respectent la loi :
100 – 6 = 94
Soit 94 %
Nombre d'entreprises qui respectent la loi :

$$18\,994 \times \frac{94}{100} = 17\,854{,}36$$

Soit 17 854 entreprises (arrondi à l'unité)

Opérations mathématiques de conversion

4

Conversion en minutes :

$48 \times 60 = 2880$

$48\ h = 2880\ min$

Conversion en secondes :

$2880 \times 60 = 172\,800$

$2880\ min = 172\,800\ s$

5

$30\ cm = 0,3\ m$

$30\ cm = 300\ mm$

SUJET 2 ANGOULÊME

Opérations numériques de base (2 points)

1

$(475\,632 + 358\,964) - (257\,458 + 368\,456) =$

2

$367,36 \times 58,79 + 589 =$

3

$\frac{4105,06 - 2691}{384} =$

Opérations mathématiques de conversion (2 points)

1

3 h 57 min 75 s = … min

2

35 dl = … dm^3

CORRIGÉ

Opérations numériques de base

1

$(475632+358964)-(257458+368456)=$

$834596-625914=208682$

2

$(367,36\times 58,79)+589=$

```
     367,36
     x58,79
-----------
     330624
    257152.
   293888..
  183680...
-----------
 21597,0944
```

$21597,0944+589=22186,0944$

3

$\dfrac{4105,06-2691}{384}=$

$4105,06-2691=1414,06$

```
1414,06 | 384
 2620   |------
 3166   | 3,68...
  094   |
```

Soit 3,68

Opérations mathématiques de conversion

1

Conversion en minutes :
3 h 57 min 75 s
1 h = 60 min, 1 min = 60 s
3 h = 180 min
75 s = 1 min 15 s
Nombre total de minutes :
180 + 57 + 1 = 238
Résultat final :
238 min 15 s

2

$1\ m^3 = 1\,000\ L$, donc $1\ dm^3 = 1\ L$, donc $0,1\ dm^3 = 1\ dL$
$35\ dL = 3,5\ dm^3$

SUJET 3 ANTIBES

1 (2 points)

Blandine dispose de 1540 euros pour profiter de six jours de vacances en Italie. Elle aura de multiples frais car elle doit :

- acheter le billet d'avion aller-retour : 180 euros ;
- payer l'hôtel, pension complète : 42 euros/jour. Elle y séjournera 6 jours et devra s'acquitter aussi de la taxe de séjour de 1,70 euro/jour ;
- régler quelques excursions :
  - visite de musées : 34 euros,
  - visite des catacombes : 16,50 euros,
  - promenade en bateau : 24,75 euros.

Question 1

À combien s'élèveront les dépenses de Blandine ?

Question 2

Blandine souhaite consacrer les deux tiers de la somme restante au shopping. De quelle somme disposera-t-elle pour ce shopping ?

Question 3

Lui restera t-il de l'argent pour essayer le spa de l'hôtel sachant qu'une séance coûte 93 euros ? Si oui, à combien de séances pourra-t-elle participer ?

2 (0,5 point)

Un agent travaille 7 h 20 min/jour. Sachant qu'il doit effectuer 1 650 heures/an, combien de journées de travail sera-t-il obligé de faire ? Détailler le calcul.

3 (0,5 point)

Une émission de télévision commence à 20 h 50 et se termine à 22 h 20. Quelle est la durée en minutes de cette émission ?

4 (0,5 point)

65 g de fromage blanc contiennent 52 g d'eau. Quel est le pourcentage d'eau contenu dans ce fromage ?

5 (0,5 point)

Convertir :

- 2 341 m = … dam
- 2 h 12 = … min
- 5 cg = … mg
- $250\ cm^3$ = … L
- 8 350 dm = … dam

CORRIGÉ

1

QUESTION 1

Dépenses de Blandine :

$$180+(42\times 6)+(1,70\times 6)+34+16,50+24,75=$$

$$180+252+10,20+34+16,50+24,75=517,45$$

Soit 517,45 euros

QUESTION 2

Somme restante :
1540–517, 45 = 1022, 55
Soit 1 022,55 euros
Somme consacrée au shopping :

$$1\,022,55\times\frac{2}{3}=681,7$$

Soit 681,70 euros

QUESTION 3

Il reste à Blandine :

$$1540-(517,45+681,70)=$$

$$1540-1199,15=340,85$$

Soit 340,85 euros
Oui, Blandine pourra essayer le spa de l'hôtel car il lui reste plus de 93 euros.
Nombre de séances de spa :
340,85 : 93 = 3,66...
Soit 3 séances

2

Conversions en minutes :

$$7\,\text{h}\,20\,\text{min}=(7\times 60)+20=440 \text{ soit } 440\,\text{min}$$

$$1650\,\text{h}=1650\times 60=99\,000 \text{ soit } 99\,000\,\text{min}$$

Nombre de journées de travail :
99 000 : 440=225
Soit 225 jours

3

Durée de l'émission :

$$22\,\text{h}\,20\,\text{min}-20\,\text{h}\,50\,\text{min}=1\,\text{h}\,30\,\text{min}$$

$$1\,\text{h}=60\,\text{min}$$

$$(1\times 60)+30=90$$

Soit 90 min

4

Pourcentage d'eau dans le fromage :

52g d'eau $\rightarrow$ 65g de fromage

x $\rightarrow$ 100g de fromage

$$x = \frac{52 \times 100}{65}$$

$x = 5200 : 65$

$x = 80$

Soit 80 % d'eau

5

- 2 341 m = 234,1 dam (1 m = 0,1 dam)
- 2 h 12min = (2 x 60) + 12 = 132 soit 132 min (1 h = 60 min)
- 5 cg = 50 mg (1 cg = 10 mg)
- 250 cm^3 = 0,250 L (1 cm^3 = 0,001 L)
- 8 350 dm = 83,50 dam (1 dm = 0,01 dam).

SUJET 4 CHAMPAGNOLE

Le raisonnement et les opérations doivent apparaître sur la copie.

Opérations numériques de base (0,6 point)

1 (0,2 point)

Pour faire un biberon, on doit utiliser 30 g de lait pour 100 ml d'eau. Combien doit-on mettre de lait pour un biberon de 290 mL d'eau ?

2 (0,2 point)

Effectuer les opérations suivantes.
24 x 0,25 =
108 020 – 49 198 =

3 (0,2 point)

La consommation d'eau en EHPAD est de 52 bouteilles par jour. Celles-ci sont conditionnées par cartons de 8 bouteilles. Combien faut-il commander de cartons complets pour une semaine ?

Conversions (0,4 point)

1 (0,2 point)

Léo passe en moyenne 40 minutes par jour devant la télévision. Calculer, en heures, le temps qu'il va passer devant la télévision au mois de juin.

2 (0,2 point)

Convertir.
1,5 litre en cL
180 dm en m

CORRIGÉ

Opérations numériques de base

1

Quantité de lait pour le biberon :
30 g de lait → 100 mL d'eau
x → 290 mL d'eau

$$x = \frac{290 \times 30}{100}$$
$$x = 87$$

Soit 87 g de lait

2

24 x 0,25 =

$$\begin{array}{r} 24 \\ \times \quad 0{,}25 \\ \hline 120 \\ 48\bullet \\ \hline 6{,}00 \end{array}$$

24 x 0,25 = 6
5 108 020 – 49 198 =

$$\begin{array}{r} 5108020 \\ -\ 49198 \\ \hline 5058822 \end{array}$$

$5108020 - 49198 = 5058822$

3

- Nombre de bouteilles par jour :
$52 \times 7 = 364$
Soit 364 bouteilles
- Nombre de cartons complets commandés par semaine :

$$\frac{364}{8} = 45{,}5$$

Soit 46 cartons

Conversions

1

- Temps passé devant la télévision durant le mois de juin :
$40 \times 30 = 1200$
Soit 1 200 min

- Conversion en heures

$\frac{1200}{60} = 20(\text{car } 1\text{h} = 60\text{min})$

Soit 20 heures

2

1,5 L = 150 cL
180 dm = 18 m

SUJET 5 SUD-MANCHE

Opérations numériques de base

Pour tous les problèmes ci-dessous, faites apparaître votre raisonnement et vos calculs ; un résultat seul ne sera pas pris en compte.

1 (0,8 point)

Valentine doit acheter pour faire de la soupe :
- 800 g de courgettes à 1,70 euro le kilo ;
- 2,5 kg de pommes de terre à 0,90 euro le kilo ;
- 500 g de poireaux à 1,75 euro le kilo ;
- 700 g de navets à 1,90 euro le kilo ;
- 800 g d'oignons à 1,50 euro le kilo ;
- 600 g de carottes à 1,80 euro le kilo.

Question 1

À combien lui reviennent les courses ?

Question 2

Valentine donne 50 euros, combien ci rend l'hôtesse de caisse ?

2 (0,7 point)

Arnaud part en vacances dans le sud de la France. Il parcourt 1 230 km à une moyenne de 100 km/h. Il effectue 4 pauses de 15 min, 20 min, 1 h et 1/2 heure.

Question 1

Combien de temps va durer son voyage (en prenant en compte les pauses) ?

Question 2

Arnaud part aujourd'hui à 22 h 30, à quelle heure arrivera-t-il ?

3 (0,7 point)

Hélène doit préparer de la crème au chocolat pour 12 personnes.
Ingrédients (pour 5 personnes) :
- 4 jaunes d'œufs ;
- 40 g de farine ;
- 1 L de lait ;
- 150 g de sucre ;
- 1 tablette de chocolat (200 g) ;
- 20 cL de crème fraîche.

Quelle quantité de chaque élément lui faut-il pour préparer cette recette pour 12 personnes ?

Conversions

1 (0,6 point)

Georges doit préparer le cocktail suivant :

- 0,96 l de jus d'oranges ;
- 4,8 dl de jus d'abricots ;
- 480 ml de jus de pêches ;
- 24 cl de jus de citrons verts ;
- 12 cl de miel ;
- 60 cm³ de sirop de grenadine.

Question 1

Quel sera le volume total obtenu en litres ?

Question 2

Georges dispose de verres de 20 cl.
Combien de verres de cocktail peut-il servir ?

2 (0,2 point)

David part en voyage à l'étranger ; la monnaie locale : le « R » vaut 7,26 fois moins que l'euro. La note de l'hôtel s'élève à 4 573,8 « R ». À combien lui revient ce séjour en euros ?

CORRIGÉ

Opérations numériques de base

1

QUESTION 1

Les courses reviennent à :

$$(0,8\times1,70)+(2,5\times0,90)+(0,5\times1,75)+(0,7\times1,90)+(0,8\times1,50)+(0,6\times1,80)=$$
$$1,36+2,25+0,875+1,33+1,2+1,08=8,095$$

Soit 8,09 euros par défaut ou 8,10 euros par excès

QUESTION 2

Somme rendue par l'hôtesse de caisse :
50–8,09=41,91 ou 50–8,10=41,90
Soit 41,91 euros (ou 41,90 euros)

2

QUESTION 1

- Temps de conduite :

$$\frac{1\,230}{100}=12,3$$

Soit 12,3 h (12 h + 0,3 h)

■ Conversion de 0,3 h en minutes :
Sachant que 1 h → 60 min
0,3 h → x

$$x = \frac{0,3 \times 60}{1}$$

$$x = 18$$

Soit un temps de conduite de 12 h 18 min

■ Durée du voyage, pauses comprises :

$$12\text{h } 18\text{min} + 15\text{min} + 20\text{min} + 1\text{h} + \frac{1}{2}\text{h} =$$

$$12\text{h } 18\text{min} + 15\text{min} + 20\text{min} + 1\text{h} + 30\text{min} = 14\text{h } 23\text{min}$$

Soit 14 h 23 min

QUESTION 2

Le jour du départ, il reste 1 h 30 de voyage avant minuit (24 h).
Le lendemain, l'heure d'arrivée sera :
14 h 23 min – 1 h 30 min = 12 h 53 min
Soit une arrivée le lendemain à 12 h 53 min

3

Quantité de chaque ingrédient nécessaire pour 12 personnes :

■ Œufs :

$$\frac{4 \times 12}{5} = 9,6$$

Soit 10 œufs

■ Farine :

$$\frac{40 \times 12}{5} = 96$$

Soit 96 g de farine

■ Lait :

$$\frac{1 \times 12}{5} = 2,4$$

Soit 2,4 L de lait

■ Sucre :

$$\frac{150 \times 12}{5} = 360$$

Soit 360 g de sucre

■ Chocolat :

$$\frac{200 \times 12}{5} = 480$$

Soit 480 g de chocolat

- Crème fraîche :

$$\frac{20 \times 12}{5} = 48$$

Soit 48 cL de crème fraîche

Conversions

1

QUESTION 1

- Conversions en litres :

4,8 dL = 0,48 L
480 mL = 0,48 L
24 cL = 0,24 L
12 cL = 0,12 L
60 cm^3 = 0,060 L (sachant que 1 cm^3 = 1 mL)

- Volume total du cocktail :

0,96 + 0,48 + 0, 48 + 0, 24 + 0,12 + 0,06 = 2, 34
Soit 2,34 L

QUESTION 2

Nombre de verres servis :
Sachant que 20 cL=0,2 L

$$\frac{2,34}{0,2} = 11,7$$

Soit 11 verres servis

2

1 euro → 7,26 « R »
x → 4 573,8 « R »

$$x = \frac{1 \times 4573,8}{7,26}$$

$$x = 630$$

Soit 630 euros

473127 – (I) – (12) – CSB90 - SPI

Elsevier Masson S.A.S
62, rue Camille-Desmoulins
92442 Issy-les-Moulineaux Cedex

Dépôt légal : janvier 2013

Imprimé en Italie par printer TRENTO